Das Buch

Klaus ist zu dick. Über die Jahre hat er sich 130 Kilo angefuttert. Die Hosen gehen mal wieder nicht zu, die Hemden spannen sowieso. Ehefrau und Tochter nörgeln ständig, im Büro sind die Schwitzattacken peinlich. Schattenpinkeln macht auch keinen Spaß mehr. Da hilft alles nichts: Klaus muss abnehmen. Doch Klaus und Diät? Keine Chance. Aufrichtig, witzig und herrlich selbstironisch schildert Klaus seinen täglichen Kampf gegen Doppelkinn und Speckrollen, gegen Fressattacken und null Bock auf Bewegung. Langsam, auf gesunde Art, fernab von Fitnessterror und Diäten erreicht Klaus sein Wohlfühlgewicht. Und das liegt bei minus 38 Kilo. Eine Ernährungsexpertin begleitet ihn durch dieses Jahr und serviert die aktuellen Erkenntnisse der Ernährungsmedizin in leicht verdaulichen Häppchen. Und siehe da, Abnehmen geht so einfach! Ein ehrlicher Abspeckbericht speziell für schwere Jungs.

Die Autoren

Uwe Kauß und Susanne Reininger arbeiten als freie Journalisten (*Frankfurter Rundschau*, *Spiegel*, *FAZ*, *Stern*, *Hessischer Rundfunk*) und Buchautoren. Sie haben Klaus begleitet und seinen Weg nach unten mit viel Humor aufgeschrieben.

Uwe Kauß
Susanne Reininger

KLAUS SPECKT AB!

Wie ein Mann
seinen Bauch begradigt

Ullstein

Besuchen Sie uns im Internet:
www.ullstein-taschenbuch.de

Die Ratschläge in diesem Buch sind von den Autoren und vom Verlag sorgfältig erwogen und geprüft worden. Sie bieten jedoch keinen Ersatz für kompetenten medizinischen Rat. Jede Leserin und jeder Leser ist für sein eigenes Handeln selbst verantwortlich. Alle Angaben in diesem Buch erfolgen daher ohne Gewährleistung oder Garantie seitens des Verlages oder der Autoren. Eine Haftung der Autoren bzw. des Verlages und seiner Beauftragten für Personen-, Sach- und Vermögensschäden ist ausgeschlossen.

FSC
Mix
Produktgruppe aus vorbildlich bewirtschafteten Wäldern und anderen kontrollierten Herkünften
www.fsc.org Zert.-Nr. GFA-COC-001278

Dieses Taschenbuch wurde auf FSC-zertifizierten Papier gedruckt.
FSC (Forest Stewardship Council) ist eine nichtstaatliche,
gemeinnützige Organisation, die sich für eine ökologische und
sozialverantwortliche Nutzung der Wälder unserer Erde einsetzt.

Originalausgabe im Ullstein Taschenbuch
1. Auflage Februar 2010

Umschlaggestaltung: HildenDesign, München
Titelabbildung: © Tim Platt / Iconica / Getty Images (Mann)
Satz: Pinkuin Satz und Datentechnik, Berlin
Gesetzt aus der Interstate und Bembo
Papier: Pamo Super von Arctic Paper Mochenwangen GmbH
Druck und Bindearbeiten: CPI – Ebner & Spiegel, Ulm
Printed in Germany
ISBN 978-3-548-37293-8

Mein Name ist Klaus

Mein Name ist Klaus. Würde man mich zur Fahndung ausschreiben, würde die Personenbeschreibung lauten: IT-Fachmann, 40 Jahre, 1,79 Meter groß, Brillenträger, kein Bart, korpulent. Und damit wäre ich verdammt gut bedient – danke, Jungs! Denn dieses Buch dreht sich aus einem einzigen Grund ums Abnehmen. Der lautet: Ich bin zu dick. Meinetwegen auch: zu fett. Nennt es, wie ihr wollt, es kommt aufs Gleiche raus. In Zahlen: 130 Kilo, na ja, mal mehr oder mal weniger. Meistens mehr. Jedenfalls nervt die Plauze, die ich vor mir herschieben muss. Und Pinkeln nach Schattenriss nervt ebenfalls, weil das dazu nötige Teil hinterm Halbmond verschwindet. Wenn ich zum Eishockey gehe, hechele ich mit rotem Kopf auf dem Weg zum Sitzplatz immer knapp hinter den Kumpels her.

Es gab also einen Punkt in meinem ansonsten halbwegs geordneten Leben, an dem ich beschloss: Es reicht. Die Frau an meiner Seite hatte schon wochenlang gemault, und ich hatte es ignoriert, so gut das bei einer Frau möglich ist, die weiß, wie recht sie hat. Eines Morgens also nahm ich einen Schluck Milchkaffee, dachte nach und beschloss: Ab morgen Dönerstopp, absolutes Burgerverbot und Sahnetortensperre. Dafür Knäckebrot, Salat, Hanteltraining, das volle Programm. Der Kampf konnte beginnen. Die Geschichte ging so aus: Ich hungerte, die Frau maulte, ich verlor ein paar Kilos, die Frau maulte ein bisschen weniger, ich verlor ein paar Kilos, die Frau lobte mich wie einen Sechsjährigen, der ganz alleine die Martinslaterne gebastelt hat. Toll gemacht, bist ein Schatz, und jetzt nicht aufgeben. Ich bin ja für dich da! Ich freu mich auch, Schatz. Arrrgh!

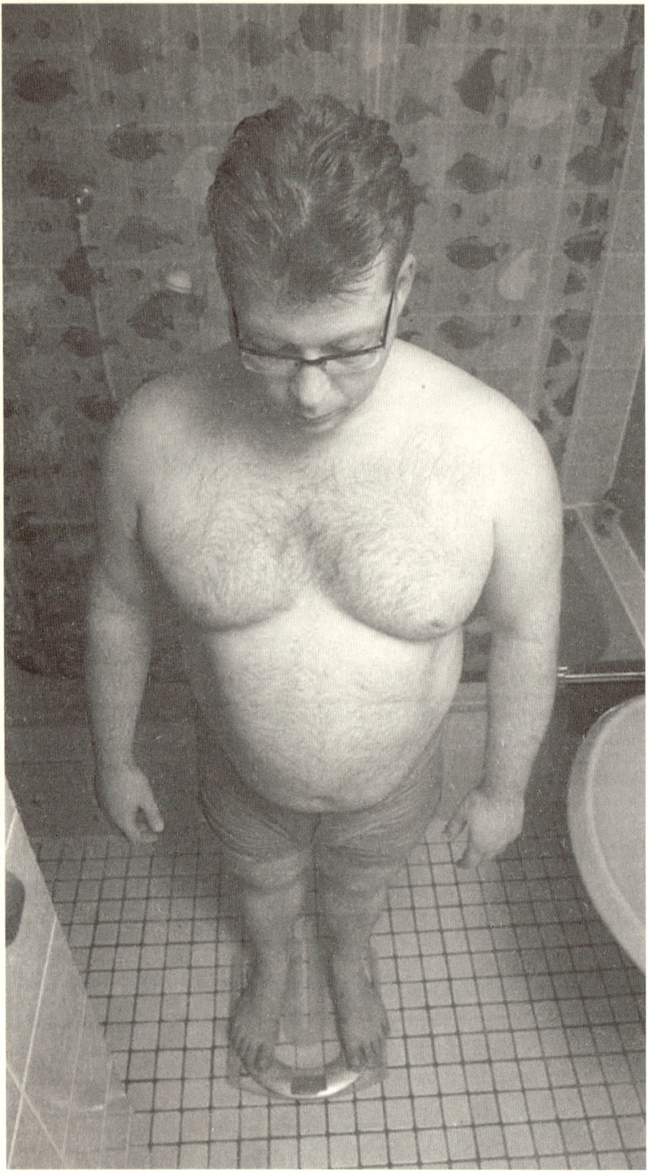

Das ging so ein paar Wochen weiter. Einige Hosen mussten nun doch nicht via Altkleidercontainer in westafrikanischen Basaren landen, drei Hemden konnte ich nun sogar wieder geschlossen tragen. »Mission erledigt«, dachte ich eines schönen Morgens, nachdem mich die Frau auf einmal wieder küsste, wenn ich das Haus verließ. Die Dinge entwickelten sich, ich hatte eine Menge Spaß und machte mir fortan wenig Gedanken übers Abnehmen. Und eines schönen Sonntags stellte ich fest, dass ich wieder schattenpinkeln musste. Es war frustrierend. Ist Dick- und Schlanksein eine metaphysische Bewegung wie Ebbe und Flut, Yin und Yang, Tag und Nacht, Plus und Minus?

Früher war das alles viel einfacher. Ich war fit wie ein Turnschuh, machte Kampfsport wie Taekwondo und gab den angeblich so harten Jungs mit der großen Klappe locker auf die Glocke. Ich war trainiert, schnell und gut in Form. Um bei Turnieren aufs Kampfgewicht zu kommen, gab's vorher eine Woche lang nur Hühnchen mit Reis, manchmal zur Abwechslung in umgekehrter Reihenfolge. Dazu stundenlanges Saunasitzen mit den höchstmöglichen Temperaturen. Und voilà, es hat jedes Mal für die gemeldete Gewichtsklasse gereicht.

Und nun war alles anders: Taekwondo habe ich nach vielen Blessuren lieber bleiben lassen. Beim Hantelstemmen ist der Ischias nicht mehr mein Kumpel, und die Hühnchen- und Reisnummer zieht irgendwie auch nicht mehr. Eines Tages fragte ich also wieder einmal die Waage, und sie sprach: »130 Kilo! Du bist der Dickste im ganzen Land!« Ich war traurig. Es musste also einen anderen Weg geben, einen ganz anderen. Ich wartete auf die Erleuchtung. Auf ein Zeichen. Es blieb dunkel. Doch in der dunkelsten Nacht beginnt der neue Tag, heißt die Hoffnung aller Hoffnungslosen.

Dieses Buch erzählt meinen Weg aus der Dunkelheit ins Licht. Es erzählt meinen Weg zu einem Gewicht, das passt und sitzt wie meine neuen Hemden und Hüftjeans. Es war eine lange, entbehrungsreiche und manchmal gefährliche Expedition in ein Land, das ich nicht kannte. Nun bin ich angekommen. Lest also meine Geschichte – und dazu die guten Tipps und Ratschläge von Menschen, die wissen, wie man abnimmt, ohne zuzunehmen. Dem einen oder anderen tut's bestimmt ganz gut. Da bin ich sicher.

Inhalt

Mission impossible

Es ist ein Sonntag Mitte Oktober. Draußen ist es kalt und grau, aber endlich mal keine Termine. Ich trinke meinen Kaffee und plage mich mit einem richtig schweren Problem. Das Problem bin ich. Denn ich habe in den vergangenen vier Wochen wieder mal fünf Kilo zugenommen. Das wäre ja, rein lebensphilosophisch betrachtet, erst einmal kein Problem, das die Sonntagslaune nachhaltig verderben könnte. Doch die Umstände sind anders. Meine Zehen hatten sich heute früh ganz vorsichtig auf die Waage getastet, so wie mit 12 Jahren beim ersten Versuch, die Spitze des Fünf-Meter-Brettes zu erreichen. Ich hatte, wie damals beim ersten Sprung, kein gutes Gefühl. Damals bin ich nämlich ziemlich hart mit dem Bauch auf der Wasseroberfläche aufgeschlagen und fühlte mich noch Stunden danach, als wäre ein vollbeladener 12-Tonner über mich gerollt. Nachdem ich sicheren Halt auf der Waage gefunden hatte, schaute ich. 130 Kilo! Fünf Kilo mehr als vor vier Wochen! Da war es wieder, das tonnenschwere Gefühl! Ich muss kurz erwähnen, dass meine amtliche Körpergröße 1,79 Meter misst. Und jetzt 130 Kilo, das war zu viel. Viel zu viel.

Ich nehme einen Schluck Kaffee und denke nach. Es ist ausnahmsweise mal Ruhe im Haus, Frau und Tochter amüsieren sich woanders. Meine Anzüge, Erkennungszeichen aller Bürolandsknechte wie ich, sitzen auch schon wieder arg figurbetont. »Lass die Knöpfe auf, du siehst ja aus wie eine Wurst«, hatte die Frau an meiner Seite schon geschimpft. Ich nahm es hin, ließ die Knöpfe offen und widmete mich meiner Arbeit, denn davon gibt es reichlich in meinem Leben. Nun aber das. 130 Kilo. Und Anzüge sind teuer. Ich hatte schon Böses geahnt, seit ich immer öfter ziemlich gemeine Schwitzanfälle bekomme. Ich muss körperliche Anstrengung nur auf dem Bildschirm sehen, schon gerate ich ins Schwitzen. Und erst recht morgens nach dem Frühspurt von der Tiefgarage zur Zeiterfassung. Ich kann ja nicht erst noch duschen gehen und danach dem Sekretariat einen wunderschönen guten Morgen wünschen.

Mal ehrlich: Warum zum Henker soll ich überhaupt etwas ändern, wenn ich mich pudelwohl fühle? Es ist vollkommener Quatsch, was diese Diätratgeber einem wie mir einreden wollen: Wer zu dick ist, kommt schlecht drauf, ist krank, behäbig, nicht fit, hat keine Freunde. Unsinn, Jungs! Ich fühle mich auch mit 130 Kilo verdammt gut. Ich bin gut gelaunt – meistens jedenfalls –, werde nicht mit dem Krankenwagen ins Büro gefahren und fehle niemals. Trotzdem spüre ich, dass es Zeit ist, etwas Grundlegendes zu ändern. Schwitzanfälle, ein Kreuz, das dauernd weh tut und ein Ischiasnerv, der nicht mehr mein Kumpel ist, geben genug Anlass dazu. Solche Entscheidungen brauchen für mich übrigens keinen Fanfarenstoß zur öffentlichen Ankündigung. Einfach machen, der Rest ergibt sich. So habe ich es in den meisten wichtigen Dingen des Lebens getan, und es war jedenfalls nicht grundlegend falsch.

Nun drängte sich mit dem nächsten Schluck Kaffee die schwierigere Frage auf: Was nur ändern? Man muss sich Ziele setzen, denke ich. Das kriegt man immerhin als Second-Hand-Weisheit, gut erhalten und immer wieder neu gestrichen, auf jedem Wir-sind-eine-Familie-Motivationsseminar in der Firma erzählt. Vor 20 Jahren war ich ein trainierter Kampfsportler und Taekwondo-Trainer mit Schwarzem Gurt. Ich hatte eine richtig gute Zeit, mein Kampf-, Fit- und Verführgewicht lag damals bei 80 Kilo. Na ja, das ist verdammt lang her. Ich rechne: Das war vor 20 Jahren; Kinder, wie die Zeit vergeht! Taekwondo habe ich unter Schmerzen vor ein paar Jahren aufgeben müssen, wegen der Knochen und dem Job.

Aber ich fühle mich trotzdem noch ziemlich jung – wieso also nicht wieder so aussehen? Hey, das klingt nach einem guten Ziel. Ich rechne kurz nach: Äh, aber das wären ja 45!! Kilo!! Damals habe ich vor Wettkämpfen innerhalb nur einer Woche sechs Kilo runtergeschafft. Hühnchen und Reis, Salat, 100-Grad-Sauna bis kurz vorm Kreislaufkollaps. Aber in den vergangenen Jahren, vor allem seit ich ins Ü30-Universum eingereist bin, funktioniert das so nicht mehr. Zunehmen, Diät beschließen, hungern, abnehmen, wieder essen und zunehmen – so läuft das heute. Deswegen kaufe ich dauernd neue Anzüge. Früher hatte ich Hosengröße 32, heute sitzt 58 recht figurbetont. 45 Kilo weniger – das scheint mir so realistisch zu sein wie der Einschlag eines Meteoriten im Garten.

So fasse ich den zweiten Entschluss des heutigen Tages: Ich werde abnehmen, aber diesmal einfach ohne Diät. Das klingt zwar wie Duschen ohne Nasswerden, aber es muss gehen. So viel es eben muss. Nur wie? Die Haustür schließt, es lärmt im Flur und schließlich vor meiner Nase. Die Damen sind zurück. Ich muss das Projekt erst mal vertagen und schiebe den Kaffeebecher zur Seite. Der Rest des Tages vergeht mit mäßig sinnvollen Putz- und Heimwerkerarbeiten nach genauer Anweisung meiner besseren Hälfte. Am Abend schleiche ich mich in mein telefonzellengroßes Arbeitszimmer und rufe eine gute Freundin an (ja, wirklich nur eine Freundin, nichts weiter!), die in Diät- und Ernährungsdingen sehr kundig ist. »Endlich mal eine gute Idee«, kommentiert sie trocken meinen Anti-Diät-Plan, »hätte nicht gedacht, dass du mal so vernünftig wirst. Wird übrigens auch Zeit!« Ich vernehme darin die elegante Andeutung eines Kompliments und bedanke mich artig. Ich höre ihrem Grundsatzvortrag mit interessiertem Nicken zu. Ihre Argumente sind schlüssig: Ich muss mehr Energie aus meinem Körper abführen als ihm zuführen. Nur wo ist der Unterschied zur Diät? Da mache ich doch genau das, nur, dass es nicht funktioniert! Sie erklärt es mir: »Du sitzt in einer Badewanne mit halb verstopftem Abfluss. Wenn mehr Wasser in die Wanne plätschert, als durch den Abfluss rausfließt, wird sie immer voller und läuft über. Läuft so wenig Wasser durch den Hahn in die Wanne, wie durch den Abfluss hinausgeht, bleibt die Wassermenge auf dem immer gleichen Stand. Und tropft es nur noch in die Wanne, läuft sie irgendwann leer. Für dich bedeutet das: weniger Wasser rein in die Wanne, aber so viel wie möglich raus – mit einem entscheidenden Unterschied!« Und der wäre? »Wenn du das Wasser zu schnell ablässt, sitzt du nackt in der Wanne und frierst wie ein Schneider. Also drehst du den Hahn wieder voll auf. Die Wanne füllt sich wieder mit warmem Wasser, und alles ist angenehm wie immer. Aufs Körpergewicht übertragen ist das so: Du hungerst dir die Kilos runter – Stöpsel aus der Wanne. Du hast irgendwann genug Frust vom Dauerhungern – du frierst ohne warmes Wasser. Dann schlägst du endlich wieder rein – super, du hast ja eh abgenommen. Hauptsache wieder was Richtiges essen und sich gut fühlen! Du drehst den Hahn voll auf. Und bald läuft die Wanne wieder über. Es ist also besser, das Wasser langsam abzulassen, damit du nicht frierst. Und du lässt es nicht ganz abfließen, so dass dein Hintern schön im Warmen bleibt. Aufs Abnehmen übertragen nennt man das Wohlfühlgewicht«.

Abnehmen im warmen Wasser – ein guter Plan. »Aber wie kann ich denn so abnehmen?«, frage ich vorsichtig. »Ganz einfach: Du musst anders essen, eine neue dauerhafte Balance finden zwischen den Polen Essen, also Kalorien aufnehmen, und Bewegen, also Kalorien verbrennen. Dazu musst du nur schnell dein Leben auf den Kopf stellen. Sonst geht nur der Diätwahnsinn munter weiter. Also: Meinst du, das kriegst du hin?« »Na ja, wenn's weiter nichts ist«, antworte ich, »das mach ich doch locker mit der linken Vorhand. Was soll ich denn tun?« »Ganz einfach: essen statt fressen, trinken statt saufen, bewegen statt abhängen, denken statt rummaulen.« Es ist also doch schwerer, als ich dachte. »Du brauchst außerdem professionelle Hilfe«, schließt sie ihren Vortrag. Ich wage nicht zu fragen, was sie damit meint. Seelenklempner? Geschlossene Anstalt mit integriertem Fitnessstudio? Wir schweigen lange. Vielleicht sollte ich doch einfach einen neuen Anzug kaufen und die Sache entspannt angehen? Ihre Stimme wird wieder versöhnlich. »Lass dich doch erstmal vom Hausarzt so richtig durchchecken – Blutdruck-, Cholesterin-, Zucker-, Leberwerte, das volle Programm«, schlägt sie vor, »dann weißt du immerhin, ob deine Wampe dich schon geschädigt hat oder erst noch schädigen wird.« Ich schlucke kurz, bedanke mich überschwänglich fürs Mutmachen und beende das Gespräch. Wir telefonieren die Tage, klar.

In dieser Nacht schlafe ich unruhig, träume schwer von Wannen, Wasserfolter, Leberwerten, Rückenschmerzen. Gespenster in zu engen Anzügen verfolgen mich hohnlachend, reißen mir den Döner vom Teller und schütten mein Pils aus, bis ich schweißgebadet aufwache. Doch mein Beschluss steht fest. Am nächsten Tag, gleich nach dem Morgenkaffee, werde ich bei meinem langjährigen Hausarzt anrufen.

GUT ZU WISSEN

Wenn nicht jetzt abnehmen, wann dann?

Weil mein Vorbau den zwischenmenschlichen Körperkontakt erschwert, weil die Kollegen mich für dick und damit auch für doof halten, weil Schwitzanfälle und Rückenschmerzen extrem nerven, weil ich schon wieder aus meinem Anzug rauswachse. Es gibt viele gewichtige Gründe, die zum Abspecken motivieren. Ist der Wille geweckt, muss nur der richtige Zeitpunkt abgewartet werden: wenn ich Urlaub und endlich mal Zeit für mich habe, wenn der stressige Auftrag abgewickelt ist, wenn meine Rückenschmerzen weg sind, wenn die Feiertage vorbei sind, wenn der Bierkasten leer ist. Es gibt viele vernünftige Gründe, überflüssigen Pfunden noch eine Schonfrist zu gewähren. Doch einen perfekten Zeitpunkt zum Abspecken, den gibt es nicht: Man kann jederzeit loslegen! Es sei denn, Situationen wie die folgenden liegen vor:

- schwere Erkrankungen, Tumorerkrankungen, Infektionen
- nach oder vor einer Operation
- kritische Lebensphasen (z. B. Trauer, finanzielle Sorgen, vor Prüfungen, direkt nach einer Raucherentwöhnung, schwere Depressionen)
- Festtage und große Familienfeiern (Weihnachten, Ostern, runde Geburtstage)

In diesen Fällen sollte das Abspecken erst einmal vertagt werden, bis sich die Lage normalisiert oder stabilisiert hat. Falls keiner der genannten Punkte zutrifft, ist als erster Schritt Folgendes zu empfehlen: Ein Gesundheits-Check beim Hausarzt oder einem anderen Mediziner des Vertrauens. Egal, ob es 5, 15 oder 40 Kilo weniger sein sollen. Der medizinische Check und die daraus ermittelten Laborwerte zeigen nämlich, ob im Körper schon etwas im Gange ist, das sich während der Bauchbegradigungsphase verschärfen könnte: etwa das Risiko für einen Herzinfarkt oder einen Schlaganfall. Auch wenn man sich trotz Übergewicht bisher pudelwohl in seiner Haut fühlt und die Werte noch im grünen Bereich liegen, kann die Ampel ganz schnell auf Gelb-Rot umspringen.

Fett weg: Je schneller, desto besser?

Mal fix den Stöpsel aus der Wanne ziehen und ein paar Liter ablassen, fertig. So etwas Ähnliches liest man auch in Magazinen und Zeitungen: »7 Kilo in 7 Tagen«, »Fit und schlank in nur drei Wochen«. Das klingt vielversprechend und zeitsparend. Tatsächlich glauben die meisten Menschen, dass Abspecken möglichst schnell gehen sollte. Tut es aber nicht. Brutale Blitzdiäten sind ganz und gar nicht geeignet, um massives Übergewicht loszuwerden und auf gesundem Weg abzunehmen. Das zeigt eine einfache, aber fiese Formel: Ein Kilo Körperfett entspricht rund 7000 Kilokalorien (kcal). Wer sieben Kilo in einer Woche abnehmen will, der müsste in dieser Zeit insgesamt 49 000 (!) Kilokalorien einsparen und verbrennen. Im Klartext: eine Woche lang praktisch Nulldiät bei sportlichen Höchstleistungen. Das hält selbst ein Ironman nicht durch. Außerdem sind die Pfunde, die man sich in kurzer Zeit weggehungert hat, ruck, zuck wieder auf den Rippen. Dieses gemeine Phänomen nennt man »Jojo-Effekt«.

Der Magen als Sparschwein oder: der »Jojo-Effekt«

Ein bisschen hungern, ein paar Häppchen Reis mit Hühnchen, ein wenig Grünzeug, vier Runden um den Block, öfter mal schwitzen in der Sauna. Schon ist das Kampfgewicht erreicht. Der altbewährte Trick von Klaus und andere rabiate Diätmethoden bleiben wirkungslos. Warum? Erfolgreiches Abnehmen funktioniert nicht im Zeitraffer, sondern in Zeitlupe. Denn der Stoffwechsel benötigt genügend Zeit, um sich an die verringerte Energiezufuhr zu gewöhnen. Hinter dem Begriff »Stoffwechsel« verbirgt sich ein komplexer Mechanismus: nämlich alle im Körper ablaufenden biochemischen Reaktionen, bei denen Stoffe so auf-, um- oder abgebaut werden, damit der Körper bis in die kleinste Zelle versorgt wird und der Organismus all seine Funktionen erfüllen kann. Eine Crashdiät ist für den Stoffwechsel ein akuter Störfall: Wichtige (Nähr-)Stoffe werden plötzlich knapp, der Organismus schaltet auf »Notstrom« um. Er drosselt seinen Verbrauch und greift auf seine »Kraftreserven« zurück. Dabei werden aber nicht die lästigen Fettpolster abgebaut, sondern wichtige Eiweißreserven angegriffen, die für die Muskelarbeit notwendig sind. Außerdem werden dem Körper wichtige Mineralstoffe und Vitamine entzogen.

Wer seinem Körper trotzdem eine Crashdiät zumutet und auf diesem Weg tatsächlich ein paar Pfunde loswird, erlebt am Ende eine böse Überraschung: Denn der Organismus »brennt« auch dann noch auf Sparflamme, wenn man längst wieder normal isst. Die Folge: Durch den verringerten Stoffwechsel bilden sich flugs neue Fettpolster, und die Waage zeigt sogar noch mehr an als zuvor. Denn Muskelabbau und verringerter Stoffwechsel führen dazu, dass man bei der Wiederaufnahme der gewohnten Ernährungsweise massiv an Gewicht zulegt.

Grundprinzip Abnehmen – schlank im Schlaf?

Effektives und »richtiges« Abspecken bedeutet nicht nur, dass die Waage weniger anzeigt, sondern dass der Fettanteil im Körper abnimmt. Und das dauert eine Weile. Denn das erste Minus auf der Waage ist erst mal ein Minus an Flüssigkeit, weil der Körper Wasser ausschwemmt. Erst nach einer lang anhaltenden, negativen Energiebilanz – der Körper verbraucht mehr Energie als er bekommt – beginnt er, Fett aus seinen Depots zu verbrennen. Abnehmen ist nichts anderes als das Reduzieren des Körperfettanteils.

Um dem Körper das Abspecken zu erleichtern, ist es notwendig, den Kreislauf anzukurbeln und wie ein Automotor »Kraftstoff« zu verbrennen. Das macht der Körper zwar von selbst, sogar im Schlaf. Über den Ruhe- oder Grundumsatz. Dieser hält Herzschlag, Atmung und alle wichtigen Stoffwechselvorgänge wie zum Beispiel die Verdauung in Gang. Dabei verbraucht jeder Muskel Energie. Aber diese Energie allein reicht leider nicht, um effektiv abzunehmen. Auch wenn man 24 Stunden durchschlafen würde. Denn ein Kilo Muskelmasse verbrennt am Tag ungefähr »nur« 30 Kilokalorien (kcal) im Ruhezustand. Wer erfolgreich abspecken will, sollte im Rahmen einer ausgewogenen Ernährung 300 bis 500 kcal pro Tag einsparen oder zusätzlich »verbrennen«. Das funktioniert am besten über aktive Massenbewegung: zum Beispiel Treppensteigen statt den Aufzug zu nehmen, Laufen oder Radeln statt Autofahren, Fußballspielen statt Fernsehen.

Die Fett-weg-Formel ist eigentlich ganz einfach: Um abzunehmen und in Form zu bleiben, ist neben einer vernünftigen reduzierten Ernährung regelmäßige Bewegung besonders wichtig. Und tatsächlich auch Schlaf: Denn nach einer 2007 veröffentlichten Langzeitstudie eines Herzspezialisten der Warwick Medical School in Coventry, Großbritannien, macht Schlafmangel dick und herzkrank: Der Mediziner untersuchte die Schlafgewohnheiten von mehr als 10 000 Beamten. Die Testpersonen, die im Durchschnitt nachts weniger als sieben Stunden schliefen, erhöhten damit ihr Risiko, an einer Herz-Kreislauf-Erkrankung zu sterben, um das Zweifache. Auch die Gefahr, an anderen Erkrankungen zu sterben, stieg an. 1,7 mal häufiger als bei ausgeschlafenen Kollegen kam es zu Todesfällen in der Gruppe der Versuchsteilnehmer, die nur fünf bis sieben Stunden pro Tag schliefen. Das Fazit des Wissenschaftlers: Zu wenig Schlaf erhöht das Risiko für Gewichtszunahme, Bluthochdruck und Typ-II-Diabetes. Mindestens acht Stunden Nachtruhe kann beim Abspecken also durchaus hilfreich sein. Neue Studien zeigen zudem, dass zu wenig Schlaf ein Risikofaktor für Herz-Kreislauf-Erkrankungen ist, ähnlich wie Diabetes, Rauchen oder Bluthochdruck. In einer Studie der Universität Chicago, in der sich 578 Personen im Alter zwischen 33 und 45 Jahren über einen Zeitraum von fünf Jahren nachts beobachten ließen, stellte sich Folgendes heraus: Die Teilnehmer, die permanent weniger als sechs Stunden Schlaf hatten, litten im Vergleich zu ihren Kollegen mit acht Stunden Nachtruhe rund 70 Prozent mehr an Bluthochdruck. Die Forscher folgerten, dass Stresshormone ausgeschüttet werden, die den Blutdruck erhöhen. Außerdem konnte nachgewiesen werden, dass bei Menschen, die kürzer schlafen, auch Verkalkungen der Herzkranzgefäße zunehmen. Pro Stunde weniger Schlaf stieg das Risiko der amerikanischen Versuchsschläfer um rund ein Drittel an.

Eine weitere Studie belegt, dass durch ein permanentes Schlafdefizit auch deutlich weniger des Sexualhormons Testosteron produziert wird – und damit deutlich weniger Muskeln. Außerdem schüttet der Körper nachts vermehrt Wachstumshormone aus. Schon deshalb müssen zum Beispiel Profisportler darauf achten, dass sie genug schlafen.

Warten, bis der Arzt kommt

»Praxis Dr. Schneider, guten Morgen!«, singt eine routinierte Helferinnenstimme in den Hörer. Jetzt nur nicht kneifen. Jetzt nicht. Ich mache also auf lässig. »Guten Morgen. Wollte mich von Ihrem Chef mal wieder durchchecken lassen, wie gesund ich eigentlich bin«, trage ich meine Bitte vor. Cool bleiben. »Ein Check-up also. Ich schau mal nach, Moment bitte.« Papier raschelt im Hörer. »Können Sie gleich morgen früh zum Blutabnehmen kommen?«, fragt die singende Dame. Ich muss nachdenken. Verdamm mich, geht das schnell. Dachte immer, man müsste ein paar Wochen auf einen Termin warten. Wenigstens ein paar Tage! Und nun das. »Äh, klar, mach ich gerne«, erwidere ich. »Dann kommen Sie bitte gleich um 7.30 Uhr, nüchtern. Bitte ab 22 Uhr nichts mehr essen, auch keinen Kaffee. Ein Schluck Wasser macht nichts. Den Termin fürs Ergebnis beim Doktor machen wir dann morgen. Wiederhören.« Klick. Ich atme aus. Und wenn mein Doc nun einen Leberschaden diagnostiziert? Krebs? Parkinson? Was soll's, es gibt kein Zurück. Ich teile meiner Gattin die Neuigkeit so beiläufig wie möglich mit und bereite mich auf den Weg in den Stau zur Arbeit vor.

Mein Chef hat wieder mal seine Formkrise und bellt mich wegen einer längst erledigten Sache an. Ich will es ihm erklären, doch er knetet längst die Tastatur seines Blackberrys, um eine hochwichtige Mail konzentriert zu beantworten. Während er weiter knurrt und knetet, ruft auf meinem Handy der Praktikant an. Er sollte einen als defekt gemeldeten Drucker testen. Der reagiere aber gar nicht auf seine Testversuche, klagt er. Ich erkläre ihm knapp und betont sachlich, dieses Gerät besitze einen ganz altmodischen Ein-Aus-Schalter. Das Verändern der Position desselben würde im Regelfall eine Reaktion des Gerätes hervorrufen. Er möge bitte einen Versuch vornehmen und sich melden. Es raschelt im Hörer. »Cool, geht. Bis später, tschaui!« Er legt auf. Generation Stand-by! Und so verläuft der ganz normale Wahnsinn ohne Pause, bis ich im üblichen Rückstau beim Nachhauseweg stehe. Zu Hause gibt's wenigstens Nudeln in ausreichender Menge zum Abendessen – ich muss ja schließlich ab 22 Uhr auf Bier und Schokolade verzichten. Da braucht's etwas im Magen, was lange vorhält.

Nach einem tiefen, traumlosen Schlaf greife ich am Morgen zur Kaffeetasse und stelle sie sofort wieder zur Seite. Schließlich gilt heute früh Kaffeeverbot. Das kann ja heiter werden! Die Blutabnahme bei Doktor Schneider ist fies, aber wenigstens routiniert und schnell gemacht. Nachdem alle Ampullen dunkelrot gefüllt sind und meine Stichwunde fachgerecht mit einem Tupfer versorgt, will ich gehen. Doch weit gefehlt. »Halthaaalt, wir brauchen Sie noooch«, singt die gutgelaunte Helferin. Was denn noch? Sie nötigt mich, das Handy, mein Portemonnaie, meinen Schlüssel, das Feuerzeug und das Kleingeld aus den Taschen zu räumen und schubst mich auf die Waage. »130 Kilo«, ruft sie. Ja super! Durch die offene Tür haben's nun wirklich alle dösenden Menschen im überfüllten Wartezimmer gehört. Sehr freundlich, danke!

Die Kleine versucht nun umständlich, meinen Taillenumfang zu messen – bei ihrer geschätzten Körperlänge von knapp 1,60 Meter eine nicht so ganz einfache Sache. Nach einem Fehlversuch – das Maßband entgleitet ihr – und zwei ballettreifen Körperdrehungen ist es geschafft, sie brummelt diesmal höflicherweise sehr leise einen Wert und trägt ihn in das Formular ein. Nun noch der Blutdruck. War immer in Ordnung, also kein Stress. Sie pumpt, horcht und schaut mich an: »160 zu 110, schon ein bisschen hoch«, sagt sie. Hm. Ich war zu spät dran, bin ziemlich stramm vom Auto zur Praxis galoppiert. Ob es daran liegt? Der Kaffee musste ja ausfallen, der konnte nicht der Grund für den hohen Wert sein. Ich schaue die junge Frau an, offenbar etwas verwundert, denn sie sagt: »Das ist bei Ihrem Gewicht nicht ungewöhnlich, das haben die meisten. Sie besprechen das am besten mit dem Doktor. Der verschreibt Ihnen dann etwas.« Patsch! Das hat gesessen. Ich bin also krank. Bluthochdruck ist für Rentner! Für Patienten mit irgendwas! Aber ich?

Der Termin beim Herrn Doktor persönlich geht erst eine Woche später. Wieso muss man bloß so lange auf einen Termin warten? Zahle ich nicht genug Beitrag? Den Rest des Tages fühle ich mich ein wenig angespannt. Ich will Klarheit, doch die gibt's erst nach sieben langen Tagen. Im Drei-Stunden-Meeting über die neue IT-Infrastruktur unserer Zweigstellen versuche ich, wichtig und grimmig dreinzuschauen. Soll bloß keiner auf die Idee kommen, mich auch noch etwas zu fragen. Ich blicke an der Palmenruine in Hydrokultur vorbei durchs regennasse Fenster. Draußen ist es grau. Und ich bin krank. Werde ich nun zum Pillenfresser, zum Arztgeher, zum Vorruheständler? Ich habe noch nie einen Arzt oder Pillen gebraucht. Mein ganzes Leben nicht. Erkältungen sind mir egal, die werden ignoriert. Gut, das eine oder andere Mal gab's Aspirin gegen den Kater. Aber jetzt? Was werden die drahtigen Kollegen mit Extremsportfimmel heimlich witzeln, wenn sie beobachten, wie ich verschämt Pillenpakete in die Schublade am Schreibtisch schiebe. Denen entgeht doch nichts. Der Tag geht vorbei, das Abendessen bringt endlich Entspannung. Ein kaltes Bier, ein paar tolle Rouladen, ein guter Schlag Sauce und ganz viel Kartoffelbrei. Es rettet den Abend. »Wie war's denn beim Arzt?«, fragt die Gattin. Ich antworte: »Och, so weit alles okay, nur der Blutdruck war ganz leicht erhöht. Irgendwas um 140, aber nicht schlimm, hat die Helferin gesagt.« Ich warte. Stille. Hurra, kein Widerspruch, Thema ist abgehakt. Ich flüchte Richtung Sessel, um die Nachrichten des Tages konzentriert zu verfolgen.

In dieser Woche schlafe ich unruhig, schwitze und liege wach. Unter zwei, drei Kaffee am Morgen ist nicht dran zu denken, ins Büro zu starten. Endlich ist der Tag, der Klarheit bringen wird, da. Punkt 8.25 Uhr, fünf Minuten vor dem Termin, betrete ich die Praxis. Ich soll mich ins Wartezimmer setzen und würde aufgerufen. Ich grüße lustlos die wartenden Rentner, setze mich auf einen der früher mal dunkelroten Holzstühle und betrachte die Zeitschriften mit Lesezirkel-Einband auf dem verkratzten Glastisch vor mir. Ich greife irgendeine und blättere herum. »Fit und schlank in nur drei Wochen«, verspricht ein Artikel. Eine Frau mit Superbody trägt einen Superbody und grinst mich an. Ich lege das Heft zur Seite und greife ein anderes. »Weniger Gewicht, mehr Power«, steht in großen Lettern zu lesen. Darunter ein Provinz-Brad-Pitt, der grinst und seinen Waschbrettbauch ins Bild drückt. Hey, ich seh' nicht so aus – und wenn ich abnehmen würde, dann nicht, um so rumzuposen wie dieser Knilch da! Ich weiche also auf eine Stars- und Sternchen-Illustrierte aus. Dort gibt's geblondete Sängerinnen mit Wespentaille und verliebte Schauspieler beim Surfen und Bräunen ihres Stahlkörpers zu besichtigen. Wieso sehen die Damen eigentlich alle so gleich aus? Superschlank, superblond, superweiße Zähne, superbraune Haut. Ich verstehe: Wenn alle gleich aussehen, kann man nur an den Kleidern erkennen, wer mit hoher Wahrscheinlichkeit drinsteckt. Also brauchen die Trägerinnen ziemlich viele davon, um nicht verwechselt zu werden. Und weil alle Frauen so wie die im Heft aussehen wollen, ist das extrem gut fürs Geschäft. Clever! Bei den Jungs klappt das nicht ganz, denn die tragen ja, wenn's drauf ankommt, dunkle Anzüge. Sehr ähnliche Anzüge. Deswegen dürfen die wenigstens noch ein bisschen wie ein Mann aussehen. Hauptsache Waschbrettbauch und Grinsbacken. Von denen hat sicher niemand Bluthochdruck.

»Herr Weiß bitte!« Die singende Stimme der Helferin reißt

mich aus den Gedanken. »Gehen Sie bitte direkt durch ins Sprechzimmer.« Die Stunde der Wahrheit. Die Stunde der ehrlichen Antworten. Bin ich wirklich krank, oder ist es nur eine unbedeutende Blutdruckerhöhung?

»Guten Tag, Herr Weiß. Wie geht's?« Was soll ich darauf wohl antworten? Aber Dr. Schneider will keine Antwort, seine Augen fixieren diverse kleingedruckte Messwerte auf dem Ergebnispapier vor ihm. Er hebt den Kopf und schaut mich an. »Es sind beim Check-up ein paar Werte herausgekommen, die mir gar nicht gefallen haben. Erstens ist Ihr Blutdruck mit 160 zu 110 deutlich zu hoch. Ihre Blutzuckerwerte sind eben noch knapp im Rahmen, liegen aber nach meiner Ansicht schon über dem Normalwert. Und Ihr Gewicht mit 130 Kilo ergibt im Vergleich zu Ihrer Körpergröße einen BMI von 40,6. Das bedeutet in der Fachsprache Adipositas der verschärften Kategorie III. Ich drücke es mal einfacher aus: Im Verhältnis zu Ihrer Körpergröße sind Sie ganz erheblich zu dick. Sie sollten daher abnehmen, und das nicht zu wenig.« »Und wie soll ich das machen?«, frage ich verzweifelt. Vor meinen Augen regnet es Salatblätter und Möhren. »Und vor allem: wann? Ich habe einen harten Job zu machen, und da ist voller Einsatz gefordert. Schließlich muss Geld reinkommen.« »Treiben Sie Ausdauersport, Joggen, Walking?«, fragt Schneider zurück. Ich schüttle mit halb geschlossenen Augen den Kopf. Hanteln, Gewichte, Kreuzheben – damit kann ich was anfangen. Eben ein Sport für Jungs. Mit Edel-Walkman und 200-Euro-Laufschuhen die Promenade runtertänzeln und so tun, als würde man elend schwitzen? Das machen Mädchen. Ich nicht. »Das dachte ich mir schon. Ihre Krankheitssymptome hängen alle sehr eng miteinander zusammen. Jedes Problem für sich ist zunächst kein Drama, und nun geht die Welt auch nicht unter. Aber langfristig setzen Sie sich mit diesem Gewicht in dieser Konstellation einem hohen Gesundheitsrisiko aus«, schließt er. »Was meinen Sie damit?«, frage ich erschüttert. »Haben Sie Rückenprobleme?«, fragt er mit sanfter Stimme zurück. Treffer – voll in die Zwölf. »Ja, seit ein paar Monaten zieht es ziemlich heftig. Wenn ich es einreibe, geht's aber meistens.« »Sehen Sie, das ist die erste Folge, die schnell mit einer Operation enden kann. Rauchen Sie?« Ich nicke. »Sie haben außerdem ein sehr hohes Risiko, an Diabetes Typ II zu erkranken, aber auch für Schlaganfall oder Herzinfarkt. Die Kombination aus Übergewicht, zu wenig Bewegung, Rauchen und – wenn wir Pech haben – Diabetes lässt solche Risiken ganz massiv steigen.«

Mir zieht sich alles zusammen. Also doch ein freudloses Dasein als angeschlagener Frührentner wegen Berufsunfähigkeit? »Na, aber Sie sind ja erst 40 und noch jung! Da können Sie doch was tun. Ihre Blutfettwerte sind übrigens im Normalbereich. Schauen Sie, dass das so bleibt. Und nehmen Sie richtig was ab – dann werden sich die Begleiterkrankungen mildern oder ganz verschwinden.« »Schön und gut, aber wie soll ich denn am besten abnehmen?«, frage ich etwas nachdrücklicher. »Bei Diäten gibt es leider kein Patentrezept, das ich Ihnen empfehlen kann. Manche gehen zum Abnehmen ein paar Wochen in eine spezialisierte Klinik. Wenn Sie anders gar nicht abnehmen können, können wir gerne auch über eine Einweisung sprechen. Andere versuchen es mit einer bestimmten Diät im Alltag. Im Grunde ist es auch egal. Sie müssen nur durchhalten, das ist das Wichtigste.«

Habe ich da etwa das Wort Klinik gehört? Ich bin nicht krank, habe keine Beschwerden. Wegen irgendwelcher Risiken will er mich in eine Klinik – einweisen? Mit Blaulicht und Trage, ja? Dr. Schneider schaut mich milde an. »Fürs Erste verschreibe ich Ihnen ein Medikament gegen den Bluthochdruck. Wenn Ihr Gewicht unter 100 Kilo liegt, können wir es eventuell wieder absetzen. So lange nehmen Sie es bitte regelmäßig.« Er nestelt an seinem uralten Nadeldrucker herum, und ratternd fällt ein bedrucktes Blatt in Babyrosa in den

Schacht. Er hält es mir hin. Mein Rezept. Für meine Pillen. »Alles Gute«, verabschiedet mich Dr. Schneider. Ich soll in zwei Wochen zur Kontrolle kommen und gleich einen Termin machen. Pillen. Rezept. Kontrolle. Adipositas. Diabetes. Krank! Ich wollte doch bloß ein paar Kilo abnehmen! Mir dreht sich alles. Ich bin doch noch so jung!

Ich muss raus an die Luft. Schnell noch den Kontrolltermin vorsingen lassen und dann Abflug. Ich stehe auf der Straße. Einmal durchatmen und dringend eine rauchen. Langsam beginnt mein Verstand, wieder zu arbeiten. Ich hatte beschlossen abzunehmen. Und nun sagt mir der Doc: Klaus, es ist verdammt Zeit, etwas zu tun! Mein Plan ist also schon mal goldrichtig: Du musst anfangen, bevor es selbst anfängt. Ich schwinge mich ins Auto und fahre ins Büro. Ein Gefühl im Bauch sagt mir, dass genau jetzt dort etwas ziemlich schiefgeht. Ich beeile mich also. Das ist gut so. Ich schnaufe noch eben rechtzeitig aus dem Aufzug, um zu verhindern, dass der beflissene Praktikant unseren Konzern eben mal komplett vom Internet abklemmt.

Mein Chef hat wenigstens nichts mitbekommen, denn er steckt wieder in der Formkrise und pflegt die dezibelstarke, offensive Kommunikation mit seinen Mitarbeitern. Diesmal hat es meinen Kollegen erwischt, so komme ich ungesehen an ihm vorbei. In meinem Postfach liegen außerdem geschätzte 200 E-Mails, die alle »beantworte mich endlich« winseln. Zwei nutzlose Meetings erwarten ebenfalls meine zwanglose Anwesenheit. Ich mache mich an die Arbeit.

Mein Gewichtsproblem muss bis heute Abend warten, der Blutdruck auch. Ich werde hier gebraucht.

GUT ZU WISSEN

Klartext: Was bedeutet »zu dick sein«?

Es gibt verschiedene Methoden, wie sich das Gewicht berechnen und bewerten lässt. Sehr verbreitet bei Wissenschaftlern und Ärzten ist der sogenannte Körpermasseindex, der **»Body-Mass-Index« (BMI)**. Das ist keine steckbriefliche Auflistung dicker Durchschnittskerle, sondern eine recht einfache Formel. Sie ist definiert als Körpergewicht (kg) geteilt durch die Körpergröße in Metern zum Quadrat.

$$\text{BMI} = \frac{\text{Gewicht}}{\text{Größe}^2}$$

In dieser Rechenformel wird noch das Lebensalter berücksichtigt. Denn im Laufe der Lebensjahre erhöht sich zwangsläufig auch der BMI. Das liegt daran, dass Menschen mit zunehmendem Alter kleiner werden.

Auch wenn der Body-Mass-Index die beliebteste medizinische Messlatte ist, mit der sich ermitteln lässt, ab wann man übergewichtig oder sogar krankhaft übergewichtig ist, hat diese Methode so ihre Tücken. Sie berücksichtigt zwar das Alter des Patienten, sagt jedoch nichts darüber aus, wie dessen Körper gebaut ist.

So dürften Muskelpakete wie Ex-Terminator Arnold Schwarzenegger wegen der ausgeprägten und schwer wiegenden Muskelmasse vom BMI-Kalkulator höchstwahrscheinlich als fettleibig eingestuft werden. Auch besonders große oder kleine Menschen fallen durch das Raster des BMI. Er berücksichtigt zudem auch nicht, wo sich das Körperfett konzentriert. So sind beispielsweise Menschen mit dicken Bäuchen, also mit viel

Bauchfett, einem wesentlich höheren Risiko für Herz-Kreislauf-Erkrankungen ausgesetzt als Übergewichtige, die Speck überwiegend rund um Hüften und Schenkel angesetzt haben.

Und die beliebte Ausrede: »Ich habe schwere Knochen« gilt auch nicht. Denn das Knochengerüst eines Menschen macht nur etwa 12 Prozent seines Gesamtgewichts mit maximal etwa 20 Prozent Abweichung aus. Die paar hundert Gramm spielen in der Gewichtsbetrachtung keine Rolle.

Übrigens: Wer seinen persönlichen BMI ermitteln will, findet im Internet zahlreiche BMI-Rechner. Hier schon mal ein kleiner Überblick zur Bewertung der BMI-Ergebnisse:

- Als normalgewichtig gilt ein Mensch, dessen BMI zwischen 18,5 und 24,9 liegt. Wer zum Beispiel 1,80 Meter groß ist und 80 Kilo wiegt, hat einen BMI von 24,7 und befindet sich damit gerade noch im Normalbereich.
- Ab einem BMI von 25 gelten Personen als übergewichtig. Sind sie über 40 Jahre, liegt die Untergrenze bei einem Wert von 26, die Obergrenze bei 29,9.
- Bei einem BMI zwischen 30 und 34,9 gilt der Betroffene dann nicht mehr nur als übergewichtig, sondern als fettleibig, in der Fachsprache »adipös« (Adipositas I).
- Liegt der BMI zwischen 35 und 39,9, ist das bereits die zweite Stufe der Fettleibigkeit (Adipositas II).
- Ein BMI-Wert von 40 und darüber – der BMI von Klaus betrug 40,5 – wird in der Fachsprache als »morbide Adipositas« bezeichnet (Adipositas III).

Die Weltgesundheitsorganisation (WHO) stuft Adipositas als chronische Krankheit ein, mit eingeschränkter Lebensqualität, Begleiterkrankungen und hohem Sterblichkeitsrisiko (WHO, 2000).

Das »tödliche Quartett«: Wenn Dicksein lebensgefährlich wird

Die körperlichen Folgen, die durch Adipositas entstehen, sind nicht harmlos, sondern können auf Dauer richtig krank machen. Wenn man über Jahre nicht nur ein paar Pfunde, sondern gleich ein paar Dutzend zu viel mit sich herumschleppt, steigt das Risiko, dass im Körper ungute Prozesse in Gang gesetzt werden, die den Stoffwechsel massiv beeinflussen. Das führt in vielen Fällen zu Diabetes Typ II. Der wiederum geht meist mit dem sogenannten »Metabolischen Syndrom« einher. Wegen seiner vier typischen Symptome - erhöhter Blutzucker, Bluthochdruck, erhöhte Blutfettwerte und Übergewicht mit massivem Bauchfett (bauchbetonte Adipositas) - wird es umgangssprachlich auch als »tödliches Quartett« bezeichnet. Nach der international anerkannten Definition der »International Diabetes Federation« gilt eine bauchbetonte Adipositas als Indikator für das Vorhandensein eines Metabolischen Syndroms. Und zwar bei einem Taillenumfang ab 94 Zentimetern bei Männern sowie ab 80 Zentimetern bei Frauen.

Mögliche Folgen des Metabolischen Syndroms sind Gefäßverkalkungen und im weiteren Verlauf Schlaganfall oder Herzinfarkt. Durch massives Übergewicht kommt es zudem häufig zu Begleiterkrankungen wie Rücken- und Gelenkschmerzen, Gicht, Gallensteine, Fettleber und Sodbrennen sowie Venenleiden. Wer wie Klaus rechtzeitig die Notbremse zieht und strategisch abspeckt, hat jedoch gute Chancen, das »tödliche Quartett« auszutricksen. Denn Blutdruck, Cholesterin- und Leberwerte normalisieren sich in der Regel wieder. Und auch Typ-II-Diabetes kann heilbar sein. Das Abspecken bewirkt also viel mehr als nur eine optische Bauchbegradigung. Man erspart sich außerdem viel Zeit, die man irgendwann in langweiligen Wartezimmern, bei langwierigen fachärztlichen Untersuchungen oder wochenlangen Krankenhausaufenthalten verbringen müsste.

Der bessere Check: BMI plus Maßband

Während das »Hüftgold«, das Fettdepot rund um die Hüften, als weniger gefährlich gilt, birgt das überschüssige Fett, das sich um die Bauchorgane ansammelt, eine große Gefahr für Übergewichtige. Denn mit wachsendem Bauchumfang wächst das Risiko, an Typ-II-Diabetes, Arterienverkalkung (Atherosklerose) und Herz-Kreislauf-Leiden zu erkranken. Der Grund: Das Bauchfett wird besonders leicht mobilisiert und gelangt schnell in die Blutbahn. So erhöhen sich die Blutfettwerte, und das kann die Gefäße schädigen. Was bislang nur vermutet wurde, konnte durch eine im Jahr 2005 in der renommierten medizinischen Fachzeitschrift »The Lancet« veröffentlichte Studie von kanadischen Wissenschaftlern erstmals belegt werden: Das Fettverteilungsmuster und der Bauchumfang sagen tatsächlich wesentlich mehr über das Risiko einer Atherosklerose aus als der Body-Mass-Index (BMI). Auch eine Fettanalyse-Waage wäre wenig hilfreich. Sie weist den Anteil des Bauchfetts nicht gesondert aus, sondern nur den gesamten Körperfettanteil.

Wer selbst kontrollieren will, wie viel der Bauchumfang beträgt und ob der Bauchfettanteil geschrumpft ist, nimmt zusätzlich zur Waage ein Maßband zur Hand. Und so wird's gemacht: Man misst nicht über dem T-Shirt, sondern direkt auf der Haut bei freiem Oberkörper. Und zwar im Stehen. Man führt das Maßband in gerader Linie zwischen dem unteren Rippenbogen und dem Becken herum. Der Umfang der Taille sollte dann bei leichter Ausatmung gemessen werden. Das Band dabei nicht zu stramm ziehen! Bei der Bauchfettmessung gilt die Richtlinie der »International Diabetes Federation« (IDF) von 2005. Sie wird medizinisch in die drei Zonen rot, gelb und grün unterteilt: Bei Männern beginnt der rote Bereich ab 103 Zentimetern Bauchumfang, der gelbe Bereich liegt zwischen 94 und 102 Zentimetern. Der grüne, normale Bereich sollte unter 94 Zentimetern liegen.

Was ist Typ-II-Diabetes und was hat der mit Dicksein zu tun?

Diabetes mellitus, umgangssprachlich auch »Zuckerkrankheit« genannt, ist eine chronische Stoffwechselerkrankung, bei der der Blutzuckerspiegel erhöht ist. Die Weltgesundheitsorganisation unterteilt die Krankheit in zwei Formen: Typ-I- und Typ-II-Diabetes. Bei beiden Erkrankungen spielt das Hormon Insulin eine wichtige Rolle, denn es ist für die gesamte Blutzuckersteuerung im Körper verantwortlich. Hat der Magen die Nahrung in ihre verwertbaren Bestandteile aufgespaltet, öffnet das Insulin die Pforten der Zellen, um die Zuckerbestandteile vom Blut dort hineinzulassen. Denn alle Zellen sind auf Zucker als wichtige Energiequelle angewiesen. Wird aber zu wenig oder gar kein Insulin als Botenstoff produziert, kann der Zucker auch nicht aus dem Blut in die entsprechenden Körperzellen gelangen. Die Folge: Der Zuckergehalt im Blut steigt immer weiter an. Zu hohe Blutzuckerwerte können auf Dauer zu Nierenschäden, Schädigung der Augen und Nerven führen und zu einem erhöhten Risiko für eine Herz-Kreislauf-Erkrankung.

Typ I tritt meist bei Normalgewichtigen auf und ist eine Autoaggressionsreaktion des Immunsystems: Das greift fälschlicherweise ausgerechnet die Zellen in der Bauchspeicheldrüse an, die Insulin produzieren. Daher benötigen Typ-I-Diabetiker immer Insulin von außen.

Typ-II-Diabetes birgt die gleichen gesundheitlichen Gefahren, wenn er nicht behandelt wird. Er macht in Deutschland rund 90 Prozent aller Diabetesfälle aus und kann erblich bedingt sein. Überwiegend aber gelten ungesunde Ernährung, mangelnde Bewegung und Übergewicht als Ursachen. Etwa rund 90 Prozent der Typ-II-Diabetiker sind seriösen Statistiken zufolge übergewichtig. Das heißt jedoch nicht, dass jeder Übergewichtige zwangsläufig Diabetes bekommen muss.

Bei Typ-II-Diabetikern ist die Bauchspeicheldrüse völlig intakt. Sie muss aber wegen des »Inputs« - meist Nahrung in zu großen Mengen mit zu viel Kohlenhydraten, Fett und Zucker - auch Unmengen an Insulin produzieren. Die Folge: Obwohl massiv Insulin produziert wird, nimmt die Empfindlichkeit der Körperzellen und Organe für Insulin ab. Der Schlüssel Insulin passt nicht mehr ins Schloss der Zellen, um sie für die Zuckerbestandteile zu öffnen. Das führt zu einer sogenannten »Insulinresistenz«. Damit steigt der Blutzuckerwert, da der Zucker nicht mehr durch die Pforten in die Zellen abfließen kann. So entwickelt sich langsam und schleichend der Typ-II-Diabetes. Am Anfang sind auch keine eindeutigen Symptome zu erkennen. Wissenschaftler nehmen an, dass vor allem das Fett im Bauchbereich vermehrt Substanzen ausschüttet, die diese Insulinresistenz fördern und verstärken.

Besteht bei Übergewichtigen wie Klaus das Risiko, an Diabetes Typ II zu erkranken, hilft in der Regel nur eines: Abspecken! Denn in rund 40 Prozent der Fälle kann Typ-II-Diabetes mit einer Ernährungsumstellung und damit einhergehenden Gewichtsabnahme erfolgreich behandelt werden. Wer auf diesem Weg sein amtliches Normalgewicht erreicht - bei Klaus wären das etwa 80 Kilo - hat gute Chancen, dass seine Blutzuckerwerte sich wieder normalisieren. Wer sich auch danach vernünftig ernährt, sich regelmäßig bewegt und das Rauchen einstellt, kann sich aus der gesundheitlichen Killerzone manövrieren: Denn für Dicke typische Risikofaktoren und Begleiterkrankungen wie Diabetes Typ II, Bluthochdruck und Herz-Kreislauf-Erkrankungen reduzieren sich oder verschwinden sogar.

Die Spinne in der Yuccapalme

Als ich die Haustür aufschließe, ist es fast sieben Uhr. Drinnen lärmt es aus dem Obergeschoss. Damenlärm. Die Queen will bis Mitternacht ausgehen, was Queen Mum nicht gutheißt. Ich werfe einen Abendgruß nach oben, der nach einer Sekunde des Waffenstillstands erwidert wird. Also alles nicht so schlimm. Wäre der Gruß unbeantwortet verhallt, hätte ich ernsthafte Konflikte fürchten müssen. In diesem Fall aber erwarte ich ein Ende der Kampfhandlungen innerhalb der kommenden 20 Minuten. Also Ohren zu und durch. Ich nehme ein paar Chips, öffne ein Bier und werfe mich in meinen Lieblingssessel, dessen alte Kissen mich wohlig umarmen. Ein gutes Gefühl. Ich denke an den Besuch bei Dr. Schneider. Nicht gut, das Ergebnis.

Scheißescheißescheiße. Jetzt bin ich also krank, zumindest fast schon, nicht richtig und irgendwie doch. Ich soll also mal fix abnehmen. Sagt der so einfach! Läuft Marathon, ist dünn wie die Wäschespinne im Garten – der kann das Thema locker sehen. Ist wahrscheinlich als Zebra auf die Welt gekommen und folgt seinem Urinstinkt, durch die Serengeti zu galoppieren! Und ich? Wäre eher das Flusspferd. Der Gedanke lässt mich schmunzeln. Wie nimmt wohl ein Flusspferd ab? Fett weg mit magerem Buschgras und Trockensträuchern? Die Frau kommt herab und streckt den rechten Daumen nach oben. Queen Mum hat ein Machtwort gesprochen. Sie setzt sich aufs Sofa. Ich beginne mit der Beichte. Wir sind uns schnell einig: Ich muss abnehmen. »Ich habe dir meine Meinung ja schon vor Wochen ziemlich klar gesagt. Als wir uns kennengelernt haben, hast du besser ausgesehen. Es wird echt Zeit zum Abnehmen, ich finde den Bauch nicht mehr lustig. Das weißt du bereits.« Gut gebrüllt, aber das hatten wir tatsächlich schon. Sie schaut mich an. »Du kennst doch die Caroline, oder?« Unsere Freundin Caro trägt die Haare kurz und zu schwarz gefärbt, zu große Ohrringe und erreicht einen beachtlichen Silbenausstoß pro Minute. »Ja, ich erinnere mich.« »Die hat schon zweimal versucht, zehn Kilo abzunehmen. Einmal mit so einer Hollywood-Diät und vor einem halben Jahr mit so einem Diät-Trinkpulver. Hat nicht viel gebracht. Nach einem halben Jahr hatte sie zwei Kilo mehr auf den Hüften als vorher.« »Dass der das nix gebracht hat, sieht man schon von weitem«, entfährt es mir. Humor ist, wenn man trotzdem lacht. »Oder die Sabine mit ihrer Reisdiät. Die hat sie schon fünfmal angefangen und nach einer Woche abgebrochen, weil sie einfach keinen Reis mehr sehen konnte. Von essen gar nicht zu reden. Jetzt rennt sie in so ein Wellnessinstitut und will mit Yoga und Massagen abnehmen. Das wird aber nix, befürchte ich. Gleich neben dem Yoga-Institut ist ein Eissalon, die haben ein geniales Stracciatella. Und Sabine kann an keinem Eis vorbeigehen. Ist bestimmt genetisch bedingt.«

Ich muss gestehen: Das Wort »Wellness« wurde nicht für Menschen wie mich erfunden. Mir geht's gut, wenn ich satt bin. Mir geht's gut, wenn am Tresen ein kaltes Pils auf mich wartet. Mir geht's gut, wenn ich auf der Tribüne beim Eishockey sitze. Mir geht's gut, wenn nach einem schönen Abendessen noch ein Eis vor meine Nase schwebt. Fühl dich wohl, fühl dich fit, aber nur, wenn du dünn bist – wieso soll das eine und das andere miteinander zu tun haben? Wellness gibt's nur für Dünne. In der Werbung, in Prospekten und Angeboten lassen sich ausschließlich Dünne massieren und behandeln. Sie meditieren, machen seltsame Übungen und schweben auf einem roten Teppich aus ihrer Wellnessfarm. Dicke sollen erst mal gesund werden, bis sie auf den roten Teppich der Wellness dürfen. Seh' ich so aus? Eine gute Idee, wie man abnehmen könnte, habe ich trotzdem nicht. Meine

Gattin auch nicht. »Hat Schneider gesagt, wie viel Kilo runter müssen?«, fragt sie in meine Gedanken hinein. »Nö. Er meinte, ich müsste richtig was abspecken. Ich soll eventuell in eine Spezialklinik.« Das hatte ich bislang nicht erwähnt. Ich halte die Luft an. Doch die Gattin verzieht keine Miene. »Na, ich denke mal, 20 Kilo müssten wahrscheinlich runter.« Leide ich auch unter Halluzinationen? Höre ich Stimmen, die »20 Kilo« rufen? »Wie viel?«, frage ich. »Na ja, so 20 Kilo halt. Guck doch mal in den Spiegel. Wegen fünf Pfund wird der ja wohl nicht so ein Drama mit Klinik und so machen, oder?« Messerscharf kombiniert. Sie hat recht. »Deine tollen Freundinnen schaffen nicht mal fünf Kilo. Wie soll ich das anstellen?« »Keine Ahnung, ich habe in meinem ganzen Leben noch nie so viel abgenommen«, sagt Queen Mum und lacht. Wenigstens lacht sie.

Aus der Küche brutzelt und duftet es. Ich atme tief ein, nehme ein paar Chips, einen Schluck Bier und schiebe mich tiefer in die Kissen. Den Moment genießen. Entspannung. Die Chipstüte ist erfreulicherweise noch in Reichweite, und ich lasse ein paar Chips in die leere Schüssel rascheln. Mit dem Abnehmen fange ich dann gleich morgen an.

Ich knabbere vor mich hin, bis das Abendessen kommt. Der Teller wirkt doppelt so groß wie sonst. Das macht mich stutzig. Klar: Es liegt an der Kinderportion, die drauf liegt. »Du musst abnehmen, und da fangen wir gleich mit an«, ruft es aus der Küche, »ab jetzt wird einfach weniger gegessen, und ab morgen gibt's Salat.« Ich unterdrücke eine Träne und mümmle die halbe Portion. Hungrig wie vor dem Essen greife ich in einem unbeobachteten Moment die Chipstüte, schleiche in meine PC-Ecke, starte den Rechner und google nach Begriffen wie »Abnehmen«, »Übergewicht«, »Adipositas«. Bei Letzterem findet die Maschine 1,46 Millionen Treffer. Die Chipstüte raschelt. »Eines der größten Gesundheitsrisiken moderner Gesellschaften«, »Fettleibigkeit führt zu Folgeerkrankungen«, lese ich da, »erhöhtes Risiko für Herzerkrankungen«, aber auch übersetzt mit »extremes Übergewicht« oder »Fettsucht«. Oha. Ich lasse die Chips in meiner Hand sinken. Da klingelt das Telefon. Meine besorgte Freundin ist dran.

»Na, was hat der Doktor gesagt?« Ich berichte, sie schweigt. Das ist ungewöhnlich. »Und, was willst du machen?«, fragt sie. Nun schweige ich. »Keine Ahnung. Der Doktor wollte mich schon in eine Spezialklinik einweisen. Aber ohne mich. Wenn ich sechs Wochen nur wegen Abnehmen krankgeschrieben bin, unterschreibt mein Chef die bereitliegende Kündigung. Du weißt ja, wir lieben uns auf ewig.« Also keine Klinik und keine Diät. Beiläufig erwähne ich die irrwitzige Idee meiner Frau, ich müsste 20 Kilo abnehmen. Ihre Stimme senkt sich. »Ich glaube, dass das sogar noch zu wenig ist. Wahrscheinlich müssen 30 Kilo runter, vielleicht noch mehr. Kann man ja leicht mit dem BMI ausrechnen.« Meine Tüte raschelt, ein Chipsbrocken verhakt sich vor Schreck im Rachen, und ich muss husten. »Hey, das wird schon«, säuselt es voller Mitleid im Hörer, mach' dir keine Gedanken. Das haut schon alles hin.« Das blöde Chipsstück hängt noch immer fest, ich huste und huste. »Sorry, ich wollte dich echt nicht runterziehen«, sagt sie fast ein wenig verschämt. »Ich habe nur einen Chip im Hals«, krächze ich, »wie viel soll ich nun abnehmen?« »Na ja, über 30 Kilo auf jeden Fall – also, so sehe ich das jedenfalls. Wenn du damit Probleme hast, dann ...« Langsam kriege ich wieder Luft. »Lass gut sein. Die erste Nachricht des Tages war: Ich bin krank. Die zweite lautet: Es gibt bald nichts mehr zu essen. Na, danke!« Es ist totenstill, bis sie das sekundenlange Schweigen bricht. »Hör zu: Du brauchst eine grundlegende Ernährungsberatung. Das sind Abnehmprofis, die auf Kandidaten wie dich spezialisiert sind. Die kennen sich aus mit der Therapie von Allergien und Essstörungen, aber auch mit Methoden gegen Übergewicht. Zahlt übrigens die Kasse. Und zufällig kenne ich jemand, der das macht und gut ist.« Meine Tüte raschelt. Klingt besser, als Chips zu futtern und drauf zu warten, dass ich davon abnehme. Ich habe keine Ahnung, was da mit mir passiert, aber ich verspreche, einen Termin zu vereinbaren. Ein Beratungstermin sei das, zunächst ganz unverbindlich, versichert die besorgte Freundin. Oha, alles ganz unverbindlich. Ich versuche, mein Misstrauen mit ein paar Chips herunterzuschlucken.

Berater – ein Wort, eine Drohung. Kommen mal wieder die Unternehmensberater in unsere Abteilung, wird danach alles anders, keinesfalls besser – und wir haben viel mehr Arbeit am Hals, aber fünf Leute weniger im Team. Vermögensberater machen immer auf die besten Kumpels, wollen aber nur mein Bestes – mein Geld. Einrichtungsberater texten dich so lange voll, bis man der hochmotivierten Gattin nachgibt und doch die Design-Schrankwand bestellt, für deren Preis man abzüglich Abwrackprämie einen Kleinwagen mit Ledersitzen bekommt. Und nun ist der Ernährungsberater dran. Auf einem Zettel neben dem PC liegt die Telefonnummer, die ich diktiert bekommen habe. Hätte nicht gedacht, dass ich mal freiwillig einen Berater anrufen werde. Wer keine Wahl hat, hat die Qual. Noch einmal raschelt die Tüte, ich winke dem System beim Herunterfahren hinterher, tappe ins Bad und gleich ins Bett. Noch so ein Tag, und ich beantrage die Abwrackprämie für mich.

Die Dame am anderen der Leitung klingt überraschend freundlich, ein Termin für die Erstberatung ist schnell gefunden. Dann also bis Donnerstag, auf Wiederhören. »Na, hast du ein Stündchen für deine ganz persönliche Wellness gebucht?«, ruft es hinter dem Bildschirm am Schreibtisch neben mir. Das grinsende Gesicht meines Kollegen lässt keinen Zweifel, dass das zweifellos eindeutig gemeint war. Was sage ich bloß? Übrigens, ich geh jetzt auch zur Ernährungsberatung, damit ich abnehme und keinen Herzinfarkt kriege? »Nö, das war nur meine Finanzberaterin. Ich will doch die Strandvilla in Monaco endlich verkaufen. Bin da einfach zu selten, und das

Personal kostet.« Wir lachen. Ich stehe auf, gehe zur Kaffeemaschine und schaue mich um. Die Grinsbacke braucht jedenfalls keine Diät, und auch sonst gehöre ich in diesem Großraumbüro anscheinend zu einer schützenswerten Minderheit. Sind wirklich alle hier schlank, oder sehen die nur so aus? Wie machen die das? Essen die einfach nichts, trinken die kein Bier? Ich bin der Abteilungsbär, der einsam auf seiner Suche nach Nahrung durch die Gänge schnuppert. Wer mich füttert, zu dem bin ich nett und mache ein Tänzchen.

Seit gestern, seit meinem Termin bei Dr. Schneider, sehe ich die Welt mit anderen Augen. Aus den Augen eines Dicken, der dazu noch krank ist. Die Schlanken hier tratschen im Aufzug bestimmt über mich: »Hey, haste den dicken Klaus vorhin wieder gesehen, wie er Kuchen reingestopft hat, hahaha!« Ich muss gestehen, dass man mich im Büro tatsächlich öfter beim Knabbern und Kauen beobachten kann. Zucker für die Nerven, Kakao für die Seele, Gummibärchen fürs Meeting und Schinkenbaguette gegen den Hunger. Aus der Kantine schleppe ich aber täglich Cola, Eis, Kuchen, Schokolade und Brötchen für die Kollegen mit. Ich frage mich, wo die das alles nur hinfuttern. Ich schwitze schon wieder. Also ab in die Toilette, Hemd wechseln. Da fällt mir ein, dass ich ja noch meine Tablette nehmen muss. Auf der Toilette ist Hochbetrieb. Also schließe ich mich in einer Einzelkabine ein, wechsle das Hemd und lausche. Wieder quietscht die Tür, es plätschert, dann gurgelt es, ein Wasserhahn rauscht, ein Papierhandtuch raschelt, und die Tür quietscht. Ich habe schon die Klinke in der Hand, da quietscht es wieder. Mist! Ich setze mich auf die den Klodeckel und warte. Gefühlte fünf Minuten später ist es endlich still. Vorsichtig öffne ich die Tür, erst einen Spalt weit – dann husche ich lautlos hinaus zum Waschbecken. Tablette raus, rein in den Rachen, Wasser drauf, zack! Hat keiner gesehen. Ich kämme mein Haupthaar und schlendere durch die quietschende Tür zurück ins trübe Leben.

Ich betrete mein Büro. 40 Schreibtische mit Flachbildschirm und Telefon, davor sitzen, kauern, hängen, lümmeln Menschen in ergonomisch geformten Wohlfühlstühlen. Sie telefonieren, schauen auf den Bildschirm, hacken in die Tastatur. Nichts Ungewöhnliches. Ich beobachte, wie Frau Dieterle ein Gummibärchen nach dem anderen aus einer Tüte stibitzt. Wizniak ist der Zweite, der mir auffällt. Er balanciert zwei riesige Körnerbrötchen-Hälften mit eingelegten Käselappen über seinen beträchtlichen Bauch in Richtung des geöffneten Rachens, die herabfallenden Körner berieseln seine blümchenbunte Krawatte. Hops, und nun ist auch ein Gurkenstück mit Butter dran. Ein schöner Farbfleck. Ich bin also nicht allein. Mein Kollege Patrick bearbeitet akribisch mit der Maus eine Excel-Tabelle und schiebt eben einen Schokoriegel rein. Frau Lerninger aus der Sachbearbeitung hat sich ein Stück Kuchen aus der Kantine mitgenommen. Sie lässt ihn sich sichtbar schmecken, während sie Memory mit einem gewaltigen Stapel Vertragsunterlagen spielt. Dabei hat sie eine interessante Technik entwickelt: Sie nimmt ein Blatt vom großen Stapel, ordnet es einem kleineren zu, nimmt ein Stück Kuchen – gut erzogen, mit kleiner Kuchengabel und abgespreiztem Finger –, kaut mit Genießerblick, legt die Gabel, sorgsam zur Seite, nimmt ein Blatt, betrachtet es mit professioneller Miene, legt es auf einen anderen Stapel, nimmt die Gabel, und wieder folgt ihr Genießerblick. So verbringen sie den Vormittag – sie, der Kuchen und die Verträge, nur unterbrochen vom immer wieder leise jodelnden Telefon. Doch jetzt weiß ich sicher: Ich bin nicht allein. Denn ihre Körperfülle lässt sich mit meinem Luxuskörper durchaus vergleichen.

Die Tür zum Konferenzraum öffnet sich, und ich beobachte ein Dutzend mir unbekannte Herren, die nicht unbeachtliche Bauchrundungen unter den teuren Anzügen verbergen. Die Jacketts sind offen – wahrscheinlich würden sie spannen. Von hinten schlägt eine Hand auf meine Schulter. »Und Mann, nichts zu arbeiten?« Ich drehe mich um, und Kollege Patrick lacht mich an. »Nö, ich dachte, du machst das Konzernnetzwerk heute alleine«, entgegne ich. Er blickt mich fragend an: »Was stehst du hier denn so rum? Alles in Butter?« Ich mache also auf locker, obwohl mir gar nicht danach zumute ist. Ausgerechnet Patrick. Der Vorzeigesportler. Surfen, Skilaufen, Biken, Gleitschirmfliegen, Fitnessstudio – der lässt nichts aus, was mehr als drei Minuten in irgendeinem Vorabend-Lifestyle-Magazin auf RTL, ProSieben oder sonst wo zu sehen war. »Gehen wir in die Kantine? Die machen gleich auf, dann sind wir satt, bevor die Herde durchgaloppiert«, schlägt er vor. Was tun? Ich nicke. »Auf geht's!« Er stürmt voran durch den Flur und öffnet die Tür zum Treppenhaus. Ich hatte noch am Aufzug kurz gebremst, da ich dessen komfortable Technologie zur Überwindung von Treppenhindernissen sehr schätze. Doch er ist schon auf der Treppe. Ich hoppele also hinterher und fange an zu schwitzen. Sind ja nur fünf Stockwerke. Patrick wartet unten. Ich nehme eine kleine Suppe, das Tagesgericht und einen klitzekleinen Nachtisch. Patrick balanciert einen riesigen Salatteller mit Gurken, Oliven, Paprika, Schafskäse auf sein Tablett, den man auch als »Pisa-Salat« anbieten könnte. Und ein Stück Erdbeerkuchen. Ich frage mich, wie man nur von Grünzeug satt werden kann.

Wir streifen nach einem guten Platz umher, bis mir ein Gedanke durch den Kopf schießt: Ich beobachte, was andere essen. Vielleicht kann ich Rückschlüsse zwischen Bauchform und Kantinenverhalten ziehen. Möglicherweise gibt es eine geheime Logik, der ich nur zu folgen brauche, damit alles wieder gut wird. Ich lotse Patrick also zu einem Tisch, an dem ich die Abflugposition der Esser gleich hinter der Kasse, beim Kasten mit Besteck und Servietten, voll im Blick habe. So kann ich die Körperform in Aufrechthaltung von vorne samt zugehöriger Tablettbefüllung blitzartig erfassen. Er berichtet von seinen aktuellen Frauen-, Sport- und Partyereignissen.

Die Petra, ja, und mein 320i kriegt neue Felgen, ach, und der Ibiza-Trip wird wieder der Hammer. Ich lache und nicke.

Der erste Kandidat, der die Kasse verlässt, ist fast kahl und fast schlank. Kleiner Bauch. Auf dem Teller: Beilagen-Salat, ein halbes Schnitzel, zwei Kartoffeln. Hm. Kandidat zwei. Kategorie: mittelschwer. Suppe, Salat, zwei Schnitzel, Ketchuptüten, Pommes, große Cola. Nummer drei: eine Frau um die 40, gut gepolstert. Ein Salatteller, viele Sojasprossen, ein Gemüseteller, ein Wasser, ein Eis. Patrick redet, ich nicke. Der Nächste kommt. Das erste Exemplar, das mehr wiegen könnte als ich. Mal sehen ... Ein kleiner Salat, ein Körnerbrötchen. Ein Wasser, ein Kaffee. Wird das meine Zukunft sein? Schon kommt der Nächste und der Übernächste. So verbringe ich eine kurzweilige Mittagspause. Patrick braucht nur gelegentliche Zuwendung, und ich sitze und beobachte. Wir gehen zurück nach oben. Wieder die Treppe. Mir haben Treppen früher nichts ausgemacht, als ich so alt war wie Patrick. Soll der erst mal in mein Alter kommen. Zurück am Schreibtisch sortiere ich meine Eindrücke. Beobachtung eins: Es gibt mehr Halbglatzen im Haus, als ich dachte. Mein Haar dagegen bedeckt meinen Kopf noch vollständig. Ein Zusammenhang zur Leibesfülle ist mir nicht aufgefallen. War auch nur so eine Idee. Beobachtung zwei: Frauen essen Gemüse, Salat, Pasta, Vollkorn, ergänzt durch Kuchen und Eis. Meist wenig Fleisch. Ob Wäschespinne- oder Kühlschrankform – vor allem, wenn Frauen gemeinsam essen, gibt's gesund. Einen Zusammenhang zwischen der Körperform der Damen und ihrer Tablettbeladung konnte ich allerdings nicht feststellen.

Offenbar ist es so: Die einen haben's hinter sich, die anderen wollen noch. Abnehmen, meine ich. Diätvortäuschung im Gruppenzwang. Und klar: Bei den Dürren ist auch Dürre auf dem Teller. Bei den Jungs sieht's ganz anders aus. Da ist, sorry, kein System zu entdecken. Die Dürren essen Doppelportionen, die Dicken Salat, die Fülligen laden auf, die Dünnen knabbern Möhren. Die Datenlage ist so dünn, wie ich noch werden muss. Ich widme mich also meinen Mails und ein paar technischen Problemen, die zu schildern hier zu kompliziert und langweilig wäre. Nach zwei kleinen Schokoriegeln verspüre ich Lust auf einen Kaffee. An der Maschine wartet bereits mein Kollege Matthias. Ich erinnere mich, dass er vor zwei Jahren etwa meine Statur hatte, dann auf ganz sportlich machte, mit den Kolleginnen flirtete und nun wieder das Jackett überzieht, damit die Plauze nicht so auffällt. Ich verwickle ihn in ein Gespräch über Belanglosigkeiten, taste mich millimeterweise voran, um zum Punkt meiner Neugier zu kommen: Was ist mit ihm geschehen? »Habe übrigens vorhin in der Kantine unseren werten Abteilungsleiter gesehen. Nur noch Grünzeug auf dem Tablett. Ob der deswegen dauernd schlechte Laune hat?«, frage ich listig. In der Ruhe liegt die Kraft. »Der ist seit ein paar Wochen voll auf Diät«, erwidert Matthias, »aber irgendwie hat's noch nix gebracht.« »Wieso muss der diäten?«, frage ich so arglos, es mir möglich ist. »Keine Ahnung. Aber das hat der schon öfter gemacht. Warte mal ab, in vier Wochen isst der wieder Schnitzel und lässt uns in Ruhe. Diese ganze Hungerei ist doch sowieso für die Füße. Das bringt gar nix, sage ich dir. Mein Kumpel Gerd zum Beispiel – der hat sich vergangenes Jahr 15 Kilo runtergehungert. Jeden Tag Joggen, Sauna, das volle Programm. Jetzt wiegt er mehr als vorher. Den Stress hätte er sich also sparen können. Schau mal, der Wizniak dahinten. Wollte unbedingt abnehmen und kam dabei auf so einen seltsamen Vollkorntrip. Hat uns Vorträge über Vitamine, Nährwerte, Kilokalorien und was alles gehalten, bis es keiner mehr hören konnte. Da saß er dann halt irgendwann allein in der Kantine. Na ja, mittlerweile ist er wieder ganz vernünftig geworden. Hat's wohl aufgegeben. Jedenfalls futtert er wieder ganz normal, so wie du und ich.« Zeit zur Attacke. »Warst du nicht auch mal auf dem Salattrip?«, frage ich betont gelangweilt. »Ich? Äh, nö, eigentlich nicht.

Hm, na ja, ich dachte, ich muss mal ein paar mehr Vitamine haben, öh, aber das passt schon.« Er grinst verlegen. »Bin nicht so der Diättyp. Ist mir echt zu blöd, die Kalorienzählerei.« Verdammter Lügner, verdammter.

GUT ZU WISSEN

Warum wird man(n) überhaupt dick?

In der kalten Jahreszeit finden Tiere in freier Wildbahn viel weniger Futter. Bären, Robben und andere Tiere futtern sich deshalb im Herbst ein Fettpolster an, von dem sie im Winter zehren. Um sich möglichst effektiv eine Wampe anzufressen, bevorzugen sie fett- und zuckerreiche Nahrung: Wildkaninchen beispielsweise mümmeln Hülsenfrüchte, Gemüse und Obst, Eichhörnchen verputzen Nüsse und Waldfrüchte. Im Gegensatz zu den Tieren muss sich die Gattung Mensch keine dicke Speckschicht zulegen, um in der Kälte zu überleben. Dazu gibt es Daunenjacken, Heizung und Federbetten. Trotzdem essen wir das ganze Jahr über Lebensmittel, mit denen wir »Winterspeck« ansetzen - nämlich alles, was große Mengen an Fett und Zucker enthält: Gummibärchen, Pizza, Cola, Bier, Schinkenbaguette, Sahnenudeln, Chips oder Kuchen. Das Rezept zum Dickwerden ist einfach: zu viel Zucker + zu viel Fett = zu dick. Denn der Zucker bewirkt, dass die Bauchspeicheldrüse Insulin ausschüttet. Das ist das »Go«-Zeichen für die Körperzellen, den Zucker einzulagern und weiterzuverarbeiten. Das Üble: Auch die Fettzellen bekommen einen Befehl: Fett einlagern! Diese Depots werden als »Hüftgold« bei Frauen und als »Plauze« bei Männern sichtbar.

Diät, nein danke: Wie »artgerechtes« Abspecken funktioniert

Wie rückt man dem menschlichen »Winterspeck« am besten zu Leibe? Können Hollywood, Atkins oder Diätdrinkpulver beim Abnehmen tatsächlich helfen? Nicht auf wirklich gesunde Weise. Tagelang nur dünne Suppe schlürfen, Grünzeug mümmeln, Reis reinschaufeln, an Eiweißdrinks saugen oder jede Menge Fleisch vertilgen – das wird in der Ernährungswissenschaft als »einseitige Ernährung« bezeichnet. Und die ist auf Dauer schädlich für den Körper, weil er nicht mit allen Nährstoffen versorgt wird, die er braucht.

Mal sind bestimmte Lebensmittel wie Vollkornbrot, Obst und Gemüse verboten oder nur in bestimmten Mengen erlaubt. Das macht weder Spaß noch dauerhaft dünner. Bei den meisten Diäten werden Wunder versprochen, die nicht gehalten werden. Im ursprünglichen Sinn bedeutet der Begriff »Diät« auch keineswegs, als fettes Versuchskaninchen für nicht artgerechte Futterexperimente herzuhalten. Das aus dem Griechischen »diaita« entlehnte Wort heißt so viel wie »Lebensweise«. Durch Hippokrates, den berühmten griechischen Arzt des Altertums, wurde das Wort »Diät« als Umschreibung der Ernährungslehre geprägt. Und genau darum geht es auch: Nur wer seine alten Essgewohnheiten gegen eine neue »Lebensweise« eintauscht, der wird mit Erfolg abnehmen und dauerhaft sein Gewicht halten können. Dieser Tausch funktioniert nicht von jetzt auf gleich, sondern vollzieht sich in mehreren Schritten:

- Sie haben Ihr zulässiges Gesamtgewicht überschritten, aber auch die Einsicht gewonnen, etwas daran zu ändern und sich von alten Gewohnheiten zu verabschieden.
- Sie finden eine passende Systemlösung und erarbeiten eine persönliche Betriebsanleitung dazu, gemeinsam mit einem Ernährungsberater, einem Arzt Ihres Vertrauens, einer Diätgruppe oder eines seriösen Abspeckratgebers.

- Das Gefühl schleicht sich ein, dass man sich nicht mehr wie gewohnt verhält, was aber auch nicht schadet. Im Gegenteil: Die ersten Pfunde schmelzen!
- Sie entdecken neue Horizonte und probieren mutig Essbares wie Gemüse, Salat, Naturjoghurt und Früchte.
- Sie haben das Gefühl, sich langsam an den neuen Essmodus zu gewöhnen und gar nicht mehr groß darüber nachdenken zu müssen. Die Sache läuft rund.
- Stabilisierungsphase: Das neue Verhalten wird langsam zur Gewohnheit, bessere Laune, ein gutes Körpergefühl und mehr Lebensqualität stellen sich ein. Sie könnten Ihre Freizeithemden jetzt wieder in der Hose tragen.

Warnung: Je nach Typ verlaufen diese Phasen intensiver oder detaillierter, langsamer oder schneller. Zwischendrin lauern diverse Krisenphasen mit Magenknurren, Hungerattacken und dem spontanen Vorsatz, alles hinzuschmeißen. Doch diese Phasen lassen sich mit Verstand, Gelassenheit und einigen hilfreichen Tricks meistern. Geben Sie sich Zeit! Sinnvolles Abnehmen hat nämlich nichts mit Bestrafung, Verboten oder Selbstverzicht zu tun. Im Gegenteil: Die Lieblingsspeise oder das Belohnungsbier sind nicht verboten. Begehrte Ressourcen werden nur ein wenig knapper.

Kantinenessen hat's in sich!

Vorspeise, Hauptgericht mit »Sättigungsbeilage« - Kartoffeln, Nudeln oder Reis - und Dessert. Dieses Trio ist in vielen Betriebskantinen ein gern gegessener Klassiker. Schön billig, weil vom Arbeitgeber bezuschusst, und schön nahrhaft: Auf dem Tablett landet die obligatorische Tagessuppe, der Hackbraten mit Pilzrahm, paniertes Fischfilet mit Remoulade, Leipziger Allerlei und Bratkartoffeln, Currywurst mit reichlich Sauce oder das Wiener Schnitzel mit Pommes - und das Schälchen Fertigpudding mit vanilleähnlichem Geschmack. Keine kulinarische Offenbarung, aber routinemäßig wird alles aufgegessen beim Small Talk mit den Tischnachbarn. Dient der Gang zur Kantine doch auch zum abteilungsübergreifenden Informationsaustausch und zur Observation, wer sich mit wem zum Essen trifft. Doch Vorsicht: Neben den neuesten Erkenntnissen und Gerüchten inhaliert man auch Geschmacksverstärker, Binde- und Verdickungsmittel - sowie jede Menge Kohlenhydrate, Zucker und Fett. »All inclusive« kommen jeden Mittag locker über 1000 Kalorien zusammen. Nach den Richtlinien der Deutschen Gesellschaft für Ernährung (DGE) aber sollte das Mittagessen für Menschen, die vor allem eine sitzende Tätigkeit ausüben, nur 650 bis 850 Kalorien betragen. Das entspricht einem Drittel des empfohlenen Tagesbedarfs von Büromenschen. Selbst in guten Kantinen mit vernünftigem, fettarm zubereitetem Angebot kann die Zahl der Gänge, das Eis und der Kuchen zum Espresso diese Kalorienzahl satt erhöhen. Wer zusätzlich noch diverse Knabbereien vertilgt und abends noch mal kräftig reinhaut, sprengt den Rahmen völlig. Die Folge: Eine stetige, aber vermeidbare Gewichtszunahme.

Die einfachste Lösung auf die Schnelle: Vorspeise und Dessert weglassen, es sei denn, es handelt sich um Salat und frisches Obst. Das Hauptgericht nicht mit fettigen, sahnigen Saucen zukleistern, Panade und Frittiertes meiden, bei Fisch oder Fleisch lieber die »Natur«-Variante wählen. Bei frischem Gemüse als Beilage reichlich zugreifen. Sättigungsbeilagen wie Nudeln, Reis oder Kartoffeln sind okay, wenn sie nicht in Fett ertrinken und im Übermaß aufgeschaufelt werden. Wer nicht ohne Pommes, Bratkartoffeln und Rösti leben kann, kann sich ab und zu eine Bonsaiportion gönnen. Wenn der Hunger groß ist und ein Salatbüfett vorhanden ist, als Vorspeise einen Teller mit grünem Salat, Tomaten und Gurken zusammenstellen. Kein Fertigdressing drüberkippen, sondern selbst mit Essig und Öl anrichten.

In der Kantine von Klaus wird ein umfangreiches Büfett mit frischen Salaten angeboten und auch die Möglichkeit bei Hauptgerichten eine halbe Portion zu wählen. Steht also mal Klaus' Lieblingsgericht auf dem Speiseplan, Spaghetti mit Bolognese-Sauce, muss er nicht Verzicht üben, sondern kann sich mit der »FDH«-Variante belohnen. Mit dieser simplen Strategie für den Kantinenalltag fällt man als Abspecker weniger auf, als wenn man eingetupperte Schmalkost von zu Hause mitbringt oder ausschließlich Grünzeug in sich hineinmümmelt.

Fressfalle Büro!

Zucker für die Nerven, Kakao für die Seele, Gummibärchen fürs Meeting und Schinkenbaguette gegen den Hunger. Eis, Kuchen, Schokolade und Brötchen für die Kollegen. In vielen Büros gehört Snacken während der Arbeit einfach dazu. Schalen mit Süßigkeiten werden von wohlmeinenden Kolleginnen täglich nachgefüllt, Schokodepots in Schubladen gerne großzügig geteilt. Bei so viel Nettigkeit fällt es schwer, »nein« zu sagen. Auch wenn man eben erst aus der Kantine kommt. Doch wenn die Esserei zwischendurch zur Gewohnheit wird, macht das auf Dauer dick. Denn wer sich auf etwas anderes konzentriert, zum Beispiel auf Excel-Tabellen am Bildschirm oder Vertragsunterlagen, registriert gar nicht, wie oft er in die Gummibärchentüte greift. Die Naschereien sind ruck, zuck verdrückt. Man isst meist mehr, als man eigentlich wollte. Auch im Gehen zu essen oder während des Autofahrens ist keine gute Idee.

Wichtig: »Essfreie« Zeit für den Körper

Beim ständigen Snacken geht es aber nicht nur um die unkontrollierte Kalorienzufuhr, sondern auch darum, dass das natürliche Sättigungs- und Hungergefühl verlorengeht. Denn nach einer Mahlzeit braucht der Körper mindestens drei Stunden Esspause. Das gibt dem Organismus die nötige Zeit, um sich auf den »Hungerstoffwechsel« einzustellen und aufgenommene Nahrung mit Hilfe von rund zwei Litern konzentrierter Magensäure und Enzymen in verwertbare Bestandteile zu verarbeiten. Danach stellt sich wieder ein natürliches Hungergefühl ein. »Dauersnacker« haben jedoch meist das Gefühl, selten richtig satt zu sein. Denn sie können nicht mehr unterscheiden zwischen echtem Hungergefühl und Appetit, also Essen aus Gewohnheit oder Langeweile. Deshalb ist es sinnvoll, einige Stunden ganz ohne Naschereien und zuckerhaltige Getränke auszukommen. So lässt sich das »echte« Hungergefühl wieder aufspüren. Ein »Bärenhunger« fühlt sich übrigens so an, dass man auch ein trockenes Brötchen anstelle von Schokoriegeln oder Schinkenbaguette futtern könnte. Hauptsache, die Beute füllt den Magen.

Stunde der Abrechnung

Heute ist Donnerstag. Es ist der Tag, an dem ich gesund werden will. Ich habe den Termin bei der Ernährungsberatung. Doch heute ist Meeting-Marathon. Rein in die Besprechung, wieder raus und rein in die nächste Sitzung. Das Mittagessen wird zur erweiterten Krisenintervention, die Zeit rast. Mein Termin ist um 17 Uhr. Ich muss früh das Schlachtfeld verlassen oder absagen. In den Meetings geht es mal wieder um Verträge, sehr viel Geld und noch mehr Ärger mit anderen Abteilungen. Zwischendrin Strategieabsprachen an der Kaffeetheke, Lageeinschätzungen der Wortführer und Präsentationscheck beim Aufzugfahren. Ich muss los. Wir sitzen. Reden. Debattieren. Locken den Feind. Funktioniert nicht. Also verwerfen. Streiten. Beschwichtigen. Ich muss los. Mein Chef ergreift das Wort, betont weitschweifig die übergeordnete strategische Bedeutung der IT-Effizienz für den Vorstand. Er will Zeit gewinnen. Seine Wurmsätze schlängeln und schleichen über den nussbaumbraunen Konferenztisch. Wir alle, gemeinsame Ziele, Effizienzrevolution, Quick Wins und Potentiale heben. Das volle Programm. Und ich muss los. In meiner Hand liegt das Handy. Dann werde ich halt erst nächste Woche wieder gesund. Ich muss absagen. Meine Hand öffnet das Handy, der Daumen bewegt das Menü zu den »Gewählten Nummern«. Mein Chef sieht mich an, ein Nebel von beeindruckend wichtigen Argumenten zieht vorüber. Ich nicke. Meine Hand klickt durch die gewählten Nummern. Wo ist nur die Nummer dieser Ernährungstante? Warum ist die nicht drin? In Windeseile klicke ich die Liste rauf und runter. Der Chef-Nebel nähert sich wieder. Ich nicke und verenge meine Augen, damit es konzentriert wirkt.

Der Blick zieht weiter. Dann der Blitz der Erinnerung. Ich hatte die Beraterin doch von meinem dicken grauen Telefon am Schreibtisch aus übers Festnetz angerufen! Ich habe keine Nummer von ihr. Mistmistmist! Mein Arm lässt das Handy sinken, kraftlos, mutlos. Die Uhr zeigt halb fünf. Kaum noch zu schaffen. Ich kann nicht absagen, weil ich ihre Telefonnummer nicht habe. Dann sage ich halt nicht ab. Was soll ich ihr auch sagen? Na ja, keine Zeit, hatte ein ganz wichtiges Meeting. Echt glaubwürdig. Die Wahrheit ist manchmal so blöd, dass sie nicht mal als Ausrede taugt.

Doch plötzlich ist Stille am Tisch. Alle klicken auf ihren PDAs und Notebooks herum. »Den Folgetermin könnten wir am 14. Dezember machen. Dann haben wir auch die Infos, was London plant«, sagt mein Chef. »Ich lasse die Einladung in Ihre Kalender einstellen, vielen Dank für heute.« Ich schnappe meine Sachen und stürme aus dem Raum. Ein stechender Schmerz schießt aus dem Rücken direkt ins Hirn. Ich hole kurz Luft. Keine Zeit für so was. Ab in den Aufzug, und keine zwei Minuten später fahren mein alter BMW und ich Richtung Ernährungsberatung.

Es geht schleppend voran, jede Ampel steht auf Rot. Ernährungsberatung. Ich habe keine Ahnung, was da läuft. Nicht mal eine Idee. Das macht mich ein wenig skeptisch. Vielleicht werde ich von einer krauslockigen Hippiefrau empfangen, die ayurvedischen Tee serviert und im Schneidersitz erzählt, dass alles gut wird, wenn meine kosmische Energiebalance wieder im Einklang ist? Wenn ich ab jetzt nur noch Tofu, Getreidebrei und Sojakeime essen darf? Und rohe Karotten zum Frühstück? Vielleicht trägt sie einen weißen Kittel, schaut mich streng über den Rand ihrer Brille an und sagt zur Begrüßung: »Aha, der Herr Weiß. Na, dann wollen wir mal.« Ich fühle mich angespannt. Mittlerweile bin ich in ein Wohnviertel eingebogen, das Wohlstand ausstrahlt: weiße Reihenhäuser mit Solarkollektoren auf dem energieeffizienten Dach, Terrassen mit Teakholzmöbeln, Gärten mit Trampolinen und großen alten Bäumen drin. Ich muss nicht mal einen Parkplatz suchen.

»Kirsten Krämer – Ernährungsberatung« steht in blauen, modernen Lettern auf einem fleckfrei polierten Schild aus Acrylglas an einem großzügigen, neuen Haus. Scheint ja ein gutes Geschäft zu sein, diese Ernährungsberatung. Ich klingele. Sekunden später öffnet sich die Tür, und eine Frau meiner Altersklasse streckt mir freundlich die Hand entgegen. Sie hat lange, braune Haare, trägt Jeans, ein T-Shirt mit filigraner Kette und eine randlose Brille. Schlank, aber nicht schmal. »Hallo, ich bin Kirsten Krämer«, sagt sie. Wir reichen uns die Hand. »Dann kommen Sie mal rein.« Ich atme auf. Kein Gesundheitskräutertee. Keine energetischen Ganzheitlichkeitskonzepte. So, wie sie aussieht, bestimmt nicht. Aber abwarten. Sie federt voran, ich dackele hinterher. Wir gehen hinein. Drinnen öffnet sich ein enger Flur, der zu einer Tür am anderen Ende führt. Ich muss sofort an die Sicherheitsschleusen am Flughafen denken. Ich durchlaufe nun die Kalorienkontrolle, schießt es mir durch den Kopf. Aktentasche bitte abstellen und öffnen. Aha, Süßgetränke. Mitführen ist nicht erlaubt. Gummibärchen! Mitführen ist nicht erlaubt. Schokolade! Mitführen ist nicht erlaubt. Nun bitte die Hosen- und Jackettaschen leeren. Die Süßwaren rechts in die Kunststoffschale legen. Hände nach oben. Ich werde abgetastet. Keine weiteren Kalorien. Die Waren müssen Sie bitte zurücklassen. Danke für Ihr Verständnis, weitergehen.

Ich erreiche ihre helle, große Praxis, die sich hinter der Tür verbirgt. Sie deutet auf ein orangefarbenes Sofa. »Nehmen Sie doch Platz. Kaffee?« Die Dame wird mir sofort sympathisch. »Sehr gern, danke«, sage ich. »Was führt Sie zu mir?«, fragt sie und stellt eine gut gefüllte Tasse vor mich auf den Glastisch. Ich berichte knapp von meinem Gewicht, meinem Vorhaben, dem Arztbesuch, der Diagnose. Ich lehne mich zurück und erwarte ihren Vortrag, was zu tun ist. Doch es kommt anders:

»Wie geht's Ihnen denn?«, fragt sie. »Oh, ganz gut, nur ein bisschen zu fett.« Sie lächelt. »Wieso kommen Sie nun zu mir?« Ich berichte von den Telefonaten, der Empfehlung der Freundin und dem Drängen der Damen. »Haben Sie Beschwerden?« Ich denke kurz nach. Sind gelegentliche Rückenschmerzen dokumentationspflichtige Beschwerden? Irgendwie wohl schon. Also gut. »Im Rücken zieht's manchmal, aber nur selten, und es geht meistens gleich wieder vorbei. Gilt das?« Sie nickt und schreibt. »Und sonst?« Ich beichte mein kleines Schwitzproblem. Ist zwar keine lupenreine medizinische Beschwerde, aber so was will sie sicher hören. Sie schreibt es auf. Egal, jetzt kommt's eh nicht mehr drauf an, beschließe ich und beichte auch mein kleines Problem, ziemlich schnell außer Atem zu sein. Sie fragt weiter, ich antworte.

»Mir wäre es wichtig, dass ich keine Diät verordnet bekomme«, werfe ich ein, um zu sehen, wie sie reagiert, »da habe ich schlechte Erfahrungen gemacht.« »Sie werden mit einer Diät nicht sinnvoll abnehmen, und verordnen kann ich ohnehin nichts. Ich kann Ihnen ein Vorgehen empfehlen, kann Sie begleiten und unterstützen. Den Rest machen Sie dann selbst. Ach ja: Wie viel Kilo dachten Sie denn abzunehmen?« Oha, gefährliche Frage. Jetzt ganz locker bleiben, Alter. Sie wird mich festnageln, verhaften und auf Wasser und Brot setzen. Bis ich genau das auf die Waage bringe. Andererseits: Mache ich auf lässig und rede was von fünf Pfund, wird sie es lässig vom Tisch wischen und selbst das Ziel vorgeben. Zack! Und ich hab den Stress an der Backe. Mein Chef macht's genauso, die alte Ratte. Ich sitze in der Falle. Sie legt den Kopf etwas schräg, schaut mich an. »Haben Sie eine Vorstellung, eine Idee von einem Gewicht, mit dem Sie sich wohl fühlen würden?« Ich entscheide mich für den Generalangriff. Du hast keine Chance, also nutze sie. Abnehmen muss ich ohnehin selbst, und Überstunden kann man dabei ja nicht verordnen. Also Ehrgeiz und Motivation zeigen. Musterschüler sind hier sicher gern gesehen. Im schlimmsten Falle mache ich auf depressiv und handele sie runter. »Früher, als ich noch Taekwondo betrieben habe, lag ich immer so um die 80 Kilo. Das wäre perfekt, wenn ich da wieder wäre.« Ihr Lächeln verrät nichts, sie schreibt. »Ob wir da wieder hinkommen, bin ich nicht ganz sicher. Wir reden ja über eine Ernährungsumstellung und nicht darüber, wie Sie ganz schnell wieder auf Kampfgewicht kommen.« Nicht? Schade eigentlich. »Lassen Sie uns das ganz langsam und schrittweise angehen. Wenn Sie erst um die hundert Kilo sind, sehen Sie, wie Sie sich damit fühlen. Dann sehen wir in Ruhe weiter.« Das ist mal eine Ansage. Die Damen hatten also recht. 30 Kilo plus x. Zwei Silben beruhigen mich ein wenig. »Lang-sam«. Keine klare Zeitvorgabe. Mein Chef braucht seine Ergebnisse spätestens in zwei Wochen. »Langsam« meint gemächlich, mit Ruhe, ohne Zeitdruck. Ich bin irritiert. Keine Nachverhandlung? Keine weiteren Vorgaben?

»Warum wollen Sie denn eigentlich abnehmen, Sie persönlich?« »Ich bin zu fett«, sage ich und muss lachen. Sie lacht auch und schaut mich erwartungsvoll an. »Also gut. Das Schwitzen geht mir echt auf den Zeiger, der Blutdruck ist zu hoch, medizinisch betrachtet bin ich krank, und außerdem mault meine Frau, wann immer es thematisch reinpasst. Also mindestens einmal am Tag. Im Büro brauche ich Ersatzhemden, außerdem dauernd teure neue Anzüge, und ich habe den fatalen Eindruck, dass im Meeting gute Argumente von Dicken weniger gut sind als die von den Sportskanonen. Reicht das?« Sie sagt nichts und schreibt.

»Waren Sie schon beim Arzt zum Check-up? Das ist die Voraussetzung, damit ich eine Analyse ausarbeiten kann.« Ich überreiche ihr die Papiere mit meinen Werten. Sie studiert aufmerksam die Daten, ich trinke Kaffee und sehe ihr zu. »Der Blutdruck ist ziemlich hoch, das ist nicht gut. Das erhöht das Herzinfarkt- und Schlaganfallrisiko ziemlich drastisch, in Kombination mit Ihrem Gewicht können sich außerdem sehr schnell neue Komplikationen ergeben. Nehmen Sie Medikamente?« »Ja, Tabletten«, sage ich leise und schaue hinaus ins Grün des Gartens. Aha, da können sich Komplikationen ergeben. So ist das. Anders gesagt: Rollstuhl, Pflegefall, Holzkiste. An meinem Grab sagt der Pfarrer zum Abschied: Es hatten sich neue Komplikationen ergeben. Ein Schluck Kaffee lenkt ab. Gott sei Dank.

Doch die Sache läuft ganz rund. Ein bequemes Sofa mit Gartenblick, Kaffee, ein angenehmes Gespräch, keine Verordnungen, kein Stress, keine Diät. So kommen wir voran. Ich beginne nun mit meinem wichtigsten internen Test, um herauszufinden, was sie drauf hat. Da ich ja schon einige Diäten – wenngleich gnadenlos erfolglos – hinter mich gebracht habe, ist doch einiges Hintergrundwissen im Langzeitgedächtnis geblieben. Sie fragt nun nach meinen Essgewohnheiten, wann ich was wo wie auf welche Weise esse. Da gibt es einiges zu berichten. Ich streue mein Wissen beim Antworten dezent in Halbsätzen ein, frage nach Details. Eiweiße, Kalorien, Zuckertransport, Fettverbrennung. Professorenblick, perfektes Fachvokabeltraining und Motivationsrhetorik bringen mich ja beim Abnehmen nicht weiter. Also Butter bei die Fische. Stopp. Butter geht gar nicht mehr. Fettarmer Joghurt bei die Fische? Besser. Wenn sie was kann, bin ich dabei. Wir reden zehn Minuten, ich teste weiter, und sie macht einfach keinen Fehler. Und sie ist nett. Also gut, Frau Beraterin, ich bin dabei.

Nun will sie wissen, wie und wie oft ich mich bewege. Täglich, auf zwei Beinen – wie soll ich sonst aus dem Bett kommen, hätte ich fast geantwortet. Ich entschließe mich kurzfristig anders und berichte detailliert von meinen Hanteltrainingseinheiten, von den Vorteilen des Kreuzhebens im Vergleich zu Kraftmaschinen, von meinen Muskelaufbauplänen, meiner gut gepflegten Kurzhantelsammlung und den Erfahrungen damit. Ich beschreibe den komplexen Aufbau meiner

Trainingseinheiten, ihre Veränderungen über die Monate, die Erfolge und Misserfolge. Endlich mal ein Thema, mit dem ich mich gut auskenne. Unvermittelt fragt sie, ob ich joggen gehe. Die Frage der Fragen. Sehe ich so aus? Für das Geld, das man für Laufschuhe und das nötige schicke Outfit hinlegt, kriege ich bei eBay das Eisen für ein ganzes Fitnessstudio. Laufen? Schwachsinn! »Nein, derzeit gehe ich nicht laufen«, sage ich kühl, »das ist nicht so mein bevorzugter Sport.« Sie notiert es.

»Ich möchte Sie bitten, bis zum nächsten Mal eine Hausaufgabe zu erledigen. Ich gebe Ihnen einige Protokollformulare mit, und darin schreiben Sie die kommenden sieben Tage auf, zu welcher Uhrzeit Sie was genau essen und trinken. Auch wo Sie essen.« Ich sehe ein Buch in Stärke des einbändigen Brockhaus vor mir. Selbst geschrieben. »Außerdem bitte ich Sie, ein Bewegungsprotokoll auf die gleiche Weise zu führen. Denn erst aus diesen Daten kann ich die Ernährungsumstellung ausarbeiten. Es gibt keine festen Programme oder Muster zum Abnehmen. Deswegen scheitern ja so viele Diäten, die man in Zeitschriften findet. Jeder Mensch reagiert anders, und was bei anderen niemals funktionieren würde, ist für Sie womöglich perfekt.« Ich bin entlassen. Wir durchlaufen die Kalorienschleuse nach draußen. Sie drückt mir kräftig die Hand. Nicht schlecht. »Dann bis kommende Woche.«

Als ich wieder in meinem guten, alten BMW sitze, lasse ich das Fenster herunter und zünde eine Zigarette an. Ich ziehe tief daran und schnippe die Asche hinaus in die gute Wohngegend. Mir schwant, dass nun einiges anders werden wird. Wie? Keine Ahnung. Ich bin jetzt nicht zum Sinnieren aufgelegt. Der Tag war hart genug, also ab nach Hause. Ich muss der Queen und Queen Mum Bericht erstatten. Zu Hause sitzen die beiden auf dem Sofa, als hätten sie gewartet. Haben sie wahrscheinlich auch. »Und, wie lief's denn?«, rufen sie im Duett mit erwartungsvollem Ton, »Was musst du tun? Was sollst du essen?« Ich lasse mich in meinen braunen Lieblingssessel fallen, nehme einen tiefen Schluck Mineralwasser aus der Flasche auf dem Tisch und berichte. »Was ich essen darf? Da hat sie nichts gesagt. Ich soll nur dieses Protokoll genau ausfüllen.« Die Damen schauen irritiert. »Und wie nimmt man da ab?«, fragt die Kleine. »Ist ja echt 'ne komische Diät.« »Das kommt bestimmt noch«, sage ich, »daraus will sie eine Analyse machen, damit sie weiß, was für mich das Richtige ist.« Die beiden schauen erleichtert. »Also eine ganz spezielle Diät für dich?« »Irgendwie so was«, sage ich müde. »Wann gibt's eigentlich Abendessen? Ich habe ganz schön Hunger.«

GUT ZU WISSEN

Individuelle Systemlösung

Es gibt keine festen Programme oder Muster zum Abnehmen - und auch keine »Erfolgsdiät«, obwohl man bei Google dazu rund 8000 Einträge findet. Was also tun? Jeder Mensch, und damit auch jeder Mann, ist einzigartig. Deshalb bietet sich eine maßgeschneiderte Systemlösung an. Zu x-beliebigen Abspeckratgebern aus dem Buchhandel zu greifen, schafft meist nur Frust. Wer sich stattdessen einen spannenden Thriller oder einen Börsenratgeber kauft, legt das Geld sinnvoller an. Denn damit lässt sich die Wartezeit beim ärztlichen Gesundheits-Check kultiviert verkürzen. Der stand ja an erster Stelle bei Klaus. So konnte der Arzt ermitteln, ob Risikofaktoren für Krankheiten vorliegen, und genauer einschätzen, wie viel Klaus abnehmen sollte. All diese Ergebnisse sind wichtige Grundlagen für eine individuell abgestimmte Ernährungsberatung.

Warum ist aber eine Ernährungsberatung angebracht? Ein

Ernährungsberater oder eine -beraterin ist eine unbestechliche, unabhängige und fachkundige Instanz. Familie, Freunde und Kollegen sind leider meist keine große Unterstützung beim Abspecken. Gutgemeinte oder schonungslose Ansagen wie »Bleib ruhig so, wie du bist, mein großes Dickerchen!« oder »Vergiss es, das hältst du eh nicht durch!«, bieten wenig Motivation. Wer auf öffentliches Schauwiegen und Abspecken im Rudel steht, kann auch eine örtliche Diätgruppe aufsuchen. Doch im Fall von Klaus erwies sich die individuelle Ernährungsberatung als sinnvollste Hilfe, um abzuspecken und im Anschluss dauerhaft das Gewicht zu halten.

Übrigens darf ein niedergelassener Arzt keine kommerzielle Diät- und Ernährungsberatung betreiben oder Diätpülverchen verkaufen. Der Hausarzt kann aber seinen übergewichtigen Patienten an eine Ernährungsberatung überweisen. Die Kosten für eine solche Beratung werden bei einer Überweisung durch den Arzt, etwa aufgrund von chronischen Rückenschmerzen, Bluthochdruck, Diabetes Typ II oder Adipositas, von der Krankenkasse bezuschusst – je nach Fall und Kassenleistung zwischen 30 und 85 Prozent. Voraussetzung ist, dass man einen qualifizierten Ernährungsberater aufsucht: Er sollte Mitglied im Verband der Oecotrophologen (VDOE) oder Diätassistenten (VDD) sein. Ein seriöser Ernährungsberater oder eine -beraterin zeichnet sich auch dadurch aus, dass sie bei ihrer Beratung gesundheitliche Faktoren, Energiebilanz und Nährstoffverarbeitung ebenso berücksichtigen wie die Lebenseinstellung des Klienten, mögliche Stressfaktoren, berufliche Situation, Bewegungs- und Essgewohnheiten sowie das soziale Umfeld.

Schwarz auf weiß: Das Ernährungsprotokoll

»Ich bin dick«, ist noch kein Grund zum Abspecken, wenn keine medizinische Notwendigkeit besteht. Auch Dicke können sich mit ihrer Leibesfülle wohl fühlen, selbstbewusst und attraktiv, fit und beweglich sein. Doch wenn der seelische Leidensdruck zu groß wird und das Übergewicht gesundheitliche Risiken und Beschwerden mit sich bringt, ist es höchste Zeit, etwas zu tun. Ein Ernährungsberater bietet dabei eine individuelle Unterstützung und ist ein wichtiger Motivator. Doch das Abnehmen kann man sich nicht von ihm abnehmen lassen! Die Pfunde purzeln nicht während, sondern zwischen den Beratungsstunden. Dazu braucht man Selbstmotivation, Disziplin und realistische Ziele.

Gespräche und Vertrauen sind gut, Kontrolle ist besser: Das weiß auch ein seriöser Ernährungsberater. Die erste Hausaufgabe ist daher das Ernährungsprotokoll. Darin notiert der Klient über mehrere Wochen, was, wie viel und wann er täglich etwas isst. Dazu zählen auch »Kleinigkeiten« wie der winzige Schokoriegel, das halbe Bierchen und die paar Salzbrezeln, die appetitlich in der Tüte rascheln. Denn nur so verschafft man sich einen nüchternen Überblick und hebelt das meistgehörte Dickerchen-Argument aus: »Ich esse doch gar nicht so viel.« Und man kapiert schnell: Tricksen und Bagatellisieren lohnen sich nicht. Doch keine Panik, es folgt weder ein Leistungsgespräch noch ein Rapport beim Chef. Das Essprotokoll, in der Regel mit einem Bewegungsprotokoll gekoppelt, bleibt unbenotet. Es macht lediglich das persönliche Essverhalten und das damit einhergehende Verhaltensmuster schwarz auf weiß sichtbar. Die Fakten kommen auf den Tisch. Das ist die Voraussetzung, um eine individuell abgestimmte Betriebsanleitung zum Abspecken zu erarbeiten.

Reality-Check: Was ist mir das Abspecken wert?

»Meine Frau schickt mich, sie hält mich für zu dick«, »Mein Arzt meint, ich müsste mal 30 Kilo abnehmen«. Solche Ausgangslagen sind die denkbar schlechtesten, um seinen Speck wegzukriegen. Denn Leute, die eine Ernährungsberatung aufsuchen, ohne selbst die Einsicht und den Willen zu haben, etwas für sich zu tun, brechen die Beratung meist sehr schnell wieder ab. Doch Einsicht allein reicht nicht aus: Wer sich entschlossen hat, abzunehmen, der braucht realistische Ziele. Das wirft essentielle Fragen auf: Warum lohnt sich das Abspecken für mich? Welche Dinge sind es wert, dass ich mich auf diese abenteuerliche Mission einlasse? Was soll sich künftig ändern? In welchen Schritten ist das Ziel für mich erreichbar? Klaus zum Beispiel will nicht mehr dauernd teure Anzüge kaufen, keine Ersatzhemden im Büro bunkern müssen, weil er durch seine Leibesfülle so schnell ins Schwitzen kommt. Und er glaubt, dass seine guten Argumente bei weniger Körperumfang beim Chef und den Kollegen mehr Gehör finden, dass man ihn ernst nimmt. Nur wer wirklich motiviert ist und weiß, warum es sich lohnt, die alten Gewohnheiten und Bequemlichkeiten über Bord zu werfen, der meistert auch Frustphasen und Durststrecken leichter.

Das Geheimnis der grünen Pyramide

Am nächsten Morgen verlasse ich früh das Haus. Es ist Freitag, der allseits beliebte Meetingtag. Das heißt: Termine, Termine. Was sonst? Aber anders als sonst befindet sich in meiner Tasche ein kleiner Stapel Protokolle im praktischen DIN-A4-Format. Kein Bissen ohne Notiz mehr! Ich habe nun eine Dokumentationspflicht akribisch zu erfüllen. Der erste Eintrag lautet: »6.30 h: Ein großer Becher Kaffee mit Milch. Sehr heiß.« Der zweite lautet: »6:40 h: Ein Kaugummi, Pfefferminz-Geschmack.« Ich überlege, wie ich im Meeting unbemerkt meine Liste führen könnte. Da werden schließlich, besonders wenn unser Team mal ganz unter sich ist, tütenweise Kekse auf Kosten des Hauses vertilgt, wird Kaffee in größerer Menge verarbeitet und das eine oder andere Gummibärchen ist auch schnelle Beute für die Meute. Kann ich mir das alles merken? Wann genau? Wie viel? Kann ich nicht. Also kauen und gleichzeitig schreiben. Nur: Lege ich meine Liste auf den Tisch, glotzt garantiert einer der Jungs drauf. Die blöden Sprüche brauche ich aber nicht. Mein Bauch gehört schließlich mir. Es ist saufrüh, sackfinster, eiskalt, und ich stehe im Morgenstau und denke darüber nach, wie ich meine Nahrungsaufnahmedokumentation diskret organisiere. Na, so fängt der Tag ja spitze an! Ich zünde mir eine Zigarette an, lasse den BMW ein paar Meter vorwärts rollen und denke. Ich könnte ein Formular auf die Hälfte mit dem Kopierer verkleinern und einfach in den Zeitplaner legen? Nicht schlecht. Nur kann ich meine Sauklaue in dieser Ameisengröße schon eine Stunde später nicht mehr lesen. Also doch nicht gut. Plan B: Ich mache auf wichtig, das geht immer. Also nehme ich einen Stapel Verträge, Powerpoint-Ausdrucke und Projekt-

Dokumentationen mit, staple sie demonstrativ vor mir auf dem Tisch und lasse das Formular diskret darin verschwinden. Wenn ich was knabbere, schaue ich mal kurz ganz wichtig in die Runde, sehe ein Detail in den Unterlagen nach und mache eine Notiz. Aber – eben in mein Fressformular! Ha! Das könnte klappen. Ich fahre in die noch leere Tiefgarage und treffe auf dem Weg zum Aufzug den Kollegen Halbender. »Moim, smmmry, hb dn Mumd voll«, nuschelt er mir zu, während er noch mal beherzt in seine Quarktasche beißt. Die Krümel verleihen seinem dunklen, teuren Wintermantel eine interessante Struktur. Im Aufzug kann er wieder frei sprechen. »Verdammt, der Stau hat sich heute ziemlich schnell aufgelöst. Dachte, ich könnte wenigstens in Ruhe zu Ende frühstücken. Hab nicht mal das Stückchen runtergekriegt, schon geht das Tiefgaragentor auf.« »Hm, bei mir zählt morgens auch jede Minute. Ein Kaffee zum Wachwerden, eine Zigarette für die Sucht, und ab geht's. Das muss reichen.« Wir nicken uns freundlich zu, ich verlasse den Aufzug. Das Büro ist noch fast leer, es ist angenehm ruhig. »Kaffee! Ich brauche Kaffee«, schreit es in meinem Hirn. Ruhig Blut, denke ich und ziehe den Mantel aus, hänge ihn in verschwenderischer Breite an die noch freie Garderobe, schnappe meinen Becher und tappe zur Kaffeemaschine. Es blubbert, hurra, noch Milch drauf. Der erste Schluck rinnt heiß den Gaumen entlang. Wunderbar! Da ruft die Pflicht: Aaaachtung, Fressdokumentation! Ein schneller, genauer Blick auf die Uhr: 7.11 h. Ich prüfe den Becher: mittelgroß. Milchmenge: ein Viertel des Volumens. Zurück am Schreibtisch ziehe ich das Formular aus dem Stapel und schreibe präzise: 7.11 h: Kaffee, stark, mittelgroßer Becher, gut gefüllt, mit Milch.«

So zieht sich der Tag mit Telefonieren, Mailen, Schreiben, Knabbern, Uhrblick und Notieren. Es ist Mittagessenszeit, das Blatt füllt sich. Hier ein Keks, da zwei Drops, hier ein Kaffee. Nach dem Kantinengang ziehe ich das Formular und schreibe:

»Eine Suppe. Weißbrot. Schnitzel, eine Schöpfkelle Jägersauce, Bratkartoffeln (mit Speck), ein Eis Marke …« »Hey, was führst du denn da für geile Listen? Der PC wurde doch erfunden, damit du die nicht mehr rumschleppen musst! Ist ja richtig retro, ganz wie früher.« Ich schaue nach oben und ins Gesicht meines Kollegen Manfred aus der Buchhaltung. »Hallo Manfred, was machst du denn hier? Ist doch gar nicht dein Stil, den Schreibtisch ohne Genehmigung zu verlassen.« »Die oberste Etage braucht dringend Kennzahlen für eure Truppe. Hey, das ist ein ganzer Sack voll Arbeit. Also habe ich deinen Kollegen persönlich heimgesucht, weil ich ein paar Zugriffe auf Dateien brauche, auf die ich nicht zugreifen darf. Die Zahlen werden nämlich sofort gebraucht.« Wie lenke ich den Zahlendreher jetzt nur ab? Neugier, dein Name ist Manfred! Er lässt nicht locker. »Und du? Strafarbeit? Hundert mal ›Ich darf keine wichtigen Dateien löschen‹ schreiben?« Herr, schick eine Idee! »Na ja, ich muss mal ein wenig dokumentieren, für was ich wie lange brauche, damit ich beim nächsten Zielgespräch mit dem Herrn Chef ein bisschen Futter für die Kanone habe. Er hat's doch eben so mit Effizienz.« Bingo! Für die träge Nachessenszeit war das echt gut! Er dreht sich vom Schreibtisch weg. »Na, dann fröhliches Sekundenstoppen. Bis später!« Mir fällt ein, dass ich noch diese blöde Blutdrucktablette einwerfen muss. Also ziehe ich sie diskret aus der Schublade und lasse sie in der Sakkotasche verschwinden. Seufz. Und ab aufs Klo.

Geschafft. Jetzt nur noch das Meeting überstehen. Gut, dass ich im Schrank dieses ganze Zeug von vor einem halben Jahr aufhebe. Im Schrank stauben zwei Dutzend dicke Mappen vor sich hin, von denen jede regelmäßig als wichtigstes Dokument der Unternehmensgeschichte gefeiert wurde und an das sich vier Wochen später keiner mehr erinnern konnte. Spätestens nach vier Wochen, tendenziell früher. Ich nehme also ein Kilo dieser Zombie-Mappen aus dem Schrank und klemme sie in wichtiger Pose unter den Arm, so wie im Fernsehen amerikanische Anwälte freispruchsicher in den Gerichtssaal marschieren. Ich parke die Papierstapel demonstrativ vor mir und schenke Kaffee ein. Ein Schüsselchen Kekse ist auch schon in Reichweite, also alles wie immer. Wir beginnen, und super: Einer hat eine Powerpoint-Präsentation mitgebracht! Es ist also fast dunkel, alle gucken die bunten Bilder auf der Leinwand an. Keiner achtet auf mich. Perfekt! Ich ziehe sachte einen Teil meines Formulars heraus und notiere: »14.05 h: Ein Becher Kaffee, groß, etwas Milch. Zwei Kekse, klein, dunkelbraun, mit Schokofüllung.« Wir diskutieren ein paar Details, die Gummibärchen gehen auf Wanderschaft. Gummibärchen machen dick. Weiß doch jeder! Nein, nichts für mich! Meine Hand zuckt, doch ich schiebe sie weiter und lege den Stift wieder zur Seite. Ich schenke zum Trost etwas Kaffee nach, 14.14 h, ich notiere – blicke in die Runde und schnappe einen weiteren Keks – 14.16 h, ich notiere. Zur Tarnung schiebe ich die Mappen von oben nach unten, die Klarsichtfolie mit der Fresskladde ziehe ich nach. Es klappt. Keiner guckt, keiner fragt dumm. Einige Einträge später haben wir nichts geklärt und alles vertagt. Doch jedes Keksstück, jeder Kaffee- und Milchtropfen ist samt Volumen und Einnahmezeitpunkt penibel dokumentiert. Das Formular füllt sich schneller, als ich dachte. Frau Krämer wird eine Menge zu lesen haben.

Bald ist das Tagwerk getan, ich schalte den Monitor aus, schnappe meinen Mantel, und ab ins Wochenende. Im Heimwegstau fällt mir ein, dass ich ja auch ein Bewegungsprotokoll ausfüllen soll. Trage ich später nach, die Datenlage ist sowieso dünn. Dreimal zum Aufzug, einmal in den Besprechungsraum und zurück. Einmal Tiefgarage und zurück, aber mit dem Aufzug. Aber sonst? Reihenweise Einträge auf dem Ernährungsformular, gähnende Leere auf dem Bewegungsblatt. Das gibt Ärger, ahne ich. Ich kann meinen Schweiß schon jetzt riechen, wenn Frau Krämer mich demnächst stundenlang die Flusspromenade rauf- und runterjagt. Auf geht's, nicht schlappmachen, willst du abnehmen oder nicht? Aber vielleicht zieht sich das ja noch glatt. Ich habe schließlich noch volle sechs Tage Zeit. Also erst mal ganz locker bleiben.

Ich schließe die Haustür auf, meine Tasche fliegt mit Schwung Richtung Garderobe und schlägt mitten im Eingang auf rosa Turnschuhen auf, die der Queen gehören – aber da nun mal nicht hingehören. Tasche und Schuhe türmen sich nun wie eine Modern-Art-Skulptur im Flur. Wow! Raus aus dem Mantel, rein ins Wohnzimmer. Es ist still. Keiner zu Hause? Auch gut. Im Kühlschrank wartet ein kühles Pils, hoffe ich. Ich öffne die Tür, und tatsächlich: Da steht es: braun, schlank, kalt. Hurra! Bier hat Kalorien und macht fett, mault meine bessere Hälfte immer. Soll ich trotzdem? Protest ist wegen Abwesenheit ausgeschlossen, und so nehme ich die Flasche heraus. Mit einem zischenden Geräusch gibt sie den Inhalt frei, und ich lasse es auch zischen. Mein Sessel erwartet mich schon. Feierabend. Wochenende. Da meldet sich mein Magen. Ein paar Salzstangen könnten das feinherbe Aroma des Pils noch besser zur Geltung bringen. Ich wuchte mich hoch und greife in den Schrank, in dem die Vorräte lagern. Ein Griff, ein Treffer. Kleine Brezeln. Das passt auch sehr gut. Ich beschließe, dass mir Abnehmen eben mal ganz kurz ganz egal ist. Frau Beraterin hat noch keine Daten, keinen Plan. Und ich brauche Futter. Warum also vorauseilender Gehorsam? Hat noch nie was gebracht. Ich schnappe die Packung und tappe zum Sessel zurück. Die Tüte raschelt, es gluckert, und ja – so schmeckt das Wochenende. Im Kopf zieht die Woche an mir vorüber. Es ist viel passiert. Ich muss Tabletten nehmen, akribisch Protokolle ausfüllen, habe einen Ernährungsberatungstermin straffrei überstanden. Ich habe beschlossen abzunehmen, und bis jetzt fühlt sich die Sache eigentlich ganz gut an. Ich nehme einen Schluck und eine Brezel. Da ruft die Pflicht: Protokoll! Ausfüllen!! Menge!! Uhrzeit!! Auf geht's!! Mit einem Knurren erhebe ich mich, bewege mich zur Schuh-Taschen-Skulptur, fische dort meine Klarsichthülle mit dem Protokoll heraus und kicke den Rest zur Seite. »18:11 h: Eine Flasche Pils, Marke Holsten, 0,5 l, ca. sechs Grad. Fünf Salzbrezeln, klein, Gewicht: gering.« Ende der Durchsage.

Ich muss ein paar Minuten eingedöst sein, denn auf einmal ist Lärm im Flur zu hören. Ein Poltern, dann ein Schrei: »Könnt ihr euren Kram nicht einfach wie andere Menschen auch an die Garderobe tun! Bin ich hier zum Aufräumen angestellt oder wie? Ich brech' mir noch den Hals wegen euch!« Die beste Ehefrau von allen ist zurückgekehrt. Ich sehe also besser mal nach. Da erblicke ich einen quer am Boden liegenden Einkaufskorb, die Schuh-Taschen-Skulptur trägt eine dicke weiße Naturjoghurtschicht, Orangen, Äpfel und Bananen liegen auf Schuhen, dem Altpapierstapel und dem sauber gewischten Fußboden. »Guten Abend, mein Schatz!«, sage ich. Sie kniet am Boden und schaut mich mit wütendem Schrecken an. »Ich stehe stundenlang an der Supermarktkasse an, um für deine dusselige Diät einzukaufen, und du bringst mich fast um! Das nächste Mal gehst du selbst einkaufen, Ende, aus!« Ich sammle das Obst ein, lege es zurück in den Korb und entsorge den traurigen Rest des Joghurtbechers in den Müll. Die Skulptur sieht sehr hübsch aus mit dem weißen Überzug – als wäre sie von einem New Yorker Künstler geschaffen worden, denke ich. Ein nasser Lappen setzt der Konzeptkunst schließlich ein Ende, und ich betrachte die feuchte Tasche mit hellen Wischstreifen und den Einkauf. Obst und Joghurt? Wie? Für mich? Das will ich erst mit meiner Beraterin besprechen. Damit ich da auf keinen Fall etwas falsch mache.

Nach ein paar Minuten ist der Frieden ins Haus zurückgekehrt. Die Spuren des unfreiwilligen Kunst-Attentats auf den kalorienreduzierten Einkauf sind beseitigt, die Reste im Kühlschrank verstaut. »Wie lief es denn mit deinem Ernährungsprotokoll? Bist du denn zwischendrin noch zum Arbeiten gekommen?«, fragt meine Frau. »Sehr witzig. Ich habe sogar aufgeschrieben, wenn ich Nahrung nur gerochen habe. Alles sekundengenau protokolliert.« »Na, das ist ja ein Anfang«, brummelt sie. Höre ich da etwa einen Unterton? »Und da war doch auch was mit Bewegung zu protokollieren, oder nicht?« Aua. Das ging in die Zwölf. »Jajaja, habe ich auch alles aufgeschrieben, ganz wie befohlen.« Gute Laune geht eindeutig anders. »Dein Vater hat übrigens angerufen. Er kommt uns am Sonntag mit seiner Freundin besuchen.« Auch das noch. Es ist zwar jedes Mal nett, wenn mein alter Herr hier aufkreuzt, aber das bedeutet Extrem-Eating: Ein schönes Mittagessen, danach Kaffeetrinken mit Kuchen satt, ein paar Bier und Snacks am frühen Abend, um die Zeit bis zum Abendessen zu überbrücken. Dann gibt's endlich was zu essen. Ich fühle, der Sonntag wäre nicht der richtige Zeitpunkt, um mit ihm mein Abnehmvorhaben zu erörtern. Wenn ich mich aber benehme wie immer, gibt's Krach mit meiner Frau. Das ist sicher. »Friss nicht so viel«, wird sie zischen, und der Tag ist gelaufen. Wenn ich mich als Diätiker oute, gibt's Krach mit meinem alten Herrn. »Ein Mann, der arbeitet, muss ordentlich essen«, sagt er streng und meint das auch so. Wo er herkommt, ist es kalt, die Wege sind weit, die Winter hart. Man isst, weil man nie weiß, ob man morgen noch an Nahrung kommt. Es könnten Bäume umstürzen, Stürme fegen, die Straßen vereisen oder überschwemmen. Dann hat man vorher wenigstens noch mal gut gegessen. Wenn ich aber drei Tage später bei Frau Ernährungsberaterin auf die Waage steige, weiß ich genau, was passiert. Dann bin ich ein schwerer Fall. Und werde auch so behandelt. Abteilung: Nix zu machen. So tief werde ich nicht sinken. »Was meinst du, sollen wir vielleicht das Mittagessen ausfallen lassen?«, frage ich meine Queen Mum. »Meinetwegen gerne, aber nur, wenn du das deinem Vater erklärst. Die beiden wollen gegen zwölf hier einlaufen.« Ich hätte es mir denken können. Gegen zwölf, zum Essen. Mein Vater kennt meine Qualen ja nicht. Aber wieso ausgerechnet jetzt groß etwas ändern? Alles bleibt beim Alten, alle sind glücklich. Ich nehme einen Schluck Pils. Es ist schon etwas warm, dafür aber schon in meiner Fressliste registriert. Ich kann austrinken, ohne zu denken. Wir reden noch ein wenig, bis es an der Haustür schließt. Oh, Töchterchen lässt sich auch mal blicken. »Hallo ihr, bin gleich wieder weg«, ruft es aus dem Treppenhaus. Ihr Handy signalisiert mit nervtötendem Hip-Hop einen Anruf, kurz darauf meldet der Föhn brummend Aktivität. Wir besprechen weiter das Programm für den Sonntag mit meinem Vater, bis ein gellender Schrei den häuslichen Frieden zerfetzt. Die Queen stürzt mit Tränen in den Augen ins Zimmer: »Da ist was Weißes in meinen Turnschuhen!! Das ist ja voll eklig!!«

»Das ist Joghurt«, sagt meine Frau. Ein Zucken am Mundwinkel zeigt an, dass sie ein Grinsen nur mit größter Mühe unterdrücken kann. »Wie kommt krasser Joghurt in meine neuen Turnschuhe?«, schreit die Kleine. Mutter bleibt cool: »Dein Vater will abnehmen, und du schmeißt deine Turnschuhe mitten in den Weg.« Moment, fehlt da nicht ein Detail, um die Schuldfrage erschöpfend zu klären? Wer ist denn gestrauchelt? Töchterchen schaut mich an, als wäre ich ein Serienmörder, der hochrote Kopf kontrastiert schön mit ihren strohblond gefärbten Haaren. »Mach deine Scheißdiät, wie du willst, aber lass meine Turnschuhe in Ruhe!! Ausgerechnet jetzt! Ich bin verabredet!!« Ich hole Luft, um zu erklären, was passiert ist, doch sie stürzt in Richtung Bad davon. Der Hip-Hop plärrt wieder, und sie schreit in ihr Handy. »Kann grade nicht, mein Vater hat Joghurt in meine Lieblingsschuhe geschüttet! Voll eklig!« Das hat man nun davon. Man gibt sich alle Mühe, versucht, das Leben in die Hand zu nehmen und hart gegen sich selbst zu sein – und wird dafür von den Seinen beschimpft und verspottet. Na wartet! Bald darauf gibt's Abendessen, und während ich die duftende Kartoffelsuppe zum Esstisch trage, ruft es aus der Küche: »Ein Teller Suppe hat ungefähr 300 Gramm. Hab's gewogen. Schreib's gleich in dein Formular, sonst vergisst du's wieder.« Danke. »Und denk an deine Blutdrucktablette.« Hätte ich nicht so viel Hunger, wäre mir spätestens jetzt der Appetit vergangen. Aber wenn das Essen schon mal da steht …

Der Sonntagmorgen ist zur Abwechslung mal sonnig. Da noch etwas Zeit bis zum hohen Besuch bleibt, beschließe ich, mal wieder im Keller ein paar Hanteln zu stemmen. Kaum bin ich warm trainiert und habe das erste Kreuzheben hinter mich gebracht, spüre ich einen granateneinschlagsartigen Schmerz im Rücken. Die Gewichte donnern auf den Boden, mir sacken die Füße weg, ich bekomme kaum Luft. Nach einigen Sekunden, die ich liegend und japsend auf dem Boden verbringe, kann ich wieder atmen. Ich rapple mich ganz langsam hoch. Es sticht und zieht grässlich, aber ich kann mich bewegen. Verdammt, so geht das seit Wochen. Und das nur, weil ich zu fett bin. Kann die Abnehmerei nicht mal losgehen? Nur Analysen, Gequatsche, Protokolle – ich will endlich weniger wiegen! Langsam ebbt der Schmerz ab, ich humple die Kellertreppe nach oben und erhole mich ein wenig. Glockenschlag zwölf, pünktlich wie erwartet, stehen mein Dad und seine Freundin vor der Tür. Es duftet nach Sonntagsbraten. Während wir im Wohnzimmer reden – die beiden haben es sich auf der Couch gemütlich gemacht, ich bevorzuge einen festen Stuhl – fällt mir auf, dass mein Vater auch nicht eben einen Schlankheitswettbewerb gewinnen würde. Jetzt kenne ich ihn solange, aber ziemlich rund war er, solange ich zurückdenken kann. Doch nun sehe ich die Welt aus anderen Augen. Vaters Bruder Karl ist nicht fett, aber ziemlich stämmig. Der Sturm muss erst mal aufziehen, der den umwirft. Und Großvater, der nun schon ein paar Jahre tot ist? Ich biege das Gespräch dezent in Richtung der guten alten Zeiten ab, denn das ist ohnehin Vaters Lieblingsthema. »Erinnert ihr euch an den Herbst 86? Opa ist damals vom Küchenhocker gestürzt, als er unbedingt ein altes Goldrand-Apfelweinglas finden musste, weil er nur daraus den Spezial-Apfelwein seines Kumpels trinken wollte. Na ja, da lag er dann jaulend auf den Fliesen und musste ins Krankenhaus. Was haben die Sanitäter geflucht! Dritter Stock, ohne Aufzug! Ich hab jedem erst mal zehn Mark in die Brusttasche geschoben, damit sie ihn mir nicht noch fallen lassen.« Ich habe genug gehört. Es scheint, als liege ein Fluch in der Familie. Wir plaudern weiter, bis es Mittagessen gibt. Ich versuche, mich so gut es geht, zurückzuhalten. Vater haut rein, als gäbe es die nächsten drei Stunden keine Nahrung mehr. Seine Freundin dagegen lässt es langsam angehen. Sie isst zivilisiert, nimmt sich Zeit. Das war mir so noch nie zuvor aufgefallen.

Wir gehen später für ein paar Schritte nach draußen, die seltene Sonne genießen. »Was ist denn mit dir los? Du hinkst ja!«, fragt er unvermittelt. »Hab ein wenig Stress mit dem Rücken. Die blöde Sitzerei in der Bank.« »Bewegung, Junge, du brauchst Bewegung! Das hilft!« Oh, danke für den Tipp. »Ich werde die nächste Zeit wohl mal ein wenig kürzertreten«, eröffne ich das Gespräch, »der Rücken, der Blutdruck. Bin ja nicht mehr der Jüngste.« »Papperlapapp. Was soll ich denn sagen? Du bist noch jung. Na ja, wegen dem Blutdruck muss ich auch seit einem Jahr Pillen nehmen und soll auch mit dem Zucker ein bisschen aufpassen, sagt der Doktor.« Hört, hört, mein alter Herr. Davon hat er noch nie auch nur eine Silbe erzählt. Alles bestens, sagte er immer, wenn er vom Routinecheck beim Arzt kam. »Aber Evelyn passt gut auf mich auf, ich habe noch nie vergessen, meine Pillen zu nehmen. Sie erinnert mich dran. Regelmäßig. Das ist doch toll. Und mit dem Zucker, na ja, das nehme ich nicht so ernst.« »Solltest du aber. Was da alles passieren kann ... Mit ein wenig Disziplin kann man das doch hinkriegen!« Ups, jetzt rede ich schon wie meine Frau. Genug der Geständnisse. Ich wechsle das Thema, und Vater steigt dankbar drauf ein. Das Garagendach ist undicht. Das muss schließlich auch besprochen werden. Der Rest des Tages verläuft entspannt. Den Versuch, ein zweites

Stück Kuchen am Kaffeetisch abzugreifen, verhindert eine leise, aber klare Ansage: »Finger weg«, flüstert meine Frau, ihre Hand legt sich zärtlich, aber bestimmt auf meine ausgestreckte Hand. Töchterchen beobachtet die Szene und grinst wie ein Seepferd. »Noch eine Tasse Kaffee?«, fragt sie mich in ungewohnt zuckersüßem Ton. Und Vater erzählt ungestört von den Erlebnissen seines langen Marsches mit dem Wanderclub in der Hohen Rhön. Frauen sind Schlangen.

Die kommenden Tage überstehe ich lässig. Ich esse sogar manchmal Obst, und nach dem Kunst-Desaster im Flur gebietet es der Respekt, auch mal schnell einen fettreduzierten Naturjoghurt zu schlabbern. Würden die Becher tagelang im Kühlschrank vor sich hin gammeln, würde meine Frau sie kommentarlos löffeln und sich dabei ihren Teil über mein Vorhaben denken. Also gut, da muss man Opfer bringen. Der nächste Termin bei der Ernährungsberatung rückt heran, und mir fällt ein, dass ich noch immer keins dieser blöden Bewegungsprotokolle ausgefüllt habe. Nach einem anstrengenden, eher ereignislosen Arbeitstag schleiche ich in meine Arbeitsecke und ziehe die Formulare aus der Klarsichthülle. Ich trage einige Wegstrecken ein, ergänze sie, großzügig aufgerundet, mit einigen kleinen Besorgungsgängen, dem Mittagsspaziergang mit Vater und einer kurzen Strecke zum Briefkasten. Am Ende ist der Zettel mehr weiß als schwarz, aber dreist zu lügen scheint mir in meiner Situation strategisch nicht geboten.

Zum zweiten Termin komme ich sogar pünktlich aus dem Büro. Ich parke den BMW, durchschreite die Kalorienschleuse und lasse mich auf das große Sofa fallen. Kirsten Krämer bietet mir wieder Kaffee an, und ich bin gespannt. War das erste Treffen nur dazu da, mein Vertrauen zu erschleichen? Um nun mit der Axt gnadenlos meine Kalorienzufuhr zu kappen? Ich übergebe ihr die Formulare, die sie sogleich studiert. Ich zeige ihr auch die Detailergebnisse meines Bluttests, die Dr. Schneider noch geschickt hatte. »Alles ganz in Ordnung, aber ein paar kleinere Werte gefallen mir nicht so gut. Nichts Dramatisches. Aber ich würde Ihnen empfehlen, ein deutlich salzärmeres Mineralwasser zu trinken. Je niedriger der Wert für Natrium, umso besser.« Ich sage ihr die Marke, die ich bevorzuge, und sie entgegnet: »Klar, das ist sehr billig, aber der Natriumgehalt ist da richtig hoch. Sie kriegen aber Wasser, das kaum teurer ist und ganz wenig Natrium enthält. Das würde Ihrem Blutdruck guttun, denn zu viel Kochsalz treibt ihn nach oben. Reduzieren Sie die Salzmenge so weit wie möglich, und würzen Sie dafür mit Kräutern.« Ich sage erst mal nichts von meiner Vorliebe, den Salzbrezeln. Ich befürchte, die werde ich streichen müssen. Vielleicht besser so. »Außerdem würde Ihnen Calcium sehr guttun, das fehlt ein wenig, sehe ich.«

Wir reden noch ein wenig über die Werte, bis sie einen Stapel bereitliegender bunter Karten vom Glastisch nimmt und mir hinhält. »Ich möchte Sie bitten, diese Karten mit Lebensmitteln drauf in zwei Gruppen zu sortieren. Auf einen Stapel packen Sie gesunde Nahrung, die Ihrer Meinung nach nicht dick macht, und auf den anderen Stapel diejenige, die weniger gut für die Gesundheit ist, also tendenziell dick macht.« Ich beginne, die Bilder zu betrachten und zu sortieren. Mal sehen … Cola? Bestimmt ungesund. Frankfurter Würstchen? Schieres Fleisch – also gesund. Gurke? Klar, Gemüse ist gesund. Es sieht ganz einfach aus. Nudeln? Nix dran, gesund. Müsliriegel? Ist doch gesund. Und so spiele ich Karte für Karte aus, wie früher mit den Jungs beim Autoquartett. Als ich fertig bin, lächelt Kirsten Krämer und sagt: »Das war schon ganz gut – aber ein paar Karten liegen nicht da, wo sie hingehören.« Ich muss ein ziemlich dummes Gesicht gemacht haben, denn sie sagt: »Keine Angst, das passiert den meisten und ist völlig normal. Zum Beispiel Trinkjoghurt. Der gehört zwar zur Kategorie von Lebensmitteln, die erst einmal als gesund gelten. Deswegen haben Sie ihn in den Stapel der gesunden Lebensmittel gelegt. Aber fertiger Trinkjoghurt enthält meist so viel Zucker, dass ich sie in die Kategorie »dick machend« einordnen würde. Auch Croissants gehören dazu, so gut sie schmecken. Denn im Teig sind Unmengen von Butter verarbeitet, die man dann zu sich nimmt, obwohl man nur in ein nacktes Croissant zum Espresso beißt. Und Spaghetti gehören übrigens auch in diese Kategorie.« Mir schwant Übles. Ich liebe Nudeln. Ich brauche Nudeln. »Da ist doch aber gar kein Fett drin«, protestiere ich. »Stimmt, dafür bestehen sie aus Mehl, und das sind pure Kohlenhydrate. Und Spaghetti gibt's selten allein, sondern immer mit Sauce. Und die ist meistens ziemlich fett.« Keine Nudeln, keine Sauce. Sie macht ernst, und genau das hatte ich befürchtet. Es geht ans Eingemachte. Ich muss mir Gedanken machen, wie ich eine Woche ohne Nudeln überlebe. Vielleicht länger. Ich spüre, wie eine Nudel-Paranoia in mir hochsteigt. Es dauert höchstens ein paar Tage, und ich werde maskiert und bewaffnet in ein italienisches Restaurant eindringen, den Kellner als Geisel nehmen und einen Topf Spaghetti Bolognese mit einer dicken Schicht Parmesan drauf erpressen. Ich werde den Gästen drohen, die Spaghetti samt Sauce in Sekundenschnelle reinsaugen und lautlos in die Nacht verschwinden. Und werde bald als »die Bolognese-Bestie« von Reportern und Polizei gesucht. Während die Bilder wie ein Thriller an mir vorbeiziehen, hat die Ernährungsberaterin ein Blatt auf dem Tisch ausgebreitet, das eine bunte Pyramide abbildet. Mein Grabhügel, wenn ich verhungert bin? »Haben Sie schon mal von der Ernährungspyramide gehört?«, fragt sie. Ich verneine mit fester Stimme. »Der Körper braucht bestimmte Mengen an Nährstoffen, Ballaststoffen, Eisen, Calcium und Vitaminen, damit der Motor nicht irgendwann streikt. Damit wir gesund bleiben.« Ich nicke. »Zu viel Zucker und Fett, wie vor allem in Pommes frites, Cola und vielen Fertiggerichten, führen dagegen dazu, dass wir an Gewicht zunehmen. Wenn Sie also abnehmen wollen, ist die Balance wichtig: Sie brauchen weniger Nahrungsbestandteile, die dick machen, und viele, die ihr Körper braucht.« Ich frage mich, was das nun mit dem Grabhügel zu tun hat. Monopoly für Abnehmwillige? Karotten gegessen – drei Schritte vor. Wer auf die Spitze kommt, muss einmal aussetzen und zur Strafe einmal Spaghetti mit Sahnesauce reinziehen. »Die Ernährungspyramide zeigt die richtige Nahrungsverteilung. Sie enthält Lebensmittel aus sieben Kategorien und ist in 22 Felder eingeteilt. Wenn sich Ihr Essverhalten am Mix dieser Kategorien ausrichtet, nehmen Sie langfristig ab, ohne dass Ihnen Vitamine oder Nährstoffe fehlen werden. Zweiter Vorteil: Sie müssen sich keine Gedanken ums Kalorienzählen machen. Es gibt keine Verbote.« Das hör' ich gerne. »Ich darf wirklich alles essen?«, frage ich, und es klingt erstaunter, als ich wollte. Die Frauen und ihr Kalorien-Wohlfühl-Getexte haben offenbar doch ihre Wirkung hinterlassen. »Klar! Es kommt nur auf die Menge und die Verteilung im Verhältnis zu den anderen Lebensmitteln an. Wir probieren das jetzt mal aus.«

Sie drückt mir wieder die Karten in die Hand, die ich nun den acht abgebildeten Gruppen zuordnen soll: Man sieht Getränke, Obst und Gemüse, Getreideprodukte, Fisch und Fleisch, Käse und Milch, Butter, Fette und Öle sowie Süßes und Fettiges. »Stellen Sie sich doch mal ein schönes Abendessen zusammen.« Ich durchsuche die Karten. Erst mal ein Bier. Ich siedle es unten auf dem grünen Quadrat an, bei den Getränken – da gehört's ja schließlich hin. »Nein, da gehört es nicht hin«, erwidert Frau Beraterin. »Es gehört ganz nach oben, Abteilung Süßes und Fettes. Denn Bier enthält richtig viele Kohlenhydrate. Damit kommt eine Flasche Pils auf rund 220 Kalorien. Mit zwei Bier hat man damit schon knapp 450 Kalorien zu sich genommen, nur so nebenbei.« Ich schiebe das Pils grummelnd in den roten Bereich. »Dann soll ich zum Abendessen besser kein Bier trinken, wegen den Kalorien?«

»Doch, aber vielleicht nur ein Glas. Es muss ja nicht die ganze Flasche sein.« »Und der Rest? Der steht doch ab! Soll ich den wegschütten?« Das Thema beginnt mich zu nerven. »Trinken Sie entweder was anderes, trinken Sie es am nächsten Tag leicht abgestanden, oder kaufen Sie kleine Flaschen«, erwidert sie entspannt. Ich atme tief aus und presse ein kleinlautes »Na ja, stimmt« hervor. Wo sie recht hat … »Also, die nächste Karte!« Ich entdecke ein Schnitzel und lege es in den gelben Bereich. »Stimmt genau«, kommentiert sie. Und irgendwo hatte ich auch Pommes gesehen. Ich lege sie zu den Gemüseprodukten – sie bestehen ja aus Kartoffeln. »Die gehören auch ganz nach oben, ins Rote. Denn sie werden in Fett ausgebacken und saugen sich richtig voll damit.

Aber: Oben steht nun schon das Bier. Sie werden sich entscheiden müssen – denn mehr Platz ist da nun mal nicht.« Ich beginne, das Prinzip zu verstehen. »Hm, was kann ich da machen?« »Wie wär's mit Salzkartoffeln oder Gemüse als Beilage?«, fragt sie, »die stehen unten im grünen Bereich.« Das passt! Ich entscheide mich für Kartoffeln pur. »Die Pommes nehme ich dann zum Mittagessen«, schlage ich vor. »Nein, das geht nicht. Die Pyramide zeigt, wie sich die Nahrung über den Tag verteilt zusammensetzen sollte.«

Die Entscheidung im roten Bereich hat also weitreichende Folgen: Bier oder Pommes, Burger oder Eis? Man muss wissen, was man will. Nur einmal am Tag gibt's ein Leckerli. Besser als keins, denke ich und sehe mich als Hund vor der Hütte, der stundenlang geduldig lauert, bis es endlich was Leckeres zu schnappen gibt. Und dann: Haps! »Der grüne Bereich nimmt etwa zwei Drittel der Teile ein, nämlich 15. Darin befinden sich die kalorienarmen, gesunden Lebensmittel. Das letzte Drittel verteilt sich auf fetthaltige, süße und alkoholische Lebensmittel. Die Milchprodukte haben hier von allen den größten Anteil, denn darin sind ja auch wichtige Nährstoffe enthalten. Wenn man sich an diese Aufteilung über den Tag verteilt hält, nimmt man weder zu viel Kohlenhydrate, Fett, Alkohol, Fleisch oder Süßes zu sich, hat Abwechslung, ist satt, bleibt gesund und nimmt dabei ab.« Wir üben noch ein wenig mit den Karten, und bald geht die Sache flott von der Hand. Ich schiebe ein perfektes Mittagessen über den Tisch und kombiniere elegant eine Zwischenmahlzeit in die noch übrigen Felder. Das ist alles? Wow. Klar, dass das bei den Mädels nicht klappt – es ist nicht kompliziert genug! Keine aufwendigen Anleitungen! Es gibt nichts, was man stundenlang am Telefon diskutieren müsste. Pyramide hinlegen, abhaken, essen, fertig. Wie uncool. Deswegen entscheiden sie sich lieber für die Hollywood-Ananas-Mondphasen-Diät, lassen sich von ihren Freundinnen bedauern, am Telefon motivieren und hocken bald voller Glücksgefühle im Eiscafé beim zweiten Amarena-Becher.

»Ganz wichtig ist es dabei, ein Gefühl für die Menge der Lebensmittel zu entwickeln, die man zu sich nimmt«, betont Kirsten Krämer. »Wer sich im roten Bereich für eine Tüte Pommes entscheidet, kann schließlich klein, groß, oder XXL bestellen. Jedes Mal eine XXL-Portion reinzuhauen, würde die Sache dann doch etwas aus der Balance bringen.« Sie geht zum schicken Bartresen aus gebürstetem Alu vor der Wand. »Ich habe hier mal zusammengestellt, was Sie so an einem Tag essen könnten.« Ich gehe ebenfalls zum Tresen, und da steht Müsli, Brot, Milch, Brot, Käse und Salami, Hähnchen, Gurken und Paprika, Äpfel, ein schönes Bier – und juhuuu, auch eine Portion Nudeln. Aber die ist ziemlich klein. Normalerweise haue ich so was weg, wenn ich nach dem Essen schnell noch den Topf auskratze. Also überblicke ich die Lebensmittel und stelle fest, dass meine Tagesration, alles in allem, gar nicht mal so klein ist.

Ich hatte mir meine Abnehmkost jedenfalls deutlich reduzierter vorgestellt. Ich entdecke Oliven, nebenan liegen Paprika. Ausgerechnet. »Muss das sein?«, grummele ich, »bei Oliven und Paprika könnte ich reihern.« »Ersetzen Sie's durch was anderes. Hauptsache, Ihnen schmeckt's. Aber bitte aus derselben Kategorie.« Sie bleibt cool. Und ich werde mir richtig was einfallen lassen müssen.

»Verteilen Sie diese Nahrungsmenge auf fünf Mahlzeiten am Tag, dann hat der Magen immer etwas zu tun, und Sie spüren keinen Hunger.« »Bisher habe ich zum Mittag das erste Mal etwas gegessen, na ja, von ein paar Schokoriegeln abgesehen. Das wird dann schwierig mit fünfmal am Tag«, gebe ich zu bedenken. »Die Schokoriegel können Sie gerne essen, dann wird's aber nichts mit dem Bier am Abend«, gibt sie zu bedenken. »Wenn Sie aber morgens vernünftig frühstücken, brauchen Sie die nicht. Dann steht dem Bier nichts im Weg.« »Ich bin morgens aber ziemlich knapp dran«, protestiere ich. »Um ein Müsli mit Obst zuzubereiten und zu essen, braucht man in Ruhe eine Viertelstunde. Haben Sie Gleitzeit?« Ich nicke. »Na, dann ist es ja ganz einfach. Sie haben die Wahl, wo Sie Ihre Viertelstunde herkriegen: Früher aufstehen oder etwas später anfangen.« Eine verblüffend einfache Antwort auf eine komplizierte Frage.

Ich werde keine Wahl haben. Dazu klingt alles zu einleuchtend. »Wenn Sie einigermaßen damit klarkommen und Ihre Ernährung an die Pyramide anpassen, nehmen Sie zwangsläufig ab. Beim nächsten Mal habe ich genau Ihre Ernährungs- und Bewegungsprotokolle durchgesehen, dann mache ich Ihnen ganz individuelle Vorschläge, wie es am besten für Sie vorangeht. Dann alles Gute und viel Erfolg.«

Meine Lektion ist zu Ende, ich darf gehen. Ein freundlicher Blick, ein Handschlag, und ich stehe draußen in der winterlichen Abenddunkelheit. Ab heute wird also abgenommen. Auf geht's.

GUT ZU WISSEN

Nicht ohne (m)ein Frühstück!

Klar, morgens zählt jede Minute. Ein Kaffee zum Wachwerden, eine Zigarette für die Sucht, und ab geht's. Wer mit der beliebten Killerkombination »Kaffee und Kippe« (KaKi) in den Tag startet, muss sich nicht wundern, wenn zur besten Denkleistungszeit, nämlich morgens, die Konzentration auf dem Tiefpunkt ist und der Magen in der Kniekehle hängt. Auch wer's nicht glauben will: Das Frühstück ist die wichtigste Mahlzeit. Denn dabei wird Energie getankt, die der Körper für den Tag braucht, um geistig fit und leistungsfähig zu sein. Und wer der Meinung ist, durch Kaffee und Kippen schlanker zu werden, liegt falsch. Wissenschaftler des Instituts für Sozial- und Präventivmedizin (IUMSP) der Universität Lausanne in der Schweiz haben festgestellt, dass Nikotin zwar den Appetit reduziert. Doch starker Zigarettenkonsum regt zugleich das Wachstum der Bauchfettzellen an, betonen die Schweizer Forscher in ihrem Bericht aus dem Jahr 2008. Damit verlagert sich das Fett des Körpers an Stellen, wo es besonders schädlich wirkt: in der Bauchregion. Dadurch erhöht sich bei Rauchern das Risiko, beispielsweise an Diabetes zu erkranken. Auch die Gefahr für Herz-Kreislauf-Erkrankungen steigt erheblich.

Wer beim Abspecken auf bequeme Art Kalorien einsparen will, indem er das Frühstück einfach ausfallen lässt, der muss sich leider belehren lassen: Durch den Verzicht auf das Frühstück kann man nicht abnehmen! Das belegt eine US-Studie der Universität in Minneapolis im Bundesstaat Minnesota aus dem Jahr 2008.

Nicht-Frühstücken bewirkt sogar das Gegenteil, fanden die Forscher heraus. In ihrer Studie begleiteten sie 2000 Jugendliche über einen Zeitraum von fünf Jahren und protokollierten deren Gewicht. Wer den Morgen mit einer Mahlzeit begonnen hat, brachte im Durchschnitt 2,3 Kilo weniger auf die Waage als Jugendliche im gleichen Alter, die auf ein Frühstück verzichteten.

Wer erfolgreich abspecken will, sollte also immer auch frühstücken. Dabei sind Vollkornbrot oder -toast mit einem fettarmen Belag, Naturjoghurt oder zuckerfreies Müsli mit Milch die besten Kraftstofflieferanten. Denn sie haben einen hohen Anteil an Kohlenhydraten, Ballaststoffen und Eiweiß. Ein Stück Obst oder ein Glas Fruchtsaft ohne Zuckerzusatz liefert zusätzlich wichtige Vitamine für Hochleistungsdenker.

Für überzeugte Frühstücksmuffel und für ewig Eilige sind selbstgemixte Säfte aus Früchten und Milch oder zuckerarme Smoothies eine gute Alternative. Diese gesunden Energie-Drinks sorgen ebenfalls für einen kraftvollen Start in den Arbeitstag.

Powerdrink für Frühstücksmuffel

Zutaten: Je nach Gusto 2 Handvoll Früchte der Saison (z.B. Pfirsiche, Aprikosen, Erdbeeren, Himbeeren, Blaubeeren, Brombeeren oder Tiefkühlfrüchte) + 1 Banane + ¼ l fettarme Milch oder fettarmen Joghurt + 1–2 EL zuckerfreies Müsli
So wird's gemacht: Beeren vorsichtig abbrausen, bei frischen Erdbeeren das Grün abzupfen und die Früchte halbieren. Aprikosen oder Pfirsiche halbieren und entkernen. TK-Früchte in ein Sieb geben, einen Teller drunter stellen und Beeren auftauen lassen. Die Früchte mit Milch oder Joghurt in eine hohe Schüssel geben und mit einem Handmixer schaumig schlagen. In ein großes Glas füllen und ein wenig Müsli drüberstreuen. Fertig!
Starthilfe für Eilige: Früchte schon am Abend vorbereiten und bis zum Gebrauch in einer Plastikdose fest verschlossen im Kühlschrank lagern.

Die Ernährungspyramide: Oben wird's eng

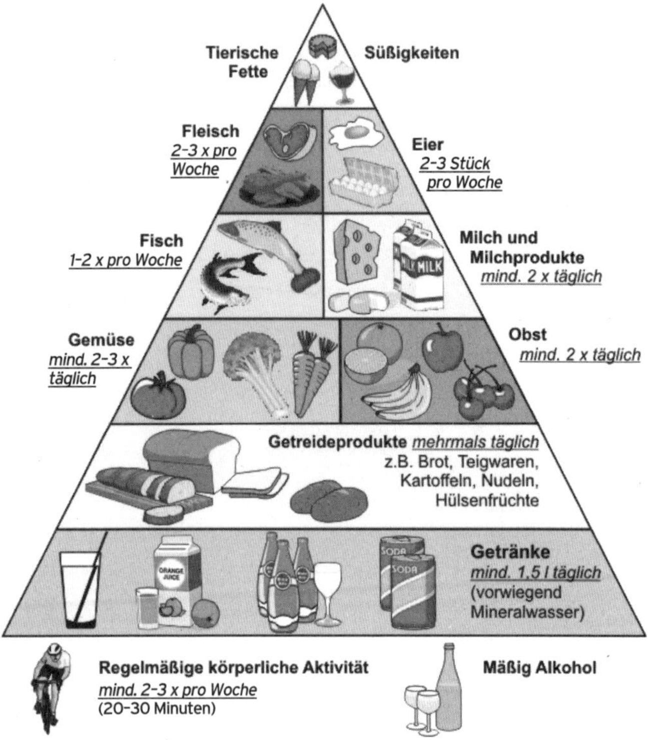

Es gibt weder »gesundes« noch »ungesundes« Essen: Vielmehr kommt es auf die richtige Menge und Zusammensetzung an! Denn der Körper benötigt einen bestimmten Ernährungsmix, damit er leistungsfähig und gesund bleibt. Dazu gehören Kohlenhydrate, Ballaststoffe, Eiweiß, Calcium, Eisen, Vitamine und weitere wichtige Nährstoffe. Aber wie versorgt man den Körper mit allen Nährstoffen in der richtigen Menge? Ganz einfach: mit den Elementen aus der Ernährungspyramide. Für Ernährungsumsteiger bietet sie eine gute Orientierung, um Lebensmittel nach einem einfachen Schema zu kombinieren. Wer täglich alle sechs Gruppen im empfohlenen Verhältnis berücksichtigt, hat eine vollständige Versorgung mit allen lebenswichtigen Nährstoffen. Die Spielregel ist simpel: Aus der Spitze der Pyramide kann in kleinen Mengen gefuttert werden, aus dem mittleren Teil maßvoll, aus dem unteren Teil großzügig und bei jeder Gelegenheit. Wer sich an diese Empfehlungen hält, der isst automatisch kalorienbewusst und gesund. Mit Hilfe der Pyramide lässt sich leichter das Zielgewicht erreichen und auf Dauer halten. Ganz ohne Verbote, denn kleine »Extras« sind erlaubt. Allerdings gehört das Belohnungsbierchen wegen seines hohen Gehalts an Kohlenhydraten nicht zu den Getränken im unteren Bereich der Pyramide, sondern ganz oben an die Spitze. Dort ist täglich nur ein »Extra« erlaubt: zum Beispiel ein Glas Bier oder Wein, eine Eiskugel, eine Handvoll Gummibärchen, Brezeln oder Pommes.

Das »Dicken-Gen«: Ausrede oder Tatsache?

Liegt Dicksein in den Genen? Obwohl sich mancher Dicke eisern an die wichtigsten Empfehlungen fürs Abspecken hält und die Pfunde purzeln müssten, will sich einfach kein Erfolg einstellen. Ob nun eisern an Kohlenhydraten oder Fett gespart wird, der Effekt ist frustrierend: Die Anzeige auf der Waage rührt und regt sich nicht kaum. Liegt's an den »Adipositas-Genen«, über die in den Medien berichtet wird? »Ja, es liegt auch an den Genen«, behaupten Wissenschaftler des Else Kröner-Fresenius-Zentrums für Ernährungsmedizin der TU München in einer Veröffentlichung in der Deutschen Medizinischen Wochenzeitschrift (DMW) im Jahr 2009. Der sehr unterschiedliche, individuelle Effekt beim Abspecken sei eine altbekannte Erfahrung.

Das haben auch andere Studien gezeigt. Das Ergebnis: Unter identischen Abspeckmethoden konnten einige Übergewichtige 20 Kilo und mehr abnehmen, andere Probanden hingegen haben nicht mal ihr Ausgangsgewicht halten können. Für dieses Phänomen sei eine genetische Veranlagung jedoch nur eine von vielen möglichen Erklärungen, so die Münchner Forscher. Denn Selbstmotivation und psychische Faktoren oder der Einfluss von Familie und Freunden spielen ebenfalls eine Rolle. Dass Gene die Nahrungsverwertung im Körper beeinflussen können, gilt in der Wissenschaft also als sicher. So gäbe es durchaus eine genetische Programmierung für Hungergefühl und Sättigung oder für die Vorliebe bestimmter Nahrungsmittel - und damit auch für die Menge der Nahrungsaufnahme. Deutlich wurde der Unterschied zunächst in Zwillingsstudien: Dort fanden die Forscher heraus, dass eineiige Geschwister meist gleich viel abnehmen, während sich die Ergebnisse von Versuchsteilnehmern, die nicht miteinander verwandt sind, erheblich unterschieden. Doch welche Gene genau für die Gewichtsregulation verantwortlich sind, ist bisher nur ansatzweise erforscht. Nun sind Wissenschaftler der Universität Leipzig mit europäischen Kollegen den Dickmacher-Genen auf der Spur: In einem aufwendigen Verfahren und mit Hilfe von leistungsstarken Computern vergleichen sie 500 000 Genvarianten des Erbguts von rund 15 000 Versuchsteilnehmern. Auch wenn das europäische Forscherteam bahnbrechende Resultate erwartet - an der Notwendigkeit, bei den Kalorien zu sparen, ändert auch eine genetische Veranlagung nichts. Denn die Wissenschaftler des Else Kröner-Fresenius-Zentrums für Ernährungsmedizin sind der Auffassung, dass nicht ausschließlich die Gene verantwortlich sind für die wachsende Anzahl fettleibiger Menschen, sondern übermäßige Energiezufuhr und zu wenig Bewegung.

Ein tränenreicher Abschied

Die beste Ehefrau von allen werkelt in der Küche, als ich nach Haus komme. Ich gebe ihr von hinten einen Schmatz in den Nacken, schaue sie an und sage: »Frau, ab heute wird alles anders!« Sie reißt die Augenbrauen nach oben und stottert: »Ha, haben sie dich etwa rausgeschmissen?« Ich muss lachen. »Nein, so schlimm ist es nicht. Aber ab heute wird abgenommen. Ehrlich!« Die Gesichtsfarbe kehrt in ihre hübschen Backenknochen zurück. Sie sagt nur: »Okaaay!?«, und schaut mich wie ein Fragezeichen an. Also erkläre ich ihr den ziemlich einfachen Plan: Ein Stapel Kopien der Pyramide, ein Kühlschrankmagnet, ein Kuli. Mehr brauche ich nicht. »Wenn ich etwas gegessen oder getrunken habe, mache ich einfach ein Kreuz ins Feld der passenden Kategorie. Abends pinne ich den Zettel an den Kühlschrank und sehe, was noch geht. Und das kommt auf den Teller. Das ist der Plan. Ganz einfach.« Sie legt den Kopf schräg und nickt. »Dann trag doch gleich mal die Nahrung des Tages nach.« Da kann ich punkten. Hatte vorsorglich eine schöne Portion Salat in der Kantine reingehauen, mit Hähnchen drauf. Vorbildlich, oder? Kaffee und Milch gab's, na ja, dazwischen ein Wurstbrötchen und einen einzigen Schokoriegel. Ich beschließe, dass der heute nicht zählt. Mengenrabatt. »Und wie sieht's aus, was geht noch so?«, fragt Queen Mum. »Ich dachte, ich mach' uns mal 'ne Pizza. Aber diesmal garantiert ohne doppelt Käse.« Das war sonst mein Standard-Sonderwunsch. »Hast du Salat da? Könnten wir vorher essen. Das macht satt, sagt die Ernährungsberaterin.« Sie blickt, als wäre nebenan der Blitz eingeschlagen: »Duuu? Salaaat? Du redest nicht von Wurstsalat? Du meinst den mit diesen grünen Blättern?« »Äh ja, schon.« Sie schüttelt den Kopf. »Ist diese Beraterin etwa in

Guantanamo ausgebildet worden? Hat die ein paar fiese CIA-Foltermethoden drauf, mit denen sie dich weichgekocht hat? Die muss ich unbedingt mal kennenlernen.« Ich muss hier einfügen, dass Salat sonst eher nicht zu meinen bevorzugten Gerichten gehört hat – ausgenommen Schweizer Wurstsalat, am liebsten mit viel Wurst. Ich habe Salat zwar immer mal gegessen, denn gesund soll er ja schon sein, und jede Woche deswegen einen Ehekrach riskieren? So schlimm schmeckt er nun auch wieder nicht. »Also, erst Salat, dann Pizza mit wenig Käse. Noch weitere Wünsche?« Ich trage die Kreuzchen auf dem Blatt ein und stelle fest, dass alles, was noch ginge, schon ziemlich gesund daherkommt. »Ach nö, danke.«

Nach dem Essen fühle ich mich zwar nicht so richtig satt, aber die Pyramide zeigt ausreichend Kreuze an der richtigen Stelle. Später, in meinem Lieblingssessel, fällt mir ein, dass im Kühlschrank jede Menge feiner Sachen liegen, die nach Lage der Dinge dort noch länger liegen werden: Fruchtzwerge, Cola, meine heißgeliebten Fertigbuletten mit Käse drin. Und so weiter. Nach ausgiebigen Planspielen mit den Pyramidenkreuzen müsste ich dafür einfach zu viel opfern. Ob man da was einfrieren kann? Ich wuchte mich aus den Kissen und beschließe, den Kühlschrank aufzuräumen. Es ist an der Zeit. Tschüs, Mayonnaise! Lebt wohl, ihr Fruchtzwerge! Servus, Weißbier! Ich schnappe eine Plastiktüte, und raus mit dem Zeugs. Da spüre ich, dass mich jemand beobachtet. Die Queen lehnt lässig am Türrahmen und glotzt mich an, als würde ich nackt im Zierteich plantschen. »Was tust du da?«, fragt sie irritiert. »Ab heute wird abgenommen!«, rufe ich, »und das Zeugs da drin geht ab jetzt einfach nicht mehr. Und weg damit!« »Äääh, kann ich die Tüte mal sehen?« Ich reiche sie ihr. »Geil, Fruchtzwerge. Oh, und die krassen Käsebuletten. Kann ich die haben?« Ich denke kurz nach. Das Zeug macht fett. Ist ungesund. Soll meine Tochter etwa damit aufwachsen müssen? Hm. »Ja, nimm sie halt mit. Aber iss den Kram bitte außer Sichtweite, sonst kann ich für gar nichts garantieren.«

»Versprochen!« Sie entschwindet, mit der Tüte im Arm, lautlos in ihr Zimmer. Ich inspiziere noch einmal die Regale im Kühlschrank, kann aber nichts Auffälliges mehr entdecken. Joghurtbecher, Obst, Wurst, Milch, Senf, Marmeladen, Nutella. Nutella? Raus damit! Doch meine Hand zuckt zurück. Schmeiße ich es weg, würde in den kommenden Wochen zwischen mir und meiner Tochter der Kalte Krieg toben. Eisiges Schweigen am Tisch. Rhetorische Scharmützel unter Ausnutzung taktischer Schwächen des Feindes. Nein, keine gute Idee. Nutella bleibt also drin. Ich beschließe, dieses Glas samt seinem schweineleckeren, fieskaloriensüßen Inhalt aus meinem Gedächtnis zu löschen. Was ich nicht weiß, macht mich nicht fett. Ich bin sicher, es wird nicht gelingen. Seufz. Und führe mich nicht in Versuchung …

Ein leerer Kühlschrank macht mich nervös. Das kommt von den Genen meines Vaters, dessen Familie aus einer Gegend stammt, in der Nahrungsbeschaffung und -verwertung offenbar seit Generationen ziemlich dominant ausgeprägt sind. Damals gab es dort Wald, aber keine Supermärkte. Heute ist es genau umgekehrt, aber die Gene lassen uns noch immer reflexartig auf duftende Schnitzel, Sahnetorten und ploppende Bierflaschen mit erhöhtem Speichelfluss reagieren. Der Anblick eines auch nur halbleeren Kühlschranks startet dagegen sofort das Nahrungsbeschaffungsprogramm. Ich laufe durchs Haus und entdecke meine Gattin im Sessel hinter einer Tageszeitung. »Schatz, es ist fast nichts mehr im Kühlschrank, wollen wir noch fix losfahren und ihn auffüllen?«

»Mein letzter Einkauf ist beinahe tödlich ausgegangen, wenn du dich erinnerst. Ich passe hier auf, dass niemand die Zeitung stiehlt, und du fährst einkaufen. Bring dich doch selbst um«, ruft es hinter der Zeitung. Ich liebe klare Ansagen. Da weiß man wenigstens, woran man ist. Man muss ja schließlich nicht alles ausdiskutieren.

Ich schnappe den Einkaufskorb und schleiche mich still in den Flur. Vorsichtig prüfe ich die Gefahrensituation auf dem Weg zur Haustür. Meine Turnschuhe sind direkt zugänglich, die Jacke auch. Es kann losgehen. Ich parke den BMW direkt am Eingang des Großmarktes, hole tief Luft und durchschreite erhobenen Hauptes die automatische Tür. Einkaufen ist weder meine Spezialität noch meine Leidenschaft. Es sind die Gene, die mich hierhertreiben und mit vollen Tüten wieder zurückkehren lassen. Doch nun ist alles anders. Ich muss mir Gedanken machen, was sonst die beste Frau von allen übernimmt. Beim Einkaufen dackele ich hinter ihr her, schiebe den Wagen, hole auf Anweisung Tüten und Packungen aus den oberen Regalen und verhalte mich ansonsten still. Was kauft man denn eigentlich so ein, und wie viel bloß? An der Fleischtheke kenne ich mich noch aus, denn Grillen ist meine Verantwortung. Das ist einfach: Wurst, Steaks, Koteletts, manchmal Bauchfleisch – von jedem etwas und in ausreichend großer Menge einladen, ab an die Kasse, unterwegs noch ein paar Flaschen Barbecue-Sauce in den Einkaufswagen geschnickt, die Holzkohle und das Bierfässchen nicht vergessen – fertig. Einkaufen zum Abnehmen geht anders, so viel ist sicher. Aber wie? Ich denke nach und ziehe den leeren Wagen in den engen Gängen hinter mir her. Um Haaresbreite kollidiere ich mit dem Einkaufswagen einer alten Dame, der neben den Sauerkrautdosen abgestellt ist. Die Dame mustert mich von Kopf bis Fuß und zetert: »Nebeneinander passen wir nicht, hier muss einer nach dem anderen vorbei.« Sie hat ja so recht. Ich weiß genau, was sie denkt. Also murmele ich eine Entschuldigung, ziehe den Bauch ein, so gut es geht und tänzele vorsichtig an ihr vorbei. Knapp, aber es geht. Den Einkaufswagen lasse ich erst mal stehen. Und nun? Bislang habe ich gegessen, was auf den Teller kam. Ob zu Hause, in der Kneipe oder in der Kantine. Wurst, Schnitzel, Spaghetti, Pizza, Gyros, Döner, Hähnchen, Pommes, Kartoffeln, Salat. Kaffee. Milch. Bier. Salzbrezeln.

Das heißt für mich essen. Und nun stehe ich vor dem Kühlregal und erfasse mindestens sieben Sorten Milch, in H-Ausführung oder »frisch – extralang haltbar«, mit 0,5, 1,5, 3,5 und 3,8 Prozent Fett. Wozu braucht man das alles? Ich entscheide mich nach einiger Zeit für die Tüten mit 1,5 Prozent aus dem Angebot. Milch ganz ohne Fett? Nö. Ein bisschen Spaß muss schließlich sein. Während ich dastehe und mit meiner Entscheidung hadere, hechtet eine Frau an mir vorbei, zieht mit blinder Sicherheit einige Milchpackungen aus dem Regal und wirft sie in den Wagen. Sie brauchte allerhöchstens drei Sekunden dazu, schätze ich. Respekt. Frauen wissen, was sie wollen. Da stürzt bereits die Nächste heran. Ich trete instinktiv einen Schritt zur Seite, um einen Aufprall zu vermeiden. Sie braucht kaum länger als ihre Vorgängerin. »Jetzt reiß dich mal zusammen«, murmele ich halblaut zu mir selbst. Ich kann ja nicht bis Ladenschluss hier rumlungern. Also Milch, fettarmen Joghurt, ein paar Äpfel, gekochten Schinken, Schnittkäse. Zwei Köpfe Salat, eine große Gurke, Tomaten und Radieschen fallen in den Wagen – keine Ahnung, warum ich die greife, aber irgendwie sieht das alles schon ganz gesund aus. Kann jedenfalls nicht schaden. Jetzt noch die Wurstauswahl. »Streichmettwurst light – für die schlanke Figur« – jawoll, das ist genau richtig. Ich streife weiter die Regale entlang und entdecke »Light«-Chips. Sofort fliegt eine Tüte in den Wagen, weil Chips light bestimmt ein guter Kompromiss zwischen fettigen Chips und keinen Chips sind. Hurra! Müsliriegel, so für zwischendurch, sind auch keine schlechte Idee. »Ohne Zuckerzusatz« steht drauf. Müsli ist gesund, kein Zucker auch. Her damit! Ich greife die große Packung. Langsam füllt sich der Wagen. Putenbrustsalat mit Gemüse? Klingt auch gut, also rein damit. Schließlich fallen noch ein paar große Becher Fruchtjoghurt »mit extra viel Frucht«, in den Wagen. Ach ja, das Mineralwasser! Vor meinem Termin dachte ich, Wasser ist Wasser. Flüssig, klar, geschmacklos. Warum soll ich also Wasser kaufen, dessen Flaschen doppelt so teuer sind wie andere? Nur weil das Etikett so grün ist? Nachdem ich falsch abbiege, stehe ich plötzlich wieder vor der Schokoladenabteilung. Hmm, diese Schaumküsse! Ob ich nicht … »Entschuldigung?«, ruft es von hinten. Ich drehe mich um und erblicke die alte Dame, mit der ich vorhin fast kollidiert wäre. »Würden Sie mir bitte zwei Kisten dieser Schaumküsse da oben reichen? Ich bin ja nicht mehr so groß, da komm ich nicht mehr dran.« Ich nehme die Packungen und reiche sie ihr. »Sehr freundlich, vielen Dank. Wissen sie, wir kleinen Rentner müssen ja sparen. Aber irgendwas Gutes muss man im Leben ja haben, sonst macht's ja gar keinen Spaß mehr.« Ich nicke. »Da haben Sie ja so recht.« Ich lächle wie der nordkoreanische Botschafter auf Besuch im Weißen Haus. Sie schiebt ihren Wagen weiter. Endlich. Wo steht dieses verdammte Wasser? Ich muss hier weg. Einen Meter vor mir kniet ein Mann im weißen Kittel und mit Namensschild. Der gehört hierher. Ich schaue ihn streng an. »Wo habt Ihr das Scheißwasser versteckt?« Erschrocken schaut er auf. »Äh, links und noch mal links. Ganz leicht zu finden. Das ganze Regal ist voll damit. Kann man nicht verfehlen.« Er macht zwei Schritte im Entengang nach hinten und landet in einem Turm Weichspüler im Angebot, der bedenklich wackelt, aber nicht fällt. »Danke vielmals«, knurre ich und wuchte den Wagen mit einer schnellen Bewegung knapp an seinem Scheitel vorbei. Also nach links. Da steht das Wasser. Da hat das Kerlchen noch mal Glück gehabt. Ich greife eine Flasche und drehe das Rückenetikett vor meine Nase. In Mikroschrift steht da eine Tabelle mit Analysedaten. Wäre die noch kleiner gedruckt, ginge sie als Geheimschrift in einem Agentenfilm durch. Auf was sollte ich nun achten? Hm, vergessen. Bluthochdruck, Kochsalz reduzieren – und Kochsalz enthält Natrium. Mal sehen. Oh, und ganz oben entziffere ich mit zusammengekniffenen Augen – den Natriumwert. Bingo, das war's! 48 Milligramm. Ob das zu viel ist? Also vergleichen.

Es wird kompliziert. Langsam nervt mich die ganze Sache. Braucht man zum Einkaufen abspeckgeeigneter Lebensmittel etwa einen Vollzeitstudiengang? Ich schnappe ein paar Flaschen und vergleiche. 36 Milligramm, 19 ist schon besser, 29, na ja. Da tippt ein Finger von hinten auf meine Schulter. »Des beste Wasser gegen de Blutdruck ist des Grüne da hinne. Ich hab da letzte Woch' auch wie de Studienrat persönlich hier rumgemacht. Des is kompliziert, gell?« Ein alter Herr mit Windjacke, Kapitänsmütze und beträchtlicher Leibesfülle sieht mich freundlich an. »De Doktor sacht, des wär besser für misch, wenn ich des trinke tät. Weschem Blutdruck. Na ja, mir isses egal. Is ja nur Wasser, gell? Beim Bier wär' des anners.« Ich bedanke mich auf die freundlichste Weise, die ich herauspressen kann, und schnappe ein paar Flaschen vom grünen Wasser. Als die Windjacke lachend um die Ecke biegt, riskiere ich einen Kontrollblick. 14 Milligramm. Passt. Hurra! Ich habe einen Freund gefunden. Jetzt nix wie an die Kasse und raus hier.

Zu Hause wuchte ich den Faltkorb in die Küche und packe aus. Da schiebt sich der Kopf von Queen Mum um den Türrahmen: »Und, alles gekriegt?« Ich seufze. »Glaube schon. Aber ich muss erst mal einen Volkshochschulkurs belegen, glaube ich. Die Sache ist kompliziert.« Sie kichert leise. »Lass mal sehen.« Mit fachmännischer Miene untersucht sie routiniert die Packungen im Korb. »Na, Dicker, das sieht doch schon ganz ordentlich aus. Und hey, sogar das natriumarme Wasser hast du gefunden. Respekt.« »Das war echt Arbeit, hab da mindestens 20 Sorten einzeln vergleichen müssen. Aber hinten stehen die Werte ja drauf, war also ganz locker. Nur 14 Milligramm, das hilft gegen den Bluthochdruck.« Sie gibt mir einen Kuss. »Hol schon mal deine Pyramide. Es gibt gleich Essen.« Wir gleichen die Daten ab, ich mache meine Kreuzchen. Auch fürs kleine Bierchen. Alles passt. Der Abend ist gerettet.

GUT ZU WISSEN

Trennen statt entrümpeln

Tschüs, Mayonnaise! Lebt wohl, ihr Fruchtzwerge! Servus, Weißbier! »Wenn man abnehmen will, sollte man seinen Kühlschrank und den Vorratsschrank entrümpeln«, so steht's in modernen Abnehmratgebern. Das ist ein toller Tipp und problemlos machbar für Leute, die keine Mitesser haben und alleine leben. Aber was tun, wenn man sich den Kühlschrank mit seiner Familie und gefräßigen Teenagern teilt oder mit einer zierlichen Partnerin, die eben gerne zu Sahnejoghurt, Fertigpudding oder Schokocreme greift? Die Mitbewohner zum Mitmachen missionieren, blickdichte Abdeckhauben für die verführerischen Schleckereien basteln oder einen zweiten Kühlschrank anschaffen? Da hilft nur eines: Augen zu und durch. Denn Verlockungen lauern überall, vor allem im häuslichen Bereich und insbesondere im Auge des Orkans, dem Kühlschrank. Ein bewährter Tipp: Wie in guten alten WG-Zeiten einen Teil des Kühlschranks und des Küchenschranks mit Hinweisschildchen versehen und zum persönlichen Hoheitsgebiet erklären. Dort all die Lebensmittel bunkern, die man für sein Abspeckprogramm braucht – und Finger weg von den anderen Fächern!

»Fette« Fehler beim Einkaufen vermeiden

Einkaufen im Supermarkt ist wie eine Tour durch den Elektronikmarkt: Überall lauern jede Menge Sonderangebote und nützliche Dinge, die man dringend mitnehmen sollte, um für alle Fälle ausgerüstet zu sein. Zum Beispiel die preiswerte XXL-Tüte Chips und die Tiefkühl-Minipizzen, damit was zum Anbieten im Haus ist, falls mal unangemeldeter Besuch vor der Türe steht.

- Solche Spontankäufe in Zukunft meiden und einen Lebensmittelmarkt nicht ohne Einkaufszettel betreten! Wenn man konsequent nur das kauft, was auf dem Zettel steht, landet auch kein verführerischer Ballast im Einkaufswagen.
- Vor dem Einkauf nur die Lebensmittel notieren, die man für die nächsten vier bis fünf Tage braucht. So bleibt es schön übersichtlich im Einkaufswagen.
- Einen Supermarkt möglichst nicht mit Magenknurren betreten! Vorher lieber erst eine Zwischen- oder Hauptmahlzeit futtern. Das bremst den Heißhunger auf Kalorienbomben aus, die man sonst gleich im Multipack einladen würde.
- Multipacks, Familien- und XXL-Packungen besser meiden, auch wenn diese Produktgrößen vermeintlich günstiger im Preis sind. Denn Lebensmittel, vor allem Süßigkeiten oder Knabbereien, die in größeren Mengen im Haus lagern, werden meist auch in größeren Mengen vertilgt.
- Die mittleren Gänge im Supermarkt weiträumig umfahren! Meist lauert dort saisonale Aktionsware mit »Abspeckfallen« wie etwa Lebkuchen zu Weihnachten, Schokoeier zu Ostern oder Knabbereien und Fertigsaucen für die Grillsaison. Die »gesunden« Produkte sind dagegen meist in die äußeren Gänge oder in die seitlichen und unteren Bereiche der Regale verbannt, also außerhalb des Blickfelds. »Bückware« heißt das im Fachjargon.
- Nicht von knalligen Aufdrucken wie »Diät«, »fettreduziert«, »fettfrei«, »light« oder »zuckerfrei« verführen lassen! Oft haben ausgewiesene Diätprodukte sogar mehr Kalorien oder Fett als die herkömmliche Variante. Und sie sind viel teurer. Das zeigten Tests der Verbraucherzentrale Hamburg im Jahr 2008: Die überprüften Diätprodukte enthielten bis zu 66 Prozent mehr Fett und bis zu zehn Prozent mehr Kalorien als das »normale« Produkt.
- Auch wenn ein Produkt tatsächlich weniger Kalorien enthält oder mit weniger Fett lockt, muss es noch lange nicht gesund

sein. Denn künstliche Süßstoffe, Geschmacksverstärker oder chemische Zusatzstoffe, die das schmackhafte Fett ersetzen sollen, machen ein Lebensmittel noch lange nicht zum Gesundheitselixier.

- Auf das Kleingedruckte achten! So wichtig wie die Kalorienangaben ist auch die Zutatenliste. Sie listet der Reihe nach alle Inhaltsstoffe auf, aus denen sich das Produkt zusammensetzt. Doch diese Liste ist meist in so kleiner Schrift gedruckt, dass sie ohne Lupe kaum lesbar ist. Aber der clevere Kunde weiß: Die Zutaten, die zuerst aufgelistet sind, machen auch den größten Mengenanteil aus. Und das sind meist nicht unbedingt die gesündesten Stoffe, sondern häufig versteckte Dickmacher, nämlich Zuckerarten wie Glucose(-sirup), Fructose oder Saccharose.
- Fertigprodukte wie Smoothies, Tütensuppen, Feinkostsalate, abgepackte Wurstwaren und Fertigdressings oder -saucen links liegenlassen! Diese Produkte enthalten meist einen sehr hohen Zucker- und Fettanteil, der die Ware haltbar machen oder ihr mehr Geschmack geben soll.
- Kurz vor dem Ziel, an der Kasse, ist die letzte Gefahrenzone zu meistern: In den Regalen über dem Laufband und in Aufstellern davor lauert sogenannte »Quengelware« in Form von handlichen Schokoriegeln, Fruchtgummis und anderen Kalorienbomben. Sie verleiten nicht nur Kinder zum Zugreifen, sondern auch Erwachsene.

»Light« verleitet zum Knabbern!

»Light«-Knabbereien und -Süßigkeiten enthalten zwar weniger Kalorien, sind aber dennoch nicht empfehlenswert. Sie können die Lust auf Süßes erst richtig ankurbeln. Denn der Ersatz von Zucker durch kalorienfreie Süßstoffe wie Saccharin, Cyclamat, Aspartam oder Acesulfam-K senkt die Hemmschwelle fürs

Knabbern. Das wurde durch Studien an einer amerikanischen Universität belegt: Dort bot man Testpersonen Schokoriegel an, die mit »kalorienarm« oder »herkömmlich« beschriftet waren. Was die Tester nicht wussten: Der Inhalt war identisch. Die Probanden griffen doppelt so viel nach den angeblichen »Light«-Schokoladen als nach den herkömmlichen. Kalorienreduzierte Produkte verleiten offenbar zum Naschen ohne Reue, so das Fazit der Wissenschaftler.

»Light« im Klartext

Seit Juli 2007 gilt in der Europäischen Union die sogenannte »Health Claims«-Verordnung. Sie soll Klarheit in Bezug auf die nährwertbezogenen Angaben auf Lebensmitteln schaffen, etwa »kalorienreduziert«, »fettfrei« oder »light«.

- »Light«-Mayonnaise darf höchstens zu einem Viertel aus Fett bestehen, üblicherweise hat Mayonnaise einen Fettanteil von bis zu 80 Prozent.
- »Leichte« Milchprodukte müssen rund ein Drittel weniger Kalorien enthalten als das jeweilige Referenzprodukt.
- Produkte mit dem Hinweis »kalorienreduziert« müssen mindestens 30 Prozent weniger Kilokalorien enthalten als vergleichbare »normale« Lebensmittel. Das gilt ebenso für Produkte mit der Aufschrift »light« oder »leicht«.

Übrigens: Die Angabe »fettfrei« ist nur zulässig, wenn das Produkt nicht mehr als 0,5 Gramm Fett pro 100 Gramm oder 100 pro Milliliter enthält. Angaben wie »X % fettfrei« sind verboten!

Helft mir, ich habe Hunger!

Die Tage vergehen mit Arbeiten, sich dabei ärgern, im Stau stehen, Kreuzchen machen und Abnehmen. Der nächste Termin bei Frau Krämer steht an. Tja, und da wäre eine kleine Erfolgsmeldung doch für den Fortgang des Projekts mal nicht so schlecht. Ich will schließlich abnehmen! Bevor ich am Morgen in die Dusche springe, ziehe ich die Waage unter dem Waschbeckenschrank hervor. Ich schalte sie ein, sie blinkt kurz und ist wiegebereit. Ich zucke. Und wenn's jetzt 135 Kilo sind? Wie soll ich das heute Abend der Frau Beraterin erklären? Mit geräteüblichen Messtoleranzen? Luftdruckschwankungen? Aber vielleicht ist ja schon was runtergegangen. Ich atme tief aus und taste mich auf die Waage. Es dauert elend lange drei Sekunden. Wer abnimmt, lernt auf der Waage, wie lange drei Sekunden dauern können. Drei Sekunden Ungewissheit, Anspannung. Wie beim Elfmeter, wenn der Schütze anläuft, mit dem Schussbein antäuscht, abzieht – und drüber. Ich blicke nach unten. 127 kg. Hurraaa! Drei Kilo sind runter! Ich verliere endlich Gewicht. Einmal tief Luft geholt, die Dusche aufgedreht, und schon regnet das warme Wasser auf meinen vom Abnehmen gezeichneten Körper. Es tut gut.

Der Bürotag verläuft fast normal. Ich bin extrem gut gelaunt. Ein Witzchen hier, ein Schulterklopfen dort. So kann es weitergehen. Ich rechne: Drei Kilo für eine Woche, das wären 30 Kilo in zehn Wochen. Das ziehe ich locker durch! Da schleicht ein leiser Zweifel heran. Sprach meine werte Beraterin nicht von langfristig abnehmen? Sagte Dr. Schneider nicht etwas von durchhalten? Die haben nicht ein paar Wochen gemeint, so viel ist mir schnell klar. Aber drei Kilo sind drei Kilo. Yes, I can! Heute ist mal wieder Meeting-Tag. Die Besprechungsräume mit Stadtpanorama liegen sechs Stockwerke über unserem Büro. Also die Sachen gepackt, Notebook, Papiere, Kabel, Maus und was man sonst so braucht. Ab zum Aufzug. Da hängt ein Schild: »Routinemäßige Wartung von 14–16 h«. Ich schaue auf die Uhr: 14 Uhr. Grrrr. Also die Treppen hoch. Ich fluche und schnaufe und fluche. Es zieht im Rücken. Die meisten meiner Kollegen sind schon oben, lehnen lässig am Tisch, spielen mit dem Blackberry, blättern in Papieren oder reden in kleinen Grüppchen. Mein Chef schaut mich an: »Klaus, wo ist denn der Beamer?« Ich schaue ihn an, als wäre hinter ihm ein Blitz eingeschlagen. »Ach Klaus, ich hatte Ihnen doch extra eine E-Mail geschrieben. In diesem Raum gibt es keinen Beamer, aber ich benötige einen. Wäre schön, wenn wenigstens meine Mails gelesen würden. Lesen können Sie doch wenigstens, oder?« Verdammt. Gelesen und vergessen. »Ich hole ihn schnell«, antworte ich schockiert. »Nein, der Aufzug funktioniert nicht. Klaus, das dauert mir zu lange. Patrick, würden Sie schnell runterspringen? Wir müssen anfangen, ich habe einen Folgetermin.« »Klar, mach ich!« Und schon ist Patrick ins Treppenhaus gespurtet. Die Jungs grinsen. Gibt es hier ein Loch, in dem ich versinken könnte? Wenigstens ein wenig Treibsand? Oder einen Sack, den ich mir überziehen könnte und ein bisschen unsichtbar sein könnte? Es klappt nicht. Ich sitze da mit meinem Bauch, meinem Rückenproblem, meinem Bluthochdruck und meinem verschwitzten Hemd. Ich ordne fünfmal meine Papiere um, bis Patrick schon wieder hereinfedert, den kiloschweren Projektor locker unter den Arm geklemmt. Wo war noch gleich meine gute Laune? Muss irgendwie abhanden gekommen sein. Das Meeting beginnt, ich sage, was zu sagen ist und keine Silbe mehr. Wenigstens ist schnell Schluss, und ich komme pünktlich zu meinem Beratungstermin. Doch halt! Im Bürokühlschrank liegt noch die Beute meines Abenteuer-Einkaufs. Die sollte ich mitbringen, hat mir Frau Beraterin aufgetragen. Ich schnappe die Tüte, meinen Mantel und ab ins Auto.

»Hallo Klaus, wie geht's dir?«, fragt Kirsten. Mittlerweile duzen wir uns. Sehr angenehm. Ich hebe den Kopf. »Ich habe abgenommen. Drei Kilo! Ist doch ein Anfang.« Sie lacht, lobt mich, und ich habe das Gefühl, ihre Freude ist echt. Sie stellt mir eine Tasse Kaffee auf den Tisch. »Und, wie klappt's mit dem Frühstück und den fünf Mahlzeiten?« »Och, ganz gut. Das mit dem Müsli am Morgen läuft einfacher, als ich dachte. Und man hat am Vormittag tatsächlich weniger Hunger. Und auch sonst gibt's eben Nahrung nach Ansage und nicht nur so nebenbei.« »Na also. Heute wollte ich mir mit dir ansehen, was du einkaufst. Außerdem habe ich mir Gedanken gemacht, wie du deine Ernährung sinnvoll umstellen kannst.« Hoppla, hatte ich das nicht schon zur Genüge getan? Das kann ja heiter werden. Ich packe die Tüte aus. Auf dem Tisch stehen die Zutaten fürs Mittagessen und die Zwischenmahlzeiten: der Putenbrustsalat mit Gemüse, Fruchtjoghurt, Müsliriegel, Streichmettwurst light, fettarme Milch, eine Gurke und mein neues Mineralwasser. »Das Wasser ist sehr natriumarm. Salz lässt den Blutdruck steigen, also je weniger Natrium drin ist, umso besser. Diese Sorte ist perfekt.« War ich der Letzte in Deutschland, der das nicht wusste? »Die Müsliriegel sind gut gemeint, aber leider gar nicht geeignet. Schau mal auf die Angaben: Ein Riegel enthält auf 190 Gramm volle 65 Gramm Zucker.« Ob das viel ist? Sie kann meinen Blick lesen. »Wie viel ist 65 geteilt durch 3?« Hm. »Knapp 22«, rechne ich. »Das bedeutet: In 100 Gramm so eines Müsliriegels steckt die Menge von 22 Zuckerwürfeln, grob gerechnet. Denn ein Würfelzucker wiegt ziemlich genau 3 Gramm. Ein einziger Müsliriegel besteht aus also rund aus 18 Stück Zucker. Keine gute Wahl zum Abnehmen.« Ich pfeife durch die Zähne. »Ich Dussel habe gedacht, Müsli ist gesund.« »Ist es auch, aber man muss das Richtige nehmen. Jetzt schau doch mal auf den Fruchtjoghurt.« Ich lese das Kleingedruckte: 17 Gramm Zucker pro hundert Gramm. »Wie viel ist im Becher drin?« 250 Gramm. Ich rechne fix: 17 Gramm Zucker auf hundert Gramm Joghurt. Mal 2,5 gerechnet, bin ich bei 250 Gramm. Also 17 mal 2,5 – macht 42,5 Gramm. Ich teile ihr das Ergebnis mit. »Rund 14 Würfelzucker also. Lass es vielleicht deine Frau essen, wenn sie es mag.« Nun schnappt sie sich den Putenbrustsalat mit Gemüse. Mist, auf den war ich so stolz. Pute, Gemüse, ist doch der übliche Abnehmkram. Wir rechnen wieder Dreisatz und kommen zu einem erschütternden Ergebnis. Im 250-Gramm-Becher stecken 45 Gramm Fett und knapp sieben Stück Zucker. Na prima! Da kann ich lange warten, dass ich abnehme. Zumal ich bei so einem Becherchen in Sekundenschnelle zum Boden vordringe. Nun schnappt sie auch noch die Light-Streichmettwurst. »Da ist weniger Fett drin als üblich, das stimmt. Dafür sind jede Menge ›-ose‹-Verbindungen enthalten. Das alles sind Zuckervarianten, damit die Wurst ganz lange hält.« Ich nicke. Mein Speiseplan ist in sich zusammengefallen. Sauerei!

»Wasser, Milch, Gemüse, Naturjoghurt – das alles ist super ausgewählt. Aber die ganzen Industrieprodukte helfen dir beim Abnehmen keinen Millimeter weiter. Auch wenn irgendein Stoff angeblich reduziert ist und light, leicht, fit oder sonst was draufsteht. Das ist auch einfach zu erklären: Die Produkte sind so designt, dass wir sagen – hey, das ist richtig lecker. Damit es genau so schmeckt, braucht man einen intensiven Geschmack. Fett, Zucker und Salz wirken dabei als Geschmacksverstärker. Denn sie sind in der Herstellung unglaublich billig und helfen, ein Lebensmittel so schmecken zu lassen, dass wir mehr davon wollen. Das hilft dem Umsatz. Wie bei den Chips mit Süße, Schärfe und Salz. Nur: Viel Fett und Zucker erzeugen viel Speck auf den Rippen. Und Salz treibt den Blutdruck hoch. Deswegen würde ich dir empfehlen, solche Produkte nicht mehr zu kaufen.« Sie greift die Tüte Chips light: »Schau mal …« Betreten schaue ich nach unten. »Und was soll ich nun machen?«, frage ich tonlos. »Ganz einfach: Selbst ist der Mann! Wenn du deine Bürosnacks selbst zubereitest und dabei ein wenig umsichtig bist, sparst du 80 Prozent Fett, Salz und Zucker. Den Putenbrustsalat gibt's dann ohne Zucker und fettige Mayonnaise. Fruchtjoghurt macht man ganz leicht aus fettarmem Naturjoghurt mit klein gewürfeltem, frischem Obst – Ananas, Aprikose, Erdbeeren. Schmeckt super! Und wenn es dir nicht süß genug ist, gib einfach ein paar Spritzer Süßstoff hinein. Am Ende ist das sogar noch billiger als fertiger Fruchtjoghurt und schmeckt viel besser. Das ist meine Empfehlung: Keine Fertigprodukte, lieber die Mahlzeiten selbst machen.«

Wir diskutieren noch ein paar Details, ich schlürfe dabei den Kaffee und muss akzeptieren: Einkaufen geht ab jetzt anders – zumindest bei den Nahrungsbestandteilen, die Spaß machen. Lesen Sie den Packungsaufdruck, oder fragen Sie Ihren Arzt oder Ernährungsberater. Das mit dem Selbstmachen sollte auch halbwegs hinzukriegen sein. Bin gespannt, was passiert, wenn ich meiner geliebten Gattin noch die Büro-Zwischenmahlzeiten-Produktion aufhalse. Zur Not muss ich halt selbst ran. Was muss, das muss.

Derweil hat Kirsten einige leere Schalen auf den Tisch gestellt und ein paar Packungen mit Nudeln, Müsli, Reis, Brot. »Mich interessiert, wie groß die Portionen sind, die du normalerweise isst. Zusammen mit deinem Ernährungsprotokoll kann ich damit deine tägliche Kalorienzufuhr ausrechnen. Die schwankt jeden Tag, das ist klar. Aber so habe ich einen realistischen Mittelwert. Den vergleichen wir mit der Kalorienmenge, die fürs langfristige Abnehmen für dich richtig ist.« Ich ahne, was auf mich zukommt: Nicht nur anders essen. Sondern auch weniger reinschaufeln. Jetzt geht's ans Eingemachte. Schluck. »Lege doch bitte mal die Menge Nudeln in die Schale, die für dich ein Abendessen sind.« Ich reiße die

500 g-Packung auf und fülle die Spaghetti in die Schale. Na ja, ein paar Nudeln lasse ich noch drin, ich will ja nicht als Vielfraß dastehen. Aber nicht so viele. Wäre unrealistisch. An Kirstens Blick mit leicht erhobenen Augenbrauen bemerke ich, dass es da offenbar Korrekturbedarf gibt. Mist. Doch sie sagt nichts. »Und jetzt das Müsli.« Sie zeigt auf eine große Schale, die mit dem Vogelfutter gefüllt ist, und stellt mir ein leeres Schälchen hin. Lässig lasse ich das Futter von einer in die andere Schale rieseln. »So, fertig!« Wir wiederholen das Ganze mit Reis und sauber geputzten Kartoffeln. Kirsten sieht mir in die Augen. Ich erwarte gefasst ihr Urteil. »Klaus, deine Portionen sind zum Abnehmen deutlich zu groß. Für eine Kalorienaufnahme, mit der du wirklich Gewicht verlierst, musst du die Mengen reduzieren.« »Soll ich etwa hungrig ins Bett gehen?«, frage ich empört. »Dein Magen und dein Stoffwechsel sind auf die großen Kalorienmengen eingestellt, die du täglich zu dir nimmst. Wenn du sie reduzierst, wird sich am Anfang der Umstellung ein leichtes Hungergefühl nicht vermeiden lassen. Über Jahre hat sich dein Körper schließlich darauf eingestellt, diese Menge ganz normal zu finden und zu verarbeiten. Bekommt er weniger als üblich, wird er Nachschub verlangen und das Hungersignal einschalten. Dann gab's im Regelfall eine Wurst, Schokolade oder Kuchen. Doch unser Körper ist sehr anpassungsfähig. Schon nach ein paar Wochen gewöhnt er sich an die kleineren Mengen und sendet keine Mangelsignale mehr aus.« »Na klasse, die nächsten Wochen werde ich also hungern müssen«, wende ich nachdrücklicher ein, als ich wollte. »Du musst nicht verhungern, keine Sorge, sondern nur Kohlenhydrate und Fett reduzieren«, entgegnet Kisten lächelnd. Es sind keine guten Nachrichten, die ich da höre. Da kann Kirsten noch so nett lächeln. Aber das Leben ist nun mal kein Ponyhof. Und wenn ich an meinen Chef denke, fällt mir ein, dass es Schlimmeres gibt, als weniger zu essen. Zum Beispiel mehr zu arbeiten. Ich seufze: »Also gut, Kirsten. Wie

viel weniger soll ich essen?« »Drehe bitte deine Hände so, dass die Handflächen nach oben zeigen.« Ich drehe. »Jetzt drücke die Handkanten fest aneinander.« Die klassische Bettlerpose also. Hätte sie doch gleich sagen können. Sie lässt den Inhalt in meine Hände bis knapp unter die Zeigefinger rieseln. »Das hier ist eine gute Menge Müsli zum Frühstück, so ungefähr 60 Gramm. So kannst du die Menge ganz einfach abmessen.« In der Schale ist noch fast die Hälfte drin. Wie, mehr gibt's nicht?? »Helft mir, ich habe Hunger«, singe ich ganz leise und jämmerlich klagend. Vielleicht erbarmt sich ja jemand? »So kannst du auch Reis und Kartoffeln für die Beilagen abmessen. Aber nicht auftürmen, sonst wird's zu viel. Nur bis knapp zur Handkante.«

Ich denke an das Salatbuffet in der Kantine. Der kleine Salatteller kostet 1,80 Euro, der große 3,20 Euro. Was macht der sparsame Esser? Er nimmt den kleinen Teller, schichtet und stapelt. Schweres wie Kartoffelsalat nach unten, Oliven, Paprikastreifen und Gurken nach außen, Salat in die Mitte, Sojakeime und Käsestreifen obenauf zum Beschweren. So entsteht der Pisasalat, weil das Ganze auf dem Teller wie der schiefe Turm von Pisa anmutet. Man zahlt für den Teller nur 1 Euro 80, hat aber locker die Menge der großen Portion für 3 Euro 20 drauf. Gut, man braucht Routine, muss ein wenig balancieren können und darf sich bloß das Tablett nicht anrempeln lassen. Dann war's das. Aber ich habe verstanden: Die Bettlerpose zeigt, was geht bei den Kohlenhydraten wie Müsli, Nudeln, Reis und Kartoffeln. Und kein Turmbau! Ich muss mich also doppelt umgewöhnen. »Wäre es nicht einfacher, die Mengen in Gramm anzugeben? Wie im Kochbuch? Dann weiß ich, was Sache ist.« Kirsten blickt etwas skeptisch. »Also gut: Aktuell verarbeitest du etwa 300 bis 400 Gramm rohe Nudeln pro Portion. Eine vernünftige Portionsgröße liegt aber zwischen 80 und 125 Gramm, je nachdem, was es vorher, nachher und dazu gibt. Bei Müsli sind es 50 bis

60 Gramm, bei Reis auch. Du hast etwa 150 Gramm in die Schale geschüttet. Alles ein bisschen zu viel. Deswegen hast du ja bisher zugenommen. Aber im Alltag eine Waage zu benutzen funktioniert nach meiner Erfahrung nicht. Spätestens, wenn du zum Essen eingeladen bist oder mit den Kollegen in der Kantine sitzt, hilft dir das nicht weiter. Die Bettlerpose schon – denn man kann sich mit ein wenig Training sehr gut vorstellen, ob beispielsweise die Reismenge auf dem Teller in die Hände passen würde oder nicht. Auf etwas mehr oder weniger kommt's dabei nicht an. Hauptsache, die Richtung stimmt.« Wir reden noch ein wenig, bis Kirsten sagt: »Ich glaube, dann sind wir fertig für heute«. Ich bin es auch. Und keine fertigen Gerichte mehr.

Zu Hause berichte ich die Neuigkeiten. Meine Frau strahlt: »Super, ich koche ab jetzt also nur noch für drei.« Ich rechne nach. »Äh, wir sind zu dritt, seit die Kleine da ist.« »Aber ich koche für vier.« Ich verstehe den Hinweis und schweige. Sie weiß offenbar Bescheid. Ich erkläre ihr kurz das Prinzip der bettelnden Hände. Ihr ziemlich schnelles »alles klar« zeigt mir, dass sie längst weiß, was gemeint ist. Das Abendessen fällt genau so wie meine neue Essklasse aus. Übersichtlich und bescheiden. Das soll der Start in mein neues Leben sein? Nach dem Essen verspüre ich leichtes Hungergefühl. Jetzt eine Wurst, es gingen zur Not auch zwei und dazu ein schönes Bier. Doch der Tisch ist längst abgeräumt, ich starre aufs frisch gewischte Buchenfurnier. Nix mit Reste stibitzen oder den Topf auskratzen. Das war's für heute. Während ich leicht hungrig auf die Tischplatte starre, zerreißt der markerschütternde Schrei einer Frau die Stille nach dem Essen. Erschrocken drehe ich mich um. Meine liebe Tochter grinst mich an. »Ist mein neuer Signalton, wenn ich eine SMS kriege. Krass, oder?« Ich atme erst mal aus. »Ach, wie geht's denn deiner Spezialdiät? Die Frau wollte doch da so eine komplizierte Dingens-Analyse machen. Die Sina will nämlich auch abnehmen. Vielleicht wäre das ja 'ne coole Methode. Drei, vier Kilo muss die wegkriegen.« Ich berichte von der Ernährungspyramide, dass man alles essen darf, von fünf Mahlzeiten täglich, vom Fett-und-Zucker-Desaster bei den Fertiggerichten, von den neuen Portionsgrößen und den Bettlerhänden, an die ich mich erst noch gewöhnen muss. »Echt? Selbst kochen soll man da? Ist ja heftig. Und essen darf man alles? Aber man muss auch noch frühstücken? Äh, ich weiß nicht, ob das so das Richtige ist.« »Ich habe aber schon über drei Kilo abgenommen«, rutscht es mir heraus. »Echt? Sieht man jetzt nicht so direkt. Aber gut.« Sie grinst. »Ach, kannst du mich später bei Sina abholen? Sonst muss ich wieder eine Stunde auf den Bus warten. »Taxi Klaus, was kann ich für Sie tun?«, halte ich dagegen. »Och komm, bei der Saukälte da draußen! Es soll schneien.« Da hat sie recht. Ich willige ein, und sie verschwindet ins Bad. Ich entspanne ein wenig und horche meinem grummelnden Magen zu, bis der Taxidienst beginnt. Neben meiner Tochter stürzen noch zwei weitere schnatternde junge Damen aus der Tür. »Kannst du Alina und Karla absetzen? Die haben denselben Weg.« »Na klar.« Wir fahren los.

Kaum fünf Minuten später quiekt es von hinten: »Ich könnte noch nen Burger vertragen, und ihr, Mädels?« »Geile Idee.« »Hey Paps, kannst du noch mal kurz bei McDonald's halten? Wir haben Hunger.« Ich habe auch Hunger. Auch das noch. Aber gegen die drei Damen jetzt auf streng machen? Das endet im Desaster. »Na gut, weil ihr's seid.« Im Rückspiegel sind zufriedene Gesichter voller Erwartung zu sehen. Wir betreten den Laden, die Damen laden sich die Tabletts voller Sparmenüs, und ich nehme nur Wasser und Salat. Auch wenn's schwer fällt. Da sitzen wir nun, die Ladys mampfen und lachen und reden und mampfen. Ich stochere im Salat. Es duftet nach Burger und Pommes. Welch eine Prüfung! Ich halte es nicht mehr aus und stehe auf. »Ich geh mal für kleine Jungs.« »Die Treppe hoch, ganz hinten.« Ich mache mich auf den Weg. Oben sitzt eine Teeniehorde, vertilgt Riesenburger und macht dabei Krach wie ein Rudel Seehunde vor der Fütterung. Ich verschwinde im Herrenklo und beruhige mich erst mal. Schnell noch die Blutdruckpillen eingeworfen und raus. Es ist still. Die Seehunde haben das Restaurant verlassen. Auf dem Tisch verteilen sich opulent die Reste ihres hochkultivierten Dinners. Das mit dem Selbstabräumen hat ihnen wohl noch niemand verständlich nähergebracht. Und was erspähe ich? Direkt an der Tischkante, gleich vorne, liegt ein fetter Burger. Original verpackt. Haben die Rabauken wohl vergessen. Hm.

Ich schaue mich um. Abends wird es ruhig hier draußen, niemand außer mir ist hier oben. Die perfekte Gelegenheit. Niemand wird etwas bemerken. Er ist bezahlt, außer Reichweite der Damen und in meiner Nähe. Ich spüre, wie mein Speichelfluss steigt. Ich gehe um den Tisch. Er scheint wirklich frisch zu sein. Ich berühre das Papier. Heiß ist er auch. Ich gehe noch einmal um den Tisch. Soll ich? Jetzt ein herzhafter Biss. Hach! Aber andererseits: So komme ich nicht vorwärts. Einmal nachgegeben, immer verloren. Ich drehe noch eine Runde um den Tisch, nehme das Paket in die Hand, lege es wieder hin. Ich drehe mich einmal um mich selbst. Verzweiflung erfüllt mein Hirn. Was mach ich nur? »Is' kein Problem, is' bezahlt. Is' okay. Nehmen Sie! Hahaha.« Ich drehe mich um und erblicke einen hageren pakistanischen Küchenhelfer, der am Abräumregal lehnt und mich interessiert beobachtet. Offenbar habe ich ihm mit meiner Pantomimen-Einlage den McJob für ein paar Minuten versüßt. »Wenn's keiner sieht, mach ich auch manchmal. Hahaha. Ist schade, wenn wegwerfen Essen. Ist bezahlt. Kostet drei Euro! Ist nicht gut, wegschmeißen, wissen Sie?« Ich spüre, dass ich so rot wie der hiesige Ketchup anlaufe. »Ja, unglaublich, dass so was einfach liegen bleibt. Aber ich habe schon gegessen, vielen Dank«, presse ich hervor, »nehmen Sie ihn doch.« Er beginnt, das

Tüten- und Packungschaos auf dem Tisch mit Gelassenheit zu sortieren und abzuräumen. Mein Hunger ist weg. Ich habe schließlich schon gegessen. Was sich diese Kids heute alles erlauben. Ich nehme die Treppe. »Schöne Aaabend noch«, ruft es von hinten. Ich erwidere den Gruß. Unten mampfen die Damen und schreiben gleichzeitig SMS. »Wollen wir gehen?«, beschließt meine Tochter. Die drei springen wie auf Kommando auf und greifen ihre Jacken, die halb auf dem Stuhl, halb auf dem Boden hängen. »Hey, packt aber wenigstens eure Tabletts weg. Ihr müsst eure Reste ja nicht anderen zum Aufräumen überlassen, oder?« Die Damen drehen sich um und gucken irritiert. Hey, das kam jetzt streng rüber. Sie schweigen und räumen routiniert ihre Tabletts zusammen. »Geht doch, oder?« Ich horche in meinen Bauch. Der Hunger ist weg. Salat ist immer gut gegen Hunger. Wir fahren nach Hause.

Die folgenden Tage verlaufen ereignislos. Nur mein Magen meldet sich regelmäßig. Mal am Nachmittag. Nach dem Abendessen. Und nachts. Doch langsam habe ich meine Essenszeiten im Blick. Im Büro blicke ich manchmal minütlich auf die Uhr, wann endlich die Zwischenmahlzeit fällig ist. Endlich essen! Doch es geht. Vor allem, weil die Waage gute Nachrichten für mich hat. 125 Kilo! Fünf Kilo sind jetzt schon runter. Ein Achtel des Wegs. Es geht voran. Nach etwa einer Woche lassen die Hungerattacken tatsächlich etwas nach. Für meinen Geschmack dürfte alles etwas schneller gehen. Immerhin: Eine Woche später ist wieder ein Kilo weg. Und mein Magen hat kapituliert. Sein SOS-Signal wird schwächer. »Hilfeee!!! Hunger!!!!«, hatte ich Kirsten noch gemailt. Prompt kam die Antwort: Ein Salat vor dem Essen – aber das wusste ich ja bereits – und ein großes Glas Wasser vor den Mahlzeiten trinken würden mir auch ohne Kalorien helfen. Ein wenig taten sie das auch. Und bald schon flaute der Hungersturm ab. Mein Körper ist mit weniger Nahrung zufrieden. Na ja, fast jedenfalls.

GUT ZU WISSEN

Wasser, eine kleine Wissenschaft

Ob mit oder ohne Kohlensäure: Wasser ist ein Durstlöscher, der keine Kalorien hat und sich deshalb gut fürs Abnehmen eignet. »Trinken Sie viel«, lautet daher auch der Rat von Medizinern und Ernährungswissenschaftlern. In den Supermärkten kann man zwischen 500 Mineralwässern aus deutschen Brunnen und bis zu 300 ausländischen Marken wählen. Hinzu kommen Quell- und Tafelwässer sowie rund 60 Heilwassersorten. Doch sind diese Wasser »gesund«? Tatsächlich sind viele Marken nicht empfehlenswert für Übergewichtige, weil die Natrium- und Chloridkonzentration viel zu hoch ist. Beide Mineralstoffe verbinden sich zu Kochsalz. Wasser mit einer hohen Kochsalzkonzentration ist für Sportler ideal, um den Mineralstoffverlust beim Schwitzen wieder auszugleichen, jedoch nicht für Übergewichtige, die meist auch unter zu hohem Blutdruck leiden. Mit dieser Diagnose sollte man auf eine kochsalzarme Ernährung achten. In diesem Fall ist Wasser mit der Aufschrift »natriumarm« empfehlenswert. Diese Sprudelsorten enthalten weniger als 20 Milligramm Natrium pro Liter und eignen sich auch für Menschen mit Bluthochdruck oder Nierenproblemen.

Vorsicht vor Zuckerwasser als Durstlöscher!

Mal schnell ein Glas Eistee, Apfelschorlemix oder Cola gegen den Durst? Kein guter Plan! Diese Getränke sind keine Durstlöscher, weil sie dazu viel zu süß sind und nur noch mehr Durst machen. Sie enthalten nämlich Unmengen von Zucker, und das macht sie zu fiesen Kalorienbomben. Einige Beispiele (Circa-Angaben):

- Eistee (0,33 l) = 9 Würfelzucker/110 kcal
- Apfelschorlemix (0,33 l) = 7 Würfelzucker/89 kcal
- Cola (0,33 l) = 12 Würfelzucker/138 kcal
- Fanta (0,33 l) = 11 Würfelzucker/135 kcal
- Energiedrink (0,33 l) = 9 Würfelzucker/115 kcal
- Fruchtmolkedrink (0,33 l) = 12 Würfelzucker/168 kcal

Ob jemand freiwillig sieben oder gar 12 Würfelzucker in einer Flüssigkeit auflösen würde, um damit seinen Durst zu löschen? Wie wär's mit einer wirklich cleveren Methode gegen den Durst? Hier die Top-Five von Klaus, die sind kalorienarm oder sogar zum Nulltarif:

- stilles Wasser mit natürlichen Fruchtauszügen und Aromen
- Mineralwasser mit einer Zitronenscheibe
- selbstgemixte Saftschorle mit höchstens einem Drittel Apfelsaft
- frische Minzeblätter, aufgebrüht mit Wasser
- Teebeutel mit Wasser aufkochen, abkühlen lassen, nach Belieben frischen Zitronensaft und Eiswürfel zugeben

»Zucker« im Klartext:

- »Zuckerarm« als Hinweis auf einem Lebensmittel bedeutet, dass pro 100 Gramm maximal 5 Gramm Zucker (Lebensmittel in fester Form) beziehungsweise maximal 2,5 Gramm Zucker (flüssige Lebensmittel) enthalten sein dürfen.
- »Zuckerfrei« bedeutet, dass maximal 0,5 Gramm Zucker in 100 Gramm eines Lebensmittels in fester Form sowie in 100 Millilitern eines flüssigen Lebensmittels enthalten sein darf.
- »Ohne Zuckerzusatz« auf dem Etikett bedeutet, dass keine Mono- sowie Disaccharide - zum Beispiel Trauben- und Fruchtzucker sowie Rohrzucker - oder andere Lebensmittel

mit süßender Wirkung zugesetzt sein dürfen. Sollte das Lebensmittel von Natur aus Zucker enthalten, sollte das durch den Hinweis »Enthält von Natur aus Zucker« auf der Packung ausgewiesen werden.

Alles aus Zucker: Vorsicht vor der Endung -ose!

Zutatenliste eines Knusper-Müslis »Choco Balls« und »Vitalis Knuspermüsli«

*Zutaten: 59 % Getreide (27 % Maisgries, 25 % Weizenmehl, 7 % Reismehl), **Zucker**, 5 % stark entöltes Kakaopulver, Dextr**ose**, Öl pflanzlich, Speisesalz, Fruct**ose**, Aroma, Emulgator Sojalecitine.*

*Zutaten: Vollkorn-Haferflocken, **Zucker**, pflanzl. Öl, Weizenkeime (7,5 %), Rosinen (4,5 %), Weizenmehl, Gluc**ose**-Fruct**ose**-Sirup, Honig, Kochsalz, Aroma Vanillin.*

Vorsicht, Falle! Nicht immer steht Zucker drauf, wo Zucker drin ist. Denn Zucker tarnt sich mit vielen Decknamen, von denen nur manche auf einen Blick den süßen Inhaltsstoff erkennen lassen.

Doch bei der Wortendung -ose kann man sicher sein, dass sich dahinter eine Zuckerart oder ein Süßstoff versteckt. Leider meist da, wo man Zucker gar nicht erwartet oder nicht in größeren Mengen: »-ose« versteckt sich zum Beispiel in Müsli, Fruchtjoghurt, Putenbrustsalat mit Gemüse, abgepackter Wurst und vielen anderen Fertigprodukten. Ein Sonderfall ist der Honig: Wer glaubt, Honig sei besser als Zucker, weil er ja natürlich entsteht, der irrt. Honig besteht zu rund 80 Prozent aus Glucose, Fructose, Saccharose und Maltose (siehe nächste Seite). Also aus Zucker.

Steckbrief der getarnten Zuckerarten

- Dextrose: Auch als Traubenzucker oder Glucose bezeichnet. Dieser Zucker steckt in vielen süßen Früchten wie Birnen, Bananen, Trauben oder Aprikosen.
- Fructose: Fructose oder Fruchtzucker kommt in der Natur überwiegend in Früchten und im Honig vor. Diese Zuckerart ist auch in herkömmlichem Haushaltszucker vorhanden. Fructose wird zum Süßen von diätischen Lebensmitteln verwendet.
- Glucose: Diese Zuckerart wird umgangssprachlich als Traubenzucker bezeichnet.
- Honig: Auch wenn er ein sanftes, natürliches Image besitzt - Honig ist nichts anderes als Zucker. Er besteht zu 80 Prozent aus verschiedenen Zuckerarten, der Rest besteht im Wesentlichen aus Wasser, Pollen, Aromastoffen und ein paar Vitaminen.
- Isoglucose: Aus Maisstärke gewonnen und auch unter der Bezeichnung »Cornsirup«, »Maissirup« oder »Maiszucker« bekannt. Wird in Getränken und Obstkonserven verarbeitet.
- Laktose: Auch »Milchzucker« oder »Sandzucker« genannt. Ist Bestandteil der Muttermilch und der Milch von Säugetieren. Wird in der Pharmaindustrie als Basis für Tabletten verwendet.
- Maltose: »Malzzucker« wird aus Stärke hergestellt und häufig bei der Herstellung von Alkohol verwendet.
- Saccharose: Die chemische Bezeichnung für raffinierten, also weiß gebleichten Haushaltszucker. Saccharose besteht aus Glucose und Fructose. Er wird aus Zuckerrüben oder Zuckerrohr hergestellt.

Lieber Frischkost statt Fertigfutter

Wer auf größere Zuckermengen durch versteckte -ose verzichten will, kann ganz einfach selbst Hand anlegen, anstatt zu undurchsichtigem Fertigfutter zu greifen. So lässt sich zum Beispiel ein überzuckertes Fertigmüsli ganz leicht durch eine Eigenkreation ersetzen. Und so geht's: Je nach Geschmack 500 Gramm Haferflocken, ungezuckerte Cornflakes aus Vollkorn, ein paar Handvoll Cashewnüsse oder Mandeln, getrocknete Kirschen oder Beeren ohne Zuckerzusatz, Rosinen oder ungesüßte Kokoschips miteinander vermischen. So hat man einen anständigen Vorrat seiner ganz persönlichen Lieblingsmüslisorte und die volle Kontrolle über die Inhaltsstoffe. Denn man bestimmt selbst, was ins Müsli reinkommt und was nicht.

Tipp: Das Müsli mit einem fettarmen Naturjoghurt oder Quark verrühren anstatt mit Milch, das macht länger satt. Denn je flüssiger die Nahrung, desto schneller »wandert« sie durch den Magen und desto kürzer ist die Sättigungszeit.

Von der Hand in den Mund: Die angemessene Portionsgröße

»Wenn ich Essen nur sehe, nehme ich schon zu«, lautet ein oft gehörtes Argument von Dicken. Doch das bloße Betrachten von Essbarem fördert nicht das Wampenwachstum, sondern das, was man in den Mund transportiert. Dabei spielt nicht nur eine Rolle, was man isst, sondern auch das Volumen – die »Portionsgröße«. Sie befindet sich bei übergewichtigen Essern meist in einem Missverhältnis zum Normalmaß. So futterte Klaus vor dem Abspecken zum Beispiel die dreifache Menge an Müsli, die unter Berücksichtigung seiner Körpergröße und seines Gewichts angemessen wäre. Das Dumme: Der Körper hat sich an die XXL-Portionen gewöhnt und verlangt gierig nach mehr Futter, wenn man die Portionsgröße beim Abspecken auf ein Normalmaß reduziert. Magenknurren und das Gefühl, nach dem Essen noch nicht satt zu sein, sind also völlig normal in den ersten Abspeckwochen. Da muss jeder durch. Doch der Köper kann sich mit der Zeit auch an kleinere Portionen gewöhnen und gibt sich auch mit einer »Bettlerhände«-Portion zufrieden. Damit verschwindet auch die Gier nach mehr.

Die »Bettlerpose« ist der beste und einfachste Trick, um zu lernen, Portionsgrößen mit Augenmaß richtig einzuschätzen. Wer den Dreh raus hat, muss nicht mehr jedes Gramm in die Waagschale werfen. Das ständige Abwiegen wird überflüssig. Mit diesem Trick meistert man auch souverän auswärtige Nahrungsaufnahme in der Kantine oder im Restaurant.

Männer brauchen Werte

Ich sehe rot. Leuchtend rot, mit viel Gold. Weihnachten ist nicht mehr weit. Nikolaus, der Weihnachtsmann, Elche und Engel haben die Schaufenster, Plakate, Fußgängerzonen und Supermarktregale über Nacht besetzt. Dazu leiern überall dieselben Weihnachtslieder, die ich vergangenes Jahr schon nicht mehr hören konnte. Goldverpackte Plätzchen, rote Schoko-Nikoläuse, dazu Butterplätzchen, zarter Weihnachtsstollen und die höllisch leckeren Marzipankartoffeln werden mich engelsgleich ansäuseln. Ich liebe Marzipankartoffeln! Weihnachtsfeier, Weihnachtsmarkt, Kaffeetafeln, Einladungen – alles sehr nett. Aber kalorienreich. Ob das mal gutgeht? Mittlerweile bin ich bei 124 Kilo angelangt – schon mehr als sechs Kilo sind weg. Jetzt geht es voran! Und Mitte Januar sagt mir dann die Waage: »Gehen Sie zurück auf Los! Ziehen Sie nicht den Bauch ein. Sie wiegen 130 Kilo, da gibt's nichts zu tricksen!« Purer Horror, dieser Gedanke! Ich brauche einen Plan, eine Waage und gute Nerven.

An die Messmethode mit den Bettelhänden habe ich mich mittlerweile ganz gut gewöhnt. Hoffe ich jedenfalls. Aber wie gehe ich mit all den Leckereien um, deren Kaloriengehalt ich nicht kenne, mittlerweile aber fürchten gelernt habe? Alles geht, alles ist essbar. Das hat mir Kirsten ja immer wieder eingetrichtert. Es kommt nur auf die Menge an. Aber das ist mein Problem. Eine Bettelhand randvoll mit meinen Lieblings-Marzipankartoffeln, das scheint mir, kalorientechnisch gesehen, tendenziell eher etwas zu viel als zu wenig zu sein. Mein Technikerehrgeiz meldet sich. Keine Lösung, für die es nicht ein passendes Problem gibt, lautet der Leitsatz jeder technischen Intervention. Ich denke nach. Ich muss zunächst genau herausfinden, wie viele Kalorien ich an einem Tag mit durchschnittlicher Belastung verbrauche. Dies setze ich in Beziehung zu meiner durchschnittlichen Kost und kann herausfinden, wie viel Spielraum nach oben ich habe, ohne zuzunehmen. Die Rechnerei mache ich am PC mit einer Tabellenkalkulation – gelernt ist schließlich gelernt. Doch je weiter ich nachdenke, umso komplexer erscheint mir das Problem. Wie definiere ich verbrauchsmäßig meine freien Tage zwischen den Jahren? Verbrauche ich da mehr oder weniger als an einem üblichen Bürotag? Was, wenn ich von meiner Ernährungspyramide abweiche, etwa, wenn mein alter Herr zu Besuch ist? Angekündigt hat er sich ja bereits.

Ich surfe ein wenig im Internet herum und werde fündig. Ein einfacher Schrittzähler mit Kalorienumrechnung für ein paar Euro sagt mir genau, wie viel Kalorien ich verbrauche, wenn ich auf den Beinen bin. Jetzt portofrei bestellen. Ausgefüllt, abgeschickt, bestellt. Das war einfach. Aber das ist ja die reine Bewegung, die bei mehr Rennerei als im Durchschnitt zum Basiswert dazugezählt wird. Ich muss also zunächst den Durchschnitts-Kalorienverbrauch eines Menschen meiner Alters- und Gewichtsklasse ermitteln. Sonst geht gar nichts. Auf der Website eines Fertigfutterkonzerns finde ich einen Energieverbrauchsrechner. Persönliche Werte eingegeben, zack: Etwa 2700 Kalorien pro Tag brauche ich für den Leerlauf, ohne zuzunehmen. Ein Anfang. Und nach einer Viertelstunde wilder Herumklickerei: Bingo! Auf der privaten Website eines Bodybuilders finde ich eine kostenlose Software mit Nahrungsmitteldatenbank und integriertem Energiebedarfsrechner. Mit diesen Toptechnologien entwickle ich einen Plan: Wenn ich abends die Nahrungsmittel samt Mengen, die ich über den Tag gegessen habe, in die Datenbank eingebe, erhalte ich die genaue Kalorienzufuhr des Tages. Nun setze ich dieses Ergebnis in meiner Tabellenkalkulation in Relation zu meinem genähert durchschnittlichen Grundumsatz, den ich mit dem Kalorienverbrauchswert des Schrittzählers gegebenenfalls nach oben bereinige. Subtrahiere ich die verbrauchten Kalorien von den aufgenommenen, erhalte ich ein positives oder negatives Ergebnis. Ist es negativ, muss ich am Folgetag versuchen, mich beim Stollen zurückzuhalten. Ist es positiv, macht auch ein Extradominosteinchen nichts. So könnte es klappen. Ich könnte eine kleine Formel programmieren, die mir zeigt, wie viel Kalorien ich eingespart oder zu viel gegessen habe. Diese Werte übernehme ich in eine Zeitreihe nach Datum, so dass ich eine Tages-, Wochen- und Monatsübersicht erzeuge. In einer zweiten Reihe könnte ich mein täglich am Morgen kontrolliertes Gewicht in Relation dazu setzen. Das Ganze kann ich auch in schön eindrucksvollen Balkendiagrammen darstellen: Gewicht, Kalorienverbrauch, Bedarf, Trend. Dazu die Durchschnittwerte und ihre prozentuale Veränderung. Supi! Was haben die Menschen nur gemacht, bevor der PC erfunden wurde?

Doch je mehr ich in bester Laune meine Kreise und Pfeile der einzelnen Parameter auf einen Karoblock male, umso mehr Unbekannte begegnen mir: Wie hoch ist der Kalorienverbrauch eines dreigängigen Saunabesuchs mit meinem Kollegen Patrick? Wie viel verbrauche ich, wenn ich über die Feiertage ein paar Hanteln stemme? Gehört ein längerer Spaziergang mit meinem alten Herrn noch zum Grundumsatz oder muss ich die Werte aus dem Schrittzähler addieren? Lassen sich zu viel vertilgte Kalorien auch noch einige Tage später wieder einsparen, ohne im Durchschnitt zuzunehmen? Zudem fällt mir auf, dass die Software zum Errechnen der Kalorienzufuhr ja keine Hände, sondern einen Wert in Gramm benötigt. Und das für jedes einzelne Lebensmittel! Hm. Soll ich etwa die Gans an Heiligabend erst auf die Waage legen, den Knochenanteil schätzen und abziehen, die Kartoffeln und den Rotkohl ebenso? Was ist mit der Sauce? Wie viel Fett ist in der Suppe, die meine Gattin perfekt mit Sherry abschmeckt und vorweg serviert? Verzweiflung erfasst mein Gemüt. Diese PCs sind auch zu nichts zu gebrauchen. Sie sind einfach nicht smart genug, zu wenig flexibel. Eine alte Programmiererweisheit sagt: Garbage in, Garbage out. Frei übersetzt: Wer Müll produziert, schmeißt auch Müll weg. So wie ich eben. Ich reiße das Karopapier mit den Kreisen drauf vom Block, zerknülle es und schnippe es Richtung Papierkorb. Knapp daneben. Wieder mal eine Lösung, die nicht zum Problem passt. Im Büro ist das einfacher. Da verbraten wir Millionen für Lösungen genau dieser Art, die sich die Herren Unternehmensberater ausdenken. Sie nennen das »lösungsorientiertes Vorgehen«, weil sie das Problem halt nicht so genau verstanden haben. Macht ja nix, merkt keiner, aber alle sind gut beschäftigt und kriegen viele E-Mails.

Weihnachten naht. Noch kein einziges Geschenk gekauft, noch keinen Weihnachtsbaum gefällt, noch keine Idee, wie ich meine Gewichtsklasse halte. Nach Bierverzicht, Fertigfutterverbot, Fruchtzwergentzug und Hungerattacken fiesester Art werde ich mein Ergebnis verteidigen. Egal wie. Im schlimmsten Fall trete ich in den Hungerstreik. Solidarität mit den Hungernden der Welt, mehr Aufmerksamkeit für die Ungerechtigkeit in der Welt, gegen globale Erwärmung. Mir wird schon was einfallen. Ein Blick auf die Uhr zeigt, dass der Abend noch jung genug ist, um mal wieder durch den Elektronikmarkt drüben im Einkaufszentrum zu schlendern. Ein wenig Entspannung und Ablenkung von den tristen Problemen des Lebens kann nicht schaden. Und vielleicht findet sich ja ein interessantes Sonderangebot. Ich schnappe meine Jacke und die Autoschlüssel. Knapp zehn Minuten später stehe ich im Laden und schlendere durch die Regale: Ich studiere die Daten aktueller Notebooks, Grafikkarten, Festplatten und Drucker. Flachbildfernseher sind ebenfalls interessant. Zwei Dreikäsehochs heizen per Joystick an der Spielekonsole ohne Rücksicht auf Verluste im Ferrari durch die Straßen von San Francisco. Nebenan macht ein Mädchen Hip-Hop-ähnliche

Tanzübungen vor einem anderen System. Gebannt schaue ich ihr zu. Könnte man nicht einfach ein Abnehmprogramm für die Konsole schreiben? Ich würde mich davorstellen, den Joystick am Bauch befestigen, mit etwas Geschick ordentlich Punkte einsacken – und schon schrumpft der Bauchumfang.

Mit diesen Gedanken fahre ich die Rolltreppe abwärts. Unten sind die Regale schlichter, aufgeräumter, es ist ruhig. Hier gibt's die Haushaltswaren. Da mir noch kein passendes Geschenk für meine Gattin eingefallen ist, schlendere ich die Regale entlang. Plötzlich stehe ich vor einer Wand aus Waagen. So weit das Auge reicht. In Glas, Chrom und Klavierlackschwarz, passend zur runden Eckbadewanne. Es gibt Modelle in schlichter Zonen-Optik, mit Frotteebezug und in Babyrosa. Nebenan steht das Modell »Verona«. Ausgerechnet jetzt! Das Leben ist gegen mich. Seit Wochen schon. Widerwillig nähere ich mich den ausgestellten Folterinstrumenten. Ich lese die Ausstattungsdetails: Bio-Impedanz-Mehrfrequenzmessung, automatische BMI-Berechnung, Trendanzeige, Sportlermodus, Berechnung des Fett-, Muskel- und Wasseranteils. Wow! Ob die einem auch bloß das Gewicht anzeigt – oder muss man dafür ein cleveres Add-On für nur wenig Geld erwerben? Ich sehe nach. Nö, das können sie alle. Meine Laune hellt sich schlagartig auf: Beim täglichen Wiegen bekäme ich doch alle Werte ermittelt, die wichtig sind. Höheres Gewicht bei mehr Körperfett? Nicht gut. Weniger Gewicht bei weniger Wasseranteil, aber gleichbleibendem Fett? Nur der Tank ist leer. Und ganz schick sehen die Dinger auch noch aus. Ich studiere aufmerksam die Preisschilder und muss erst mal schlucken. Ganz vorne steht ein Modell, das laut Preistafel irgendwie in der Gunst des Marktes abgesunken sein muss. Nur noch 80 statt 150 Euro. Gegenüber lehnt entspannt ein junger Herr mit Dreitagebart und Brille, der ein Schildchen am schwarzen Hemd trägt. »Äh, sagen Sie, wieso ist diese Waage denn so runtergesetzt? Gibt's da eine neue Version?« Er mustert mich von oben bis unten und begreift instinktiv, dass da ein potentieller Kunde vor ihm steht. Ein Abschluss naht! Er grinst sein bestes Verkäufergrinsen und preist die Vorzüge der Waage: Bio-Impedanz-Mehrfrequenzmessung, automatische BMI-Berechnung, Trendanzeige, Sportlermodus, Berechnung des Fett-, Muskel- und Wasseranteils ... Das kannte ich alles bereits. »Und warum ist die plötzlich so billig?«, frage ich. »Äh, na ja, zu Weihnachten kommen die neuen Modelle in gebürstetem Alu, in 70er-Retro-Optik und im iPod-Design mit Sprachausgabe und mp3-Player-Anschluss. Aber die Technologie ist dieselbe wie in diesem Modell in Anthrazit mit Kohlefaser-Oberfläche. Die ist echt super, ich habe auch so eine zu Hause.« Ich schaue mir den Kerl an, während er weiter sein Schnäppchen anpreist. Er sollte auf den Wasseranteil in bestimmten Körperteilen achten, denke ich. Der ist deutlich zu hoch. »Gut, ich nehme das Teil.« Gezahlt wird ganz unten, ich weiß, wo das ist. Vielen Dank.

Zu Hause packe ich meine Beute vor zwei neugierigen Augenpaaren aus: Frau und Tochter erleben live, wie Vater eine selbstgekaufte Waage auspackt. Und was für eine er gekauft hat! Ich berichte von Bio-Impedanz-Mehrfrequenzmessung, automatischer BMI-Berechnung, Trendanzeige, Sportlermodus, Berechnung des Fett-, Muskel- und Wasseranteils. Die Frauen staunen. »Hey, kann ich die mal ausprobieren?«, fragt die Kleine. Sie schnappt sich das Gerät. »He, du musst erst die Batterie rein tun. Und die Schutzfolie abziehen! »Jajaja«, ruft es von oben. Eine Minute später stürmt sie die Treppe runter: 18,5 Prozent Fettanteil – der optimale Wert laut Waage! Geiles Teil! Aber gab's die nur in dem blöden Schwarz?« Die Trendscouts des Herstellers hatten ganze Arbeit geleistet. Ich erkläre ihr, dass das Teil in iPod-Optik locker das Doppelte gekostet hätte. Sie hat ein Einsehen: »Na ja, ist ja auch so ganz o.k. ...« Nun ist meine Stunde gekommen. Mit festem, entschlossenem Schritt gehe ich ins Bad. Die Waage steht in der

Mitte der Fläche, waagerecht ausgerichtet, wie ich mit einem kritischen Blick vom Boden aus bestätigen kann. Raus aus den Kleidern, rauf auf die Waage. 121,2 Kilogramm. Ganz gut. Körperfettanteil? Error. Verdammt, was ist da los? Ich stelle sie auf Null. Zweiter Versuch. Error. Ich löse die Batterie aus dem Fach, setze sie erneut ein. Error. Ist das Teil etwa defekt? Ich rufe meine Frau und bitte sie um einen Versuch. »Seit wann interessiert dich mein Gewicht?« Oops, das klang aber jetzt etwas spitz im Unterton. Da muss ich in einem ruhigen Moment mal nachfragen. Sie legt das Kleid ab, stellt sich routiniert auf die Waage. »Na ja. Körperfett 29. War schon besser, könnte aber schlimmer sein. Und du?« Ich klettere auf die Kohlefaser-Anthrazit-Fläche. Gewicht 121,2 Kilogramm. »Hey, das sind ja schon fast zehn Kilo, Dickerchen. Glückwunsch!« Körperfett: Error. »Also an der Waage liegt's wohl nicht«, sagt sie und grinst mich an, »vielleicht an dir?« Ein Softwarefehler? Ein Defekt am Sensor? Keine Ahnung. Ich könnte kurz explodieren, entscheide aber, ihr einen Kuss zu geben. »Hey, knutscht ihr da drin etwa rum?«, ruft eine helle Stimme von draußen. Ich öffne die Badtür. Draußen steht meine Tochter. »Ich bin verabredet. Kann ich jetzt mal ins Bad oder was?«

Als ich vom folgenden, routinemäßig absolvierten Arbeitstag nach Hause komme, steht ein Päckchen auf dem Esstisch. Absender: top-schrittzaehler.de. Das blöde Ding hatte ich ganz vergessen! Ich packe aus und habe ein kleines Kästchen in der Hand, kleiner als eine Streichholzschachtel. Es zählt auf Knopfdruck die gegangenen Schritte und rechnet die näherungsweise in Kilometer und in Kalorienverbrauch um. Wie in der Bedienungsanleitung geheißen, klemme ich es an den Gürtel, direkt neben die Schnalle. Mal sehen, was ein Bürohengst meines Kalibers so verbraucht. Am Abend darauf ziehe ich das Kästchen ab und schaue nach. 163 Kalorien verbraucht. 163? Verdammt, ist das wenig. Vielleicht sollte ich mir doch mal was in Sachen Bewegung einfallen lassen?

Andererseits: Ich nehme ja auch so ab. Fast zehn Kilo, immerhin. Außerdem muss ich mich dringend um die Weihnachtsgeschenke kümmern. Keine Zeit also.

GUT ZU WISSEN

Keine Panik vor Feiertagen!

Wer abspeckt, muss weder die Weihnachtszeit, die Osterfeiertage oder andere Feierlichkeiten fürchten. Wenn Marzipankartoffeln, Lebkuchen, Plätzchen, gebrannte Mandeln, Schokoeier oder Geburtstagstorten locken, muss man nicht eisern Verzicht üben. Solche Leckereien lassen sich in übersichtlicher Menge ganz oben in die Ernährungspyramide einbauen. Und ein deftiger Gänsebraten mit Klößen ist auch mal drin. Denn »man nimmt nicht zwischen Weihnachten und Neujahr zu, sondern zwischen Neujahr und Weihnachten«, besagt eine alte Redensart. Klingt logisch, oder? Auch wenn sich wissenschaftliche Studien da ein wenig widersprechen: So behauptet eine im Jahr 2003 erhobene Umfrage eines Pharmaherstellers, dass von 1000 befragten Erwachsenen rund 40 Prozent nach dem Weihnachtsfest bis zu fünf Kilo zugelegt hätten. In anderen deutschen Studien heißt es dagegen, dass die Befragten zwischen Weihnachten und Neujahr durchschnittlich nur 370 Gramm zugenommen hätten.

Ernährungswissenschaftlich betrachtet, kann man während der Weihnachtsfeiertage gar nicht massiv zunehmen. Ein Beispiel: Wenn sich Klaus vom 24. Dezember bis zum zweiten Weihnachtsfeiertag, also in drei Tagen, drei Kilo Körperfett anfuttern würde, müsste er über 20 000 Extra-Kalorien in sich hineinschaufeln. Umgerechnet entspräche das theoretisch einer

Tagesration von über 12 Schoko-Nikoläusen zu je 100 Gramm - zusätzlich zu den Mahlzeiten.

Übrigens: Wenn das Essen an den Festtagen ordentlich gesalzen und gewürzt ist, kann sich dadurch Wasser im Körper einlagern. Das macht sich auf der Waage mit ein paar zusätzlichen Pfunden bemerkbar. In der Regel aber wird die eingelagerte Flüssigkeit ein paar Tage nach dem Festschmausmarathon wieder ausgeschwemmt, damit pendelt sich auch das Gewicht wieder ein. Trotzdem sind Feiertage kein Freibrief zum Fressen. Wer wie Klaus seine Ernährungsweise umgestellt hat, sollte sie auch in »Ausnahmezeiten« möglichst beibehalten. Dabei helfen ein paar bewährte Tricks:

- Als Vorspeise des Festmenüs frischen Salat futtern oder eine klare Brühe löffeln. So wird das erste Hungergefühl mit wenigen Kalorien, aber viel Volumen ausgebremst.
- Wenn man den Futterplan für die Festtage mitbestimmen kann: Anstelle der obligatorischen Weihnachtsgans mal Hirschsteaks oder Hasenlendchen in die Pfanne hauen oder einen festlichen Fisch - zum Beispiel Lachs, Forelle oder Rotbarsch - in die Röhre schieben.
- Zum Dessert frischen Obstsalat schnippeln anstatt eine fertige Eisbombe auftischen.
- Zum Verdauen keinen Schnaps, sondern einen Espresso trinken.
- Zum Kaffee ein paar Lieblingsplätzchen aussuchen. Die restlichen Plätzchen gleich wieder hinter Schloss und Riegel bringen. So gerät man erst gar nicht weiter in Versuchung.
- Zwischen Bier, Wein, Sekt oder Schampus immer wieder zur Wasserflasche greifen.
- Nach einem üppigen Festmahl einen kleinen Verdauungsspaziergang machen.
- Zwischen mehreren Feiertagen ein paar entspannende Stunden in der Sauna einlegen oder sich einmal eine Ganzkörpermassage gönnen.

Nicht alle Tage auf die Waage!

Ein- oder zweimal pro Woche zur Gewichtskontrolle auf die Waage zu steigen reicht völlig aus. Der beste Zeitpunkt ist morgens direkt nach dem Aufstehen, vor dem Frühstück oder der ersten Tasse Kaffee und unbekleidet.

Warnung: Der tägliche Kontrollgang auf die Waage bringt nur Frust und ist beim Abspecken kontraproduktiv! Denn wer sich wegen seines Gewichts ärgert und schlecht fühlt, der läuft Gefahr, noch mehr zuzunehmen. Das zeigte sich während einer Studie mit rund 400 Übergewichtigen an der Universität Marburg. Die Forscher bedienten sich dann eines einfachen Tricks: Sie informierten die Patienten darüber, dass die Gene eine wichtige Rolle bei Übergewicht spielen. Dadurch fühlten sich die Betroffenen nicht mehr so schlecht und hatten weniger Schuldgefühle. Das erleichterte ihnen auch das Abspecken.

Was Pulsmesser, Schrittzähler und Co. wirklich bringen

Frauen brauchen was zum Wohlfühlen, Männer brauchen Werte. Auch auf öffentliches Wiegen, nach Punkten essen und seelischen Zuspruch durch die örtliche Abspeckgruppe können Männer wie Klaus locker verzichten. Er speckt lieber ohne großes Getöse ab und verwaltet seine Gewichtsreduktion diskret in Kurvendiagrammen. Eine Tabellenkalkulations-Software wie Excel ist tatsächlich eine gute Sache, wenn man über einen längeren Zeitraum hinweg sein Abspeck-Projekt dokumentieren will. Wer nach weiteren technischen Helferlein sucht, kann sich einen Schrittzähler und eine Pulsmessuhr zulegen. Eine teure Fettanalyse-Waage muss nicht sein, denn das gefährliche Bauchfett weist sie nicht extra aus. Zur Dokumentation des

Bauchfetts tut's ein herkömmliches Maßband aus dem Kaufhaus oder einem Handarbeitsladen.

Mit einem Schrittzähler mit integriertem Kalorienverbrauchszähler lässt sich ganz einfach dokumentieren, wie beweglich man im Arbeitsalltag oder zu Hause ist. Doch der Zähler - ab drei Euro zu haben - ist nicht ohne Tücken. So registriert das vorne am Gürtel befestigte Kästchen zum Beispiel nicht, ob der Geher locker vor sich hin schlendert, sich mühsam eine Steigung hinaufquält oder die Treppe nimmt und dabei natürlich mehr Kalorien verbraucht. Ein netter Spaß ist es trotzdem, der vor allem Bewegungsfaule auf Trab bringt. Auch Klaus entwickelte durch seinen Schrittzähler erst richtig Ehrgeiz: als er sah, dass der Gang vom Sessel zum Esstisch und zum Bad nur schlappe 15 Schritte und null Kalorienverbrauch anzeigte. Eine Pulsmessuhr oder ein Radcomputer mit Pulsmesser sind für Männer empfehlenswert, die sich mit Bewegungssport angefreundet haben. So kann man beim Nordic Walking, Jogging oder Radfahren jederzeit überprüfen, ob man seinen optimalen Trainingspuls einhält. In diesem Rahmen wird der Körper weder über- noch unterfordert. Und: Wenn man sich innerhalb seines Trainingspulses bewegt und damit auch mit einer optimalen Herzfrequenz, baut der Körper Fett ab und zugleich Muskeln auf.

Cardio is for Pussys

Als wären die Dinge in meinem Leben abgesprochen: Beim Beratungstermin vor zwei Tagen hat Kirsten versucht, mir die Vorzüge von Sport an sich und speziell Ausdauertraining näherzubringen. Vor allem jetzt, so vor Weihnachten. Es wäre gut fürs Allgemeinbefinden, fürs Herz und den Blutdruck, man würde sich wohler fühlen und könne besser denken. Außerdem würde man eine Menge Fett verbrennen, was dem Abnehmen sehr helfe. Mag alles sein. Aber für mich ist das einfach nichts. Eine knappe Stunde in silberfarbenen Luxusschuhen durchs Neubaugebiet zu galoppieren ist einfach sterbenslangweilig. Nix zu tun, nix zu sehen, keine Muskelbeanspruchung, keine Herausforderung. »Cardio is for Pussys«, das stand in fetten Buchstaben an der Wand in meinem alten Fitnessstudio. Früher, als ich noch fit war. Da sind richtige Eisenschwinger rumgerannt, das Training war kein Kindergeburtstag mit Kleinhantelspielen. Aber Frauen lieben Cardio. Dabei können sie schließlich auch die Gesichts- und Sprechmuskulatur ausgiebig trainieren. Sie laufen deshalb immer mindestens zu zweit, meist aber im Laufrudel. Ich dagegen navigiere mit Autopilot durch die Spielstraßen, döse vor mich hin und trabe wie ein altes Pferd durch die Prärie. Wäre da nicht das Gehoppel, würde ich einschlafen. Einige Kollegen rennen sich die Seele aus dem Leib. Mit harmlosem Laufen ging's los, nun sind sie schon beim Halbmarathon. Dreimal die Woche. Dass das beim Abnehmen hilft, kann man den Jungs ansehen. Einige sind dünn wie Altarkerzen geworden – schmal, drahtig, keine Oberarme, kein Trizeps, kein Brustkorb. So will ich nicht aussehen, und deswegen weigere ich mich, zu laufen. Zumal bei diesem Sauwetter da draußen.

Vier Grad, Nebel, Dunkelheit. Jeder ist froh, wenigstens im Warmen zu sitzen. Außer den richtig krassen Jungs, die mit reflektierendem Ganzkörperkondom und topmodisch geschnittener, tiefsitzender Pudelmütze auch bei Schneetreiben den Fahrradweg entlanghecheln. Ich lasse ja viel mit mir machen. Ich bin lernbereit, gutmütig und anpassungsfähig. Aber alles hat seine Grenzen. Es gibt einfachere Wege, sich lächerlich zu machen. Mir ist schon klar, dass ich mit Ausdauersport schneller abnehmen würde. Nur hat Kirsten da einen Denkfehler gemacht: Wenn ich mit dem flotten Zielgewicht durch die Fußgängerzone federe, würde ich die Rennerei ohne Zögern einstellen. Ersatzlos. Ich würde dann aber, zumindest aller Wahrscheinlichkeit nach, wieder zunehmen. Denn ich verbrenne ja weniger Kalorien als mit Laufen. Soll ich von jetzt an ein Leben lang abends auf Gelkissen durchs Viertel hoppeln und jeden Laternenpfahl mit Namen grüßen? Mit meinen Hanteln weiß ich, was ich habe. Ich kann mir Ziele setzen und langsam auf sie hin arbeiten. Ich kann verschiedene Techniken erproben und sie verbessern. Ich kann sehr hart, ehrgeizig und auch mal lässig trainieren. Aber alles hat einen Sinn, wenn man Muskeltraining mit Verstand betreibt. Zum Laufen, sorry Leute, braucht man den nicht. Man braucht nur schweißabsorbierende und gutsitzende Socken, um sich keine Blasen zu laufen.

Aber ich sehe auch ein: Mein kleines Rückenproblem hat mich im Training um einiges zurückgeworfen. Früher bin ich drei-, viermal die Woche in den Keller gegangen. Ich habe hart gearbeitet, bis an die Grenze. Das fühlte sich gut an. Doch nun mache ich nur noch ab und zu ein paar kleine Einheiten, um den Rücken zu schonen. Ganz ehrlich: Mein Sportprogramm tendiert deswegen gegen Null. Schließlich hatte aber sogar Kirsten ein Einsehen: Mit Übergewicht und Rückenproblemen ist Laufen keine gute Idee. Die Gelenke werden ordentlich beansprucht, was böse Folgen haben kann. Sie erwähnte noch beiläufig den Begriff »Nordic Walking«, weil diese Variante ja optimal gelenkschonend sei. Ich musste so laut lachen, dass sie lieber schnell das Thema wechselte. Wir gingen also alle Alternativen noch mal durch. Schwimmen? Wie ein Delphin seine Bahnen im Becken ziehen, oder wie heißt das Wassertier mit dem integrierten Springbrunnen? Herrje. Radfahren? Na ja, hätte ich ein gutes Rad – vielleicht. Aber mit Bauch und dem abgelegten Hollandrad von Queen Mum durch nasse Feldwege heizen, bis meine Ray Ban Wayfarer mit Schlamm bespritzt ist? Wie peinlich. Geht auch nicht. Nordic Walking? Grins. Laufen? Gähn. Meine liebe Beraterin sah ziemlich ratlos aus. »Gibt's bei euch eigentlich noch diese Trimm-dich-Pfade aus den 70er Jahren?«, fragte sie unvermittelt. Klar konnte ich mich noch erinnern an die große Fitnesswelle zur Begradigung deutscher Wohlstandsbäuche. Damals war ich ein achtjähriger Steppke und bekam diese kleine »Trimmy«-Figur geschenkt: Ein dauergrinsendes, quadratisches Männchen mit Rex-Gildo-Matte und hochgerecktem Daumen. Und tatsächlich, da gibt es noch einen Pfad gleich hinten am Wäldchen. »Dann mach doch das gute, alte *Trimm dich*! Du läufst ein klitzekleines bisschen, und an den Stationen machst du Sit-ups, Liegestütze, Dehnübungen, Klimmzüge oder was da sonst auf den Anleitungstafeln steht. So kombinierst du Konditionstraining und Muskelarbeit, aber deine Herzfrequenz bleibt oben, was das Abnehmen fördert.« Hm, das klang jedenfalls ein wenig besser als die anderen Alternativen. Ich hatte dort zwar noch nie jemanden gesehen, der ernsthaft Sport treibt. Auf den Schwebebalken und den anderen merkwürdigen Holzkonstruktionen konnte ich bislang nur knutschende Teeniepärchen beobachten. Mir ist es aber sowieso lieber, meine Übungen nicht vor jubelnden Menschenmassen vorführen zu müssen. Ich nahm mir dennoch ein paar Tage Bedenkzeit. Die Ergebnisse von Waage und Schrittzähler taten ihr Übriges.

Bald war es wieder Samstag und das Wetter nicht allzu fies – also reingezwängt in den Jogginganzug, ein Handtuch um den Hals und ab in die Kälte. Meine Nachbarn hatten alle Besseres zu tun, als mit Schal und Winterjacke draußen herumzustehen. Keine absehbar peinlichen Begegnungen, bei denen man dumme Antworten auf dämliche Fragen geben muss. Oben am Wäldchen begann ich mein Programm mit ein paar Dehnübungen. Beim Rumpfbeugen taste ich mich ganz vorsichtig nach unten – wenn hier im halbdunklen Wald eine Schmerzattacke meinen Rücken lahmlegt, dann gute Nacht, Marie. Es geht besser, als ich dachte, doch 15 Zentimeter über dem Boden ist Ende. Das ging früher aber mal anders – locker mit den Handflächen auf den Boden aufsetzen, Knie durchgedrückt, na und? Aber jetzt? Der halbgefrorene Waldboden ist weit weg von meinen Fingerspitzen. Tja, da wäre also noch Potential. Ich bewege mich weiter zur nächsten Station. An einem querliegenden Baumstamm soll ich Liegestütze machen, zeigt mir das Piktogramm auf dem verwitterten Schild. Endlich was Richtiges! Ich lege meine Füße auf den Stamm, stütze mich auf die Hände und los geht's. 13, 14, 15 – was ist denn nun los? Früher kam ich jetzt langsam in Fahrt, um auf die 50 hochzuzählen. Arrrgh! Ich platsche auf den kalten Boden wie ein nasser Sack. So weit ist es also schon mit mir gekommen. Nicht mal 20. Gut, dass mich keiner sieht. Einige Stationen weiter, an denen ich die Übungen auch mal nur symbolisch absolviere, sind nun die Sit-ups an der Reihe. Die sind richtig gut für den Bauch! Also die Füße unter den querliegenden Stamm geklemmt, die Hände berühren den Kopf ganz leicht hinter den Ohren. Ab geht's! Eine Zeitlang geht es gut, und es macht Spaß. Es ist fast wie in den alten Zeiten – zack, zack, zack! Beim dritten Satz merke ich, dass mir so richtig die Puste ausgeht. Verdammte Raucherei! Verdammter Bauch! Verdammte Sitzerei! Ich atme tief aus, lasse mich auf den Boden sinken und schließe die Augen. Uff, das tut gut. Ich entspanne. Doch da nähert sich ein seltsames, rhythmisches metallisches Klackern. Was kann das sein? Das Geräusch wird lauter, Stimmen sind zu hören. Das Klackern umgibt mich, und mir wird langsam etwas mulmig. Plötzlich erstirbt das Klackern, es ist still. Eine Frauenstimme fiept: »Ooooh Gott, ist der tot?«, und etwas Spitzes piekst in meinen rechten Oberarm. Ich öffne die Augen, blicke auf ein Halbrund aus modischen Sportwinterjacken, Bauchtaschen, Skistöcken und bunten Mützen. »Hatten Sie einen Unfall?«, fragt eine der Mützen besorgt. »Nein, ich mache hier *Trimm dich.*« »Hoffentlich hat er's nicht mit dem Herz. Mein Herbert hatte das auch, da mussten sie ihn operieren.« Ich erkenne schließlich im Halbdunkel ein Dutzend ältere Damen, die mich skeptisch bis besorgt beäugen. »Sollen wir Ihnen einen Arzt holen? Brauchen Sie Hilfe?« »Ich habe mein Handy mit«, ruft es von hinten. »Haben Sie sich überanstrengt?« Ich verneine mit ruhiger Stimme. Einige Damen tuscheln und zeigen auf meinen Bauch. »Was machen Sie eigentlich hier?«, frage ich grantig zurück. »Wir sind die Nordic-Walking-Gruppe von der Volkshochschule. Die Gerda, die ist unsere Leiterin.« Gerda lächelt. »Jeden Samstag, 14 Uhr. Bei jedem Wetter, nicht wahr, Mädels?« Sie lachen. Ich rapple mich schnell hoch, damit die Sache nicht noch peinlicher wird. »Ich habe heute sehr viel trainiert und zum Abschluss ein wenig entspannt. Das kennen Sie doch sicher auch vom Yoga.« Das hatte ich mal in so einem Fernsehfilm gesehen, dass die Yogagruppe immer zum Schluss der Übungen, auf dem Rücken liegend, einen kleinen Rundgang durch den Kosmos macht. Die Damen, alle über 50, nicken kenntnisreich. »Ach so, na Gott sei Dank. Wir dachten schon, mit Ihnen wäre was. Das hätte was gegeben. So ganz allein hier im Wald.« Die Damen nehmen wieder Aufstellung, das Klackern entfernt sich. Ich verabschiede sie höflich, lasse mich auf den Stamm fallen und nestele meine Zigaretten aus der Hosentasche. Erst mal eine rauchen. Dieser ganze Cardiokram ist einfach nichts für mich. Vielleicht sollte ich lieber mal wieder in die Sauna gehen? Man nimmt ab, bleibt im Warmen und begegnet keinen Nordic-Walking-Gruppen. Ich beende mein Übungsprogramm und mache mich auf den Heimweg. Werde im Büro mal wieder Patrick fragen. Früher waren wir öfter zusammen schwitzen, aber die Arbeit wird mehr und mehr, und die Abende sind einfach kurz. Aber Sauna ist eine gute Alternative. In meinen sportlichen Zeiten konnte ich damit gut abnehmen – zugegeben, es waren ein paar hundert Gramm bis zum nächsten Wettkampf. Aber besser als nichts. Zu Hause dusche ich und stelle mich auf die Waage. Hundert Gramm weniger als heute früh. Da hätte ich mir die Aktion gleich sparen können.

Also Sauna. Es vergehen einige ereignislose Tage mit schwankenden Gewichtsdaten. Doch die Tendenz zeigt nach unten, wenn auch nur in ganz, ganz kleinen Schritten. 120,5 Kilo, echte zehn Kilo sind runter! Heute früh habe ich meine alte rote, geräumige Sporttasche in den Kofferraum gepackt. In ihr lässt sich ohne Probleme eine komplette Golfausstattung samt Schlägerset unterbringen. Doch Golfen ist nicht mein Ding – zu wenig Muskelbetätigung, zu viel Gequatsche übers Geschäft. Nun liegen darin zwei riesige Handtücher, die zur Not auch als Kinderzelt einsetzbar wären, dazu Duschgel, Badeschlappen, ein frisches Polohemd und eine Flasche Wasser. Selbstverständlich das natriumarme. Patrick hatte erfreut eingewilligt, als ich ihm beim Bürokaffee den Vorschlag gemacht hatte, mal wieder richtig schwitzen zu gehen. Wir haben uns in einer schick renovierten städtischen Saunalandschaft verabredet, die erst vor ein paar Jahren umgebaut wurde. Zu dieser Zeit wusste die Kommune nicht mehr, was sie mit ihren ganzen blöden Steuereinnahmen machen sollte. So beschlossen die Stadtväter, das ehrwürdige Hallenbad mit Sauna für sehr viel Geld grundlegend neu zu gestalten. Da alle wussten, dass die Folgekosten solcher Projekte in schöner Regelmäßigkeit skandalträchtig explodieren, wurden die Eintrittspreise daraufhin besonders niedrig kalkuliert. Damit würde in den kommenden 20 Jahren ganz sicher kein Beamter der Finanzverwaltung genötigt, Überstunden zu machen, nur um überschüssige Steuereinnahmen zu verplanen. Das Geld war verplant. Anders gesagt: Es war weg, bevor es da war. Zehn Euro für drei Stunden in edler Wellness-Atmosphäre für die Gesundheit schwitzen ist ein Preis, der Saunafreunde erfreut. Vor einigen Jahren saßen wir regelmäßig in der grau gefliesten, alten Sauna. Die Kabine ähnelte einer dunklen Holzkiste, in der jemand zufällig am Boden neben dem Einstieg einen alten Holzkohlegrill angeworfen hatte. Die Duschen stammten aus den 50er Jahren, die angerosteten Stahlschränke auch. Das hatte Charme. Nun begeben wir uns in die großzügige, mediterran gestrichene Umkleide mit immergrünen Deko-Palmen. Ich schwinge ein Handtuch um den nackten Bauch, Patrick streicht sich noch mal konzentriert durchs gegelte Haar, und los geht's. 65 Grad Bio-Sauna? 90 Grad Classic? Oder 45 Grad Farblicht-Sauna? Wir entscheiden schnell: 90 Grad. Von nichts kommt schließlich nichts. Wir stellen die Badeschlappen ordentlich vor der Türe ab und betreten die dezent beleuchtete Kabine. Nur eine Bank ist noch frei, auf der wir unsere Handtücher platzieren. Patrick rückt seinen nun nackten Waschbrettbauch in Pose. Er winkelt ein Bein auf der Bank an und stützt den Ellenbogen effektvoll aufs Knie. Er schaut in die Runde. Die älteren Herren würdigen ihn keines Blickes, und die älteren Damen blicken dezent zur Decke. Na ja, vielleicht ist beim nächsten Gang ja ein interessierteres Publikum anwesend. Ich kenne Patricks Spielchen schon lange und ignoriere es grinsend. Ein wenig versuche ich, den Bauch einzuziehen, um mich nicht ganz so zu unterscheiden. Nach einer Minute wird das aber anstrengend, ich atme entspannt aus. Die anwesenden Herren haben ohnehin ähnliche Proportionen wie ich. Patrick beginnt leise, aber unaufhaltsam zu quatschen. Bürotratsch. So erfahre ich endlich mal wieder, wer eben mit und gegen wen auf unseren Fluren unterwegs ist. Es ist schon gelegentlich wichtig zu wissen, bei welchen Kollegen man besser mal seine Klappe hält und lieber nicht aus der Deckung kommt. Wir schwitzen und reden, und dabei wechselt langsam, aber stetig das Publikum. Ein älterer Herr hat genug geschwitzt, patscht lautstark den Schweiß auf seinem umfangreichen Bauch und klettert nach unten zur Kabinentür. Armer Kerl, denke ich beim unwillkürlichen Blick zwischen seine Oberschenkel. Ein paar kümmerliche Zentimeter sind im Schatten des gewaltigen Bauchumfangs auszumachen. Mann, ist der kurz. Ich flüstere mit Patrick weiter über die neuen Controlling-Freunde unseres Abteilungsleiters, während ein beleibter Mann meines Alters die Kabine betritt und den eben frei gewordenen Platz anstrebt. Er lässt das Handtuch von den Lenden sinken, um es auf der Bank auszubreiten. Wieder ist der Schnippel nur ein Schnippelchen. Ein vergleichender Kontrollblick nach unten hat wenig Erfolg. Mein Bauch ist dummerweise im Weg, und um den Schatten auszumachen, ist es zu dunkel. Haben Dicke einen Kurzen? Gut, ich habe nie ein Extrafach in der Boxershorts benötigt, aber alles war normal und am rechten Platz. Aber die beiden Jungs? Haben die etwa ein Problem, oder haben die einfach Pech gehabt? Während ich mit Patrick über ein paar Kollegen deftig herziehe, kriecht ein ungutes Gefühl in mein Stammhirn. Sollte ich etwa auch …?

Bald sind wir schweißnass und richtig gut durchgeheizt. Nix wie raus! Ich schwinge das Handtuch um den Bauch – klar, Patrick wirft es lässig über die Schulter – und ab zum Abkühlen und Duschen. In einem nicht einsehbaren Teil des Bades haben die Planer ein Freigelände mit Liegen eingerichtet. Anmutige Gips-Statuen aus dem Antik-Shop blicken auf die zerzausten, dampfenden Leiber, die hier ein paar Schritte durch die Winterkälte watscheln. Wir wagen es auch. Dort erblicke ich einen Mann mittleren Alters mit Bauch – auch der hat nur die Hälfte des als normal einzuschätzenden Längenmaßes unterm Bauchnabel hängen. Doch es hängt nicht, sondern ragt keck aus der Bauchfalte heraus. Ist das alles? Arme Sau. Mir wird kalt, und ich verschwinde ins Warme zum Duschen. Schließlich liegen Patrick und ich ermattet im Ruheraum auf den kommunalen Designerliegen. Mehrere Damenpaare sind ebenfalls im Raum, und da ist es vorbei mit der Ruhe. Es zischt, wispert und kichert, hinten schnarcht einer mit Brille. Ich habe mich mit dem zweiten Handtuch warm eingepackt und genieße die Entspannung danach. Patrick liegt – klar – nur auf dem Handtuch. Er muss ja seinen Fitness-gestählten Body zeigen. In akuter Ermangelung passender und williger Gespielinnen hat er derzeit sonst wenig Gelegenheit dazu, beklagt er. Seine Körperformen sind gut sichtbar, und da ist alles o.k. unterm Nabel. Nicht riesig, aber angemessen. Während ich vor mich hin döse, beobachte ich aus dem Augenwinkel einige Damen, die man als das Gegenteil von hässlich bezeichnen würde. Doch immer wieder bleibt mein Blick auf den Bäuchen kleben. Und heute Abend tragen die Herren Bauch. Beim Duschen und Abtrocknen der Herrschaften erblicke ich jedes Mal die stark gekürzte Fassung anstelle des Originals. Mit jedem Blick werde ich unruhiger. Ich erinnere mich, dass meine geliebte Frau kürzlich eine beiläufige, dezente Bemerkung über meinen Körper im Allgemeinen und Speziellen gemacht hatte. Die hatte ich als blöden Witz verstanden und gleich wieder vergessen. Nun wird mir hammerartig klar: Hinter der hingeworfenen Bemerkung gibt es drei Zentimeter Wahrheit … Ich muss schlucken. Mir ist es nie aufgefallen, denn man nimmt ja nicht in zwei Wochen zu. Wenn der kleine Mann nun Millimeter für Millimeter kleiner wird, fällt das ja erst mal nicht weiter auf. Aber was passiert da? Nimmt der Kleine etwa ab, wenn der Bauch zunimmt? Oder verschwindet er einfach auf Nimmerwiedersehen? Wird er gar vom Bauch überrollt und platt gebügelt? Erschütternde Fragen kreisen in meinem Kopf. Es gibt etwas, das ich klären muss. Dringend.

Wir machen zwei weitere Saunagänge, die für mich nicht mehr ganz so entspannend ausfallen. Die Frage ist kurz und betrifft Kurz. Ich suche eine kurze Antwort: Schrumpft der Pimmel, wenn der Bauch wächst? Ich werde nachher gleich mal im Internet suchen. Aber wie soll ich das googeln? »Schrumpfpimmel« ist kein Suchwort, in das ich hohe Erwartungen an eine erschöpfende Antwort setzen würde. Patrick und ich gehen noch ein Bier trinken – ich ein kleines, danach Wasser – und einen Salat essen, dann trollen wir uns heimwärts. Zu Hause lasse ich mich in meinen guten alten Sessel fallen und genieße den Abend im Kreise der heute gutgelaunten Familie. Bald verabschiede ich mich aber in mein Arbeitskabuff und werfe den PC an. Nach ein wenig Sucherei mit Tausenden Treffern Schweinkram finde ich im Diskussionsforum einer Abnehmgruppe ein paar erschöpfende Antworten: Ja, er schrumpft. Nein, er verliert weder an Umfang noch an Länge. Ja, wenn man stark abnimmt, erhält er seine alte Länge zurück. Der Grund ist so einfach wie verständlich: Das von oben wirkende Gewicht des Bauches drückt den Penis in die Leiste hinein. Und weg ist er. Dann ist man nicht nur dick, sondern hat auch einen Kurzen. Das hatte meine Gattin also beklagt. Ich gehe noch mal ins Bad, um vor dem Spiegel die Angelegenheit im Lichte zu betrachten. Aber alles, was ich sehe, ist vereinzeltes Brusthaar und mein oberer Bauchansatz. Was nun? Den alten Plastikhocker vors Waschbecken schieben und draufstellen, ja das könnte gehen. Ich schwinge mich auf den Hocker und blicke in nackte Tatsachen. Tja, wo die Gattin recht hat, hat sie recht. Herzlichen Glückwunsch auch. Ich tappe ziemlich bedrückt ins Bett, rolle mich in die Kissen und knipse das Licht aus. Ein böser Traum reißt mich tief in der Nacht aus dem Schlaf. Schweißgebadet wälze ich mich herum, ich atme schwer. Was war mit mir? Ich hatte geträumt, das erste Mal in einer Abnehm-Selbsthilfegruppe zu sitzen, zwangseingewiesen von der sonst so freundlichen Kirsten. Ich sah viele Dicke im Kreis sitzen, und Kirsten forderte mich streng auf, mich und mein kleines Problem vorzustellen. »Ja, äh, und ich bin der Klaus, und mein Problem ist, ich sehe meinen Pullermann nicht mehr, wenn ich pinkeln muss. Ja, und da wäre auch noch die ein oder andere Kleinigkeit zu diesem Thema, aber das ist erst mal nicht so wichtig.« Betroffene Blicke und verständnisvolles Nicken aus der Runde. Die Dreizentner-Dame im bunt gemusterten Kaftan neben mir schlingt mitfühlend und mit unbändiger Kraft ihren Arm um meine Schulter und brummt mit tiefer Altstimme: »Ja, das war sehr mutig von dir, Klaus. Wir sollten ehrlich zueinander sein, immerhin bringt unsere Gruppe über tausend Kilo auf die Waage.« Und ich kriege keine Luft mehr. Dann bin ich aufgewacht. Ich tappe in die Küche und öffne den Kühlschrank. Ein Stück Wurst lacht mich an. »Scheiß drauf«, denke ich, mampfe und entspanne mich ein wenig. Ich gähne und tappe zurück nach oben ins Schlafzimmer. Schnell falle ich einen tiefen, diesmal traumlosen Schlaf.

GUT ZU WISSEN

Je riesiger der Bauch, desto winziger der Kleine Mann?

Ja, dieses Thema ist extrem peinlich. Deshalb hat Klaus über seine zweite Problemzone, die unterhalb des Bauchs, mit niemandem gesprochen. Noch nicht einmal mit der besten Ehefrau von allen. Auch Herr Google bietet nur wenige sachdienliche Hinweise zum Thema. Deshalb das Wichtigste kurz und diskret an dieser Stelle: Das männliche Glied besteht aus Schwellkörpern, Muskeln und Blutgefäßen. In diesem Organ gibt es kein Fettgewebe. Daher kann sich im Penis auch kein Fett einlagern, so wie in der Etage darüber, im Bauchbereich. Da bei Männern Fett in größeren Mengen vor allem dort eingelagert wird, entsteht der optische Eindruck, dass das Glied mit zunehmender Bauchmasse schrumpft. Tatsächlich aber schrumpft der Penis nicht: Bei Adipositas kann er lediglich die Tendenz haben, sich allmählich in das Unterhautfettgewebe des Bauches zurückzuziehen. Die Behandlungsmethode ist schlicht und effektiv: Um dem kleinen Mann wieder zu seiner ursprünglichen Größe zu verhelfen, ist solides Abspecken angesagt. Der Gewichtsverlust hat übrigens einen weiteren positiven Nebeneffekt auf die Männlichkeit: Der meist mit Adipositas einhergehende hohe Blutdruck reguliert sich. Die Pille, die den Blutdruck reguliert, wird überflüssig. Die gilt nach zuverlässiger Aussage von Ärzten als der Erektionshemmer schlechthin – egal, von welchem Hersteller.

Bewegung ist nicht nur für Dünne

»Meine Wampe ist beim Sport im Weg«, »erst wenn ich unter 100 wiege, mache ich was«, »mit Sport quäle ich mich nur bei meinem Übergewicht«, »das sieht doch völlig Panne aus, wenn ich durch die Gegend walze« – es gibt zahlreiche Argumente, warum man als Dicker nicht auch fit sein kann. Doch Massenbewegung baut Stress ab und tut gut. Auch mit 10, 15 oder 30 Kilo zu viel auf den Rippen. Dicke Damen fühlen sich jedenfalls deutlich besser, wenn sie fit sind. Das haben Psychologen an der Opole Universität in Polen festgestellt. Frauen, die mit einem Body-Mass-Index (BMI) von 30 und mehr medizinisch als fettleibig gelten und sich körperlich fit halten, seien mit ihrem Leben grundsätzlich zufriedener und weniger depressiv. Auch schätzten die fitten Dicken ihre Gesundheit und ihr Aussehen realistischer ein als diejenigen, die kaum Sport treiben, so die Wissenschaftler in ihrem Studienbericht aus dem Jahr 2008. Amerikanische Forscher aus South Carolina, die erstmals den Zusammenhang zwischen Sport, Gewicht und Lebenserwartung untersuchten, kamen zu einem ähnlichen Schluss. Das Fazit ihrer Langzeitstudie, in der von 1979 bis 2001 die Daten von mehr als 2000 Erwachsenen ausgewertet wurden: Fitte Menschen mit Übergewicht leben länger als nicht fitte oder untergewichtige Menschen.

Muss Bewegung wirklich sein beim Abspecken?

Ja. Denn Bewegung regt den Stoffwechsel an, die Verdauung und die Fettverbrennung. Das fördert auch den Gewichtsverlust. Welche Bewegungsart dem Körper überhaupt guttut, ist von der individuellen Veranlagung abhängig. Wer in Jugendjahren gerne Fußball, Volleyball oder Tennis gespielt oder Leichtathletik gemacht hat, wird auch mit Wampe relativ leicht wieder in Schwung kommen und sich wohl dabei fühlen. Ein guter sportlicher Einstieg wäre Radfahren, Nordic Walking oder leichtes Jogging. Wer sich hingegen schon im Schulsport gequält hat und sich nicht gerne bewegt hat, wird auch heute eher ein Sportmuffel sein. In diesem Fall ist Bewegung »light« empfehlenswert: zum Beispiel fernöstliche Bewegungsformen wie das chinesische Schattenboxen Thai Chi, Qigong oder Yoga. Wer wie Klaus als ehemaliger Kampfsportler gerne Hanteln im Keller schwingt, bewirkt damit leider wenig: Denn körperliche Ausdauer trainiert man beim Gewichtestemmen nicht, sondern überwiegend Muskelkraft. Muskeltraining ist zwar wichtig, reicht aber allein nicht aus für die Fitness. Erst die Kombination aus Muskeltraining und regelmäßiger sportlicher Bewegung trägt dazu bei, dass Klaus seinen erhöhten Cholesterinspiegel, seine beginnende Diabetes und seinen Bluthochdruck wieder in den Griff kriegt. Für Bewegungsfaule wie Klaus lohnt es sich auf jeden Fall, wenigstens ein bisschen In Schwung zu kommen: In einem Modellversuch mit Tieren stellte sich nämlich heraus, dass durch sportliche Bewegung der körpereigene Herzschutz teilweise »repariert« werden kann. Einhergehend mit einer Ernährungsumstellung zeigte sich sogar, dass schon eine leichte körperliche Betätigung ausreicht, um den maximalen Effekt zu erzielen. Diese Wirkung lasse sich auch dann erzielen, wenn man vorher noch nie Sport gemacht habe, behaupten die Forscher der Universitätsklinik Essen in ihrem Forschungsbericht aus dem Jahr 2009.

Welcher Sport eignet sich am besten für Dicke?

O.k., Bewegung muss sein. Aber was tun, wenn man so dick ist wie Klaus?

Mit 40 Kilo zu viel auf den Rippen kann sich ein Mann wie Klaus sportlich erst mal nicht voll ins Zeug legen. Die Verletzungsgefahr wäre viel zu groß. Denn aufgrund ihres extremen Übergewichts haben Menschen mit Adipositas Stufe III meist auch Probleme mit dem Rücken, den Knien und anderen Gelenken sowie mit Bluthochdruck. Deshalb eignen sich zu Beginn des persönlichen Abspeckprogramms Sportarten wie Schwimmen, Aqua-Jogging und Radfahren am besten. Hier lassen sich Ausdauer trainieren, Muskeln aufbauen und die Fettverbrennung ankurbeln, ohne dass Gelenke und Organismus zu stark belastet werden. In nur drei Schritten lässt sich die Grundkondition wesentlich verbessern:

- *1. Schritt:* Für sehr Übergewichtige, die null Ausdauer haben, ist Aqua-Jogging oder Aqua-Gymnastik als Einstieg empfehlenswert. Denn in diesem Fall muss erst mal das Herz-Kreislauf-System trainiert und gestärkt werden. Und so geht's: Je nach Möglichkeit täglich oder wenigstens dreimal die Woche mit Hilfe eines Korkgürtels oder einer Schwimmweste ohne Bodenberührung (!) ein paar Laufbewegungen machen. Diese Einheiten langsam steigern, bis man eine halbe Stunde ohne Anstrengung »joggen« kann. Nach einigen Wochen, wenn sich das Herz-Kreislauf-System durch das Wassertraining stabilisiert hat, kann man dann auf festem Boden trainieren.

- *2. Schritt:* Nach dem Wasser geht's aufs Rad. Fahrradfahren ist ideal, weil das Körpergewicht auf dem Sattel ruht. Hüfte, Knie und Sprunggelenke werden entlastet. Und noch ein guter Effekt: Mit jeder Kurvenumdrehung macht der Dicke ein Stoffwechseltraining für die Knorpel seines Hüft-, Knie- und Fußgelenks. Der Knorpel ist dabei keinerlei Druck ausgesetzt. Die Gelenkflüssigkeit, die den Knorpel mit Nährstoffen versorgt, wird bei jeder Umdrehung am Knorpel vorbeigespült und hilft so, den Stoffwechsel des Knorpels zu aktivieren und ihn gesund zu erhalten.
- *3. Schritt:* Zum Muskelaufbau geht's am besten ins Fitnessstudio. Dort gibt's eine ganze Reihe von Geräten, an denen man im Sitzen gezielt Arm-, Bein- und Rückenmuskeln trainieren kann. Aber bitte nur unter Anleitung eines ausgebildeten Fitnesstrainers!

Bei welcher Sportart verbrennt man die meisten Kalorien?

Gleich vorweg: Wie viele Kalorien durch Bewegung verbrannt werden, spielt überhaupt keine Rolle. Manche Wissenschaftler behaupten sogar, dass Kalorienverbrennung durch Sport gar keine Wirkung beim Abnehmen hat: Ein gesunder Körper würde den Energieverlust nämlich durch vermehrten Appetit sowieso wieder ausgleichen. Warum sich also mit Sport quälen? Tatsächlich geht es nicht darum, sich beim Indoor-Cycling auf Hochtouren abzustrampeln, obwohl es einen völlig nervt. Körperliche Bewegung sollte kein zusätzlicher Stressfaktor sein, sondern guttun und Stress abbauen. Deshalb ist es wichtig, eine Bewegungsart zu finden, die man gerne ausübt. Sonst gibt man schnell wieder auf. Es lohnt sich aber, sportlich in Bewegung zu bleiben. Am besten täglich oder wenigstens dreimal pro Woche eine halbe Stunde lang. Denn wer durch Sport seine körperliche Ausdauer verbessert, wird auch widerstandsfähiger gegen Stress und verliert leichter an Gewicht. »Cardio« ist also nicht nur für Pussys geeignet. Mehr dazu gibt es im nächsten Kapitel.

Das Mikado-Prinzip

Es schneit, es regnet, es schneit. Verkehrschaos wegen Glätte, wegen Starkregen und überfrierender Nässe. Der Polarkreis ist ein Urlaubsparadies gegen dieses Sauwetter. Aber immerhin habe ich in den vergangenen zwei Wochen wenigstens das rot-goldene Pflichtprogramm absolviert: Die Weihnachtsgeschenke stehen auspackbereit und gut versteckt im Keller. Eine Edeljeans fürs Töchterchen und zwei CDs irgendwelcher Teenie-Casting-Bands, an die sich im Januar keiner mehr erinnert. Für die Gattin habe ich eine modische Uhr ausgesucht, die sie schon zweimal still und mit plattgedrückter Nase im Schaufenster bewundert hatte. Ich habe mir ausdrücklich eine Rückgabegarantie zusichern lassen – man weiß ja nie. Sonst gibt es wenig zu berichten, außer dass das Abnehmen eben mal Pause macht. 120 Kilo sind schon ein gutes Stück des Weges, aber immer noch zu wenig. Jetzt gilt es, am 2. Januar denselben Wert auf dem Display der Luxuswaage vorzufinden. Eine technologische Lösung des Problems habe ich mittlerweile aufgegeben. Alles sinnlos. Bei meinem letzten Termin vor Weihnachten habe ich mich deswegen bei Kirsten ausgeweint. Sie hatte einen Ratschlag parat, der wieder mal unbestreitbar einfach, aber extrem machbar ausfiel. Erstens: Von allem, was süß aussieht, wenig bis sehr wenig essen. Alles probieren, aber nicht reinstopfen. Ein Stück Kuchen reicht ja auch, müssen nicht zwei sein. Zweitens: Alkoholisches ist nicht verboten, aber bitte genießen und nicht reinschütten. Drittens: Die Mahlzeiten in Portionen wie geübt futtern und die Pyramide nicht ganz aus dem Auge verlieren. »Damit wirst du im Januar ganz entspannt auf die Waage steigen können«, beruhigte sie mich. Da erzählte ich ihr von meiner Mega-Waage. »Damit nimmst du kein Gramm mehr ab, aber wenn es dir hilft, ist das Geld gut angelegt. Und noch was: Tägliches Wiegen ist Käse. Vor allem an den Feiertagen. Einmal die Woche genügt völlig, denn das Körpergewicht schwankt. Es kommt drauf an, wann man wie viel isst, wie viel Flüssigkeit im Körper ist, wie der Stuhlgang funktioniert. Ein Kilo weniger, drei Pfund mehr – das ist ganz normal und mittelt sich wieder. Tägliches Wiegen macht beim Abnehmen nur nervös.«

Mit diesen Ratschlägen entließ sie mich ins Schneetreiben und ins Weihnachtsfest. Meine Generalprobe für Weihnachten habe ich aber noch vor mir: Die alljährliche, berüchtigte Weihnachtsfeier unserer Bank. Die Herren lassen sich da nicht lumpen. Schicke Location, edles Essen, guter Wein, viel Bier, sogar Schnaps – alles kostenlos. Gut, ein paar pseudo-launige Reden wie die des Herrn Vorstand muss man dabei über sich ergehen lassen, aber das lässt sich einrichten. Spätestens ab zehn Uhr sind alle betrunken, zu weiter fortgeschrittener Stunde gibt es noch die eine oder andere wüste Szene zu beobachten. Das ist der Zeitpunkt, an dem die Feier wirklich lustig wird. Deswegen ist sie traditionell am Freitag. So hat man zwei Tage lang die Gelegenheit, den Rausch auszuschlafen und sich zu schämen.

Heute ist Freitag. Punkt 19 Uhr werde ich im edlen Hotel Fortuna erwartet – wie etwa 500 andere Kollegen auch. Anzug ist Pflicht. Ich habe zu Hause noch etwas Zeit, um mich ums passende Outfit zu kümmern. Als ich in den guten Anzug schlüpfe, bemerke ich, dass er ein wenig locker sitzt. Ich brauche einen Gürtel, damit die Hose nicht rutscht. Potztausend, ich muss abgenommen haben! In meinem Kopf ist es schlagartig Frühling: »Ab-ge-noh-hom-men«, singe ich ausgelassen und hüpfe von einem Bein aufs andere. Noch zehn Kilo mehr runter, und das Ding kann sich auf dem Basar einen neuen Besitzer suchen. Eine Stunde später betrete ich den gediegenen Festsaal, wo die Firmenfeier stattfindet. Runde Tische für acht bis zehn Personen erwarten die Gäste, schick eingedeckt und mit fein gefalteter, steifer Stoffserviette. In der Mitte ein Blumengesteck. Ich suche den Saal nach meinen Kollegen ab – zwar dient die Feier offiziell dem besseren Kennenlernen, aber in der Realität bleibt jeder unter sich. Die Geschäftsleitung hat mit ihren engsten Verrätern sowieso zwei eigene Tische mit Namensschild reserviert bekommen. Ansonsten: Wo meine Tasche draufliegt, ist mein Platz. Ich streife umher und entdecke die lieben Kollegen meiner Abteilung. Alle sind aufgebrezelt, als müssten sie heute Abend mit Barack Obama persönlich am Tisch sitzen. Mit Patrick und einigen anderen schnappen wir uns, husch, husch, einen noch freien Tisch und schauen uns zufrieden an. Einige maulen, weil nur Wasserflaschen auf den Tischen stehen und kein Bier. Mir ist es recht. Fast schon routinemäßig werfe ich einen Blick auf den Natriumgehalt. 19 Milligramm, noch ganz o. k. »Liest du mal vor, welche Nebenwirkungen aufgeführt sind!«, ruft es von der Seite, alle lachen. Ich fühle mich ertappt. »Also gut: Zu geringer Genuss führt zu Nierenschäden. In seltenen Fällen kann es zu erdbebenartigem Rülpsen und Aufstoßen kommen«, improvisiere ich. Wieder lachen alle. Gerettet!

Irgendwann haben auch die lockeren Worte unlockerer Geschäftsführer ein Ende. »Das Büfett ist eröffnet. Lassen Sie es sich schmecken!« Sekunden später schiebt eine Schlange am Büfett entlang, das von Köchen mit hohen Mützen streng bewacht wird. Wir bestellen bei der freundlichen Bedienung erst mal in aller Ruhe ein Bier und warten. Man hat ja schließlich Übung und plant vorausschauend: In einer Viertelstunde wird die Schlange kürzer und die ersten, ganz frisch angerichteten Platten ersetzen die ratzekahl geplünderten Silbertabletts. Das Zeugs hatte ja immerhin schon zwei Stunden auf dem Präsentierteller hinter sich und wirkt ein wenig ermattet. Warten lohnt sich also. Als wir nach vorne gehen, kommen uns gierig dreinschauende Herren mit randvoll beladenen Tellern entgegen. Links Fisch mit Sauce, in der Mitte Hirschgulasch und außen Pasta. Schnell sind wir an der Reihe. Ich nehme erst mal einen Salat und ein paar kleine Vorspeisen – Lachs, getrocknete Tomaten, ein wenig luftgetrockneten Schinken. Danke schön, das war's erst mal! Skeptisch mustert mich der Nebenmann. Später hole ich in Ruhe etwas Hirsch, etwas Sauce, dazu ein paar Spätzle. Nein, keine Klöße, vielen Dank! Der Koch hatte schon einen abwurfbereit in der Kelle. Wer so aussieht wie ich, der frisst auch so, wird seine Erfahrung sagen. Aber diesmal täuscht er sich. Derweil begegnen mir die ersten Büfettbagger wieder, die sich schon ganz zu Beginn mit der Schaufel durchs Angebot gefräst haben. Ihr Nachschlag fällt kaum kleiner aus. Kriegen die zu Hause nichts zu essen? Aber mir fällt es leicht, stelle ich fest. Vor ein paar Monaten noch wäre ich ebenso über die Nahrung hergefallen: Klöße, Spätzle, Nudeln? Her damit! Oh, da gibt's ja auch gegrillten Lachs und Schweinefilet – das kann man ja nicht alles kalt werden lassen. So richtig fehlt es mir nicht. Was Gewohnheit so ausmacht. Wir trinken weiter Bier – das geht heute, habe ich beschlossen. Schließlich ruft Patrick in die Runde: »He, ihr Süßen, ich brauch noch Zucker. Wer kommt mit?« Fast alle erheben sich und ziehen zu den sieben Kalorienbergen: Mousse au Chocolat, Tiramisu, Obsttörtchen, Eis, Nougatcreme, Pralinen, Windbeutel. Ich tappe mit – mehr aus Neugier und Appetit als aus dem Bedürfnis, noch was reinzuhauen. Ich staune, was sich am Nachtischbüfett abspielt: Es wird geschüttet, geschaufelt, gehortet, gelöffelt und aufgetürmt – jeder Quadratzentimeter des Tellers ist ausgefüllt. Und mitten im Schaufeln dabei: Patrick. »He, mit wem willst du das alles denn weglöffeln?«, grinse ich ihn an. Er blickt mich ertappt an. »Äh, na ja, ich hab' vorhin ja nicht so viel gegessen.« »Hab ich aber anders gesehen. Wir können ja mal wieder in die Sauna gehen.« Er verzieht sich, seinen beladenen Teller vorneweg. Und ich? Was mache ich? Ganz ohne Nachtisch wiederkommen geht nicht, das fällt auf.

Alle kennen mich als Vielfraß. Ich erinnere mich an Kirstens Regel: Alles probieren, nichts wegschaufeln. Ich nehme einen Teller, lasse hier einen Klecks auftun, da ein Pralinchen, alles schön übersichtlich. Der Teller ist noch gut sichtbar, was die Kollegen vor mir zu verhindern wussten. »Mit ein bisschen Kultur schmeckt's gleich noch mal so gut. Genießen Sie es«, lächelt mich die nette Bedienung an. So ein Kompliment hat mir noch niemand gemacht. Ich? Kultur? Beim Essen? Ich glaube, ich werde rot. »Sie haben so recht. Ich schäme mich manchmal für die Kollegen. Aber was soll man machen?«, antworte ich. Ich sehe zur Seite und bemerke: Mein Nebenmann hat alles mitbekommen. Gott sei Dank kenne ich den nicht. Er blickt betroffen auf seinen pfundschweren Teller, verzichtet aufs anvisierte Törtchen und verkrümelt sich. Ich schwebe zurück zu meinen Kollegen, bestelle einen Kaffee und lasse es mir schmecken. Die Kollegen mampfen und löffeln, braune Einsprengsel zieren die ersten Krawatten. Wildsauce oder Tiramisu? Und siehe da, ich fühle mich gesättigt. Am Ende des Raumes lockt feinste Nahrung, und mich zieht's nicht hin. Es hat sich wirklich etwas verändert.

Es wird spät, die anlassüblichen Peinlichkeiten – wer zieht offenkundig mit wem ab? – sollen hier keine Rolle spielen. Nach einigen Bieren muss ich mal. Kaum stehe ich am Becken, höre ich eine bekannte Stimme. Mein Chef. Auch das noch. »Na Klaus, amüsieren Sie sich gut?« Ich bejahe höflich und frage zurück. »Ganz toll, wirklich. Ich war viermal am Büfett. Man darf ja nichts kalt werden lassen, oder? Und der Rotwein erst. Erste Klasse, nicht ganz billig. Ist bestimmt 'n ordentliches Sümmchen, was ich hier rauspiesele«, sinniert er nicht mehr ganz nüchtern. Das Stehen fällt ihm sichtlich schwer. Er blickt verschwitzt zu mir herüber. »Und ordentlich zielen, nich' wahr!« Er lacht laut über seinen Witz. »Ist für uns ja nicht so einfach. Eingeschränkte Sicht, nicht wahr!« Er lacht fast hysterisch. Sein Bauch steht meinem in nichts nach. »Na

ja, meine Frau schimpft immer, ich müsste abnehmen. Was hat die mir schon für Diäten verordnet. Wegen dem Bluthochdruck. Aber geholfen hat's nix. Ein Mann braucht 'nen Bauch, find ich. Das muss sie eben einsehen. Hab ich recht?«
»Ein Bauch kann nicht schaden«, stimme ich ihm vorsichtig zu. Überlebensregel eins: Einer wütenden Ehefrau und einem besoffenen Chef niemals widersprechen. Schon gar nicht auf dem Klo. Am Waschbecken kommt er auf mich zu. »Wir sind wenigstens noch richtige Männer, was? Mit allem, was dazugehört. Nicht wie diese jungen Schönlinge, die nur am Salat nagen. Wir sollten doch zusammenhalten, oder?« Und schon fällt er mir um den Hals. O Gott. Wenn jetzt jemand reinkommt, wird's peinlich. Er löst seine Arme von meinen Schultern und macht einen Schritt zur Tür. Er will die Klinke greifen, bleibt aber stehen. »Wenn wir schon mal unter uns sind. Was ich Ihnen noch sagen wollte …« Da fliegt die Tür mit Schwung auf. Nach innen. Ein dumpfer Schlag, und mein Abteilungsleiter sinkt zu Boden. Hinter der Tür steht Patrick, der offenbar auf dem Weg zur Toilette war. »Ach du Scheiße«, ruft er. Wir wuchten den angeschlagen wirkenden Herrn wieder auf die schwankenden Füße. »Verdammt, ist der schwer«, murmelt Patrick kaum hörbar. Wir rücken ihm die randlose Brille zurecht, keine offensichtlichen Schäden zu erkennen. Der Anzug ist etwas nass, weil sich neben dem Waschbecken eine kleine Pfütze gebildet hatte. Patrick entschuldigt sich stammelnd und wortreich. »Neinnn, war meine Schuld. Alles in Ordnung. Nichts passiert. Ich brauche jetzt einen Schluck Wein«, grummelt er, rückt sein Jackett zurecht und torkelt nach draußen. »Viel Spaß noch.« Kaum ist die Tür zugefallen, fangen wir fast hysterisch an zu lachen. »Was hatte er denn?«, fragt Patrick. »Och, er hat ordentlich Öl auf die Lampe gegossen und wollte sich mit mir verbrüdern«, feixe ich. »Ausgerechnet mit dir? Wieso das denn?« Ich beschließe, ihm nicht die ganze Wahrheit zu berichten. »Keine Ahnung.

Als er mir's sagen wollte, ging die Tür auf.« Wir klatschen in die Hände vor Lachen. Aber interessiert hätte mich schon, welches Geheimnis der Cheffe noch in meiner Gegenwart lüften wollte. Ob es mit dem Bluthochdruck zu tun hatte? So wenig ich ihn leiden kann – er tut mir fast ein wenig leid. Also doch Brüder im Geiste? Nö, beschließe ich.

Ein paar Tage vergehen, und es ist Heiligabend. Den Weihnachtsbaum hatte ich noch auf den letzten Drücker herangeschleppt. Nun steht er bunt geschmückt auf dem Hocker neben dem Wohnzimmerfenster. Es wird dunkel, die Bescherung naht. Im Radio läuft »Stille Nacht« in einer Säusel-Jazz-Version. Ich drehe die Anlage laut, wir umarmen uns alle, dann werden die Geschenke verteilt. »Ey, coooool!« Meine Tochter ist begeistert über ihre Gaben, was bisher nicht immer der Fall war. Meine Frau zwinkert mir zu. Nun packt sie mein Geschenk aus, hält eine Sekunde inne und fällt mir mit seligem Lächeln und einem Juchzer um den Hals. Volltreffer! Nun hält mir meine Tochter drei Geschenke hin. »So, und das ist für dich. Von uns.« Etwas Schmales, Langes? Dazu ein Karton? Hey, das sollte doch nicht etwa eine Angel sein? Mit Spule? Das wäre ja geradezu genial! Ich liebe Angeln, doch seit Jahren bin ich nicht mehr dazu gekommen. Meine letzte Angel ist längst verlorengegangen. Meine Vorfreude steigt. Ich reiße das bunte Papier mit Engeln und Weihnachtsbäumen auf und habe Skistöcke in der Hand. Ich und Skifahren? Ich blicke etwas ratlos. »Ja, wir dachten, wo du jetzt so super abnimmst, könntest du doch mal mit Nordic Walking anfangen. Habe mich genau beraten lassen, das wäre für dich genau richtig.« Na super. Und jetzt muss ich mich auch noch freuen. »Oh, danke, das ist eine tolle Idee«, versuche ich es. »Da ist noch mehr auszupacken«, insistiert die Kleine. Ich öffne den Karton und erspähe Nordic-Walking-Schuhe. »So, damit ist das Set komplett«, erklärt meine Frau. O Mann! »Und das ist von mir.« Meine Tochter hält ein weiches Etwas, hübsch verpackt mit Schleife und Tannenzweig, vor meine Nase. Ich packe aus und habe eine karierte, gefütterte Lappenmütze in der Hand. Mit Zipfel. »Fürs Nordic Walking. Ist doch saukalt draußen, da erkältest du dich nicht.« Ich gebe meiner Tochter einen Kuss und bedanke mich, so herzlich ich es hinbekomme. Sie hat sich immerhin Gedanken gemacht und keinen Kinogutschein gekauft. Das muss belohnt werden.

Nordic Walking? Ich? Da muss ich an die Volkshochschulgruppe im Wald denken. Wie komme ich da nur ohne Familienkrach wieder raus? Ich überlege. Ich könnte mich ankleiden und vor allen vier Augen das Haus verlassen. Gleich hinter dem Reihenhausblock gibt es, von zu Hause aus uneinsehbar, einen Stromverteiler mit dichtem Gebüsch. Dort könnte ich die Stöcke verstecken. Dann besuche ich meinen netten Nachbarn Herbert. Der freut sich immer, wenn ich mal vorbeischaue. Ich bleibe ein Dreiviertelstündchen bei ihm und bewundere sein Aquarium, hole die Stöcke und schnaufe zurück nach Hause. Und Papa hat offiziell ein knappes Stündchen Fitness gemacht. Wir verbringen einen schönen Heiligabend, ich halte mich beim Essen zurück. Schließlich will ich nicht so enden wie mein Chef. Am nächsten Morgen ist das Wetter passabel. Raus oder nicht raus? »Willst du nicht mal dein Equipment ausprobieren gehen?«, fragt meine Frau fordernd. »Äh ja, mach ich nachher. Vater ist doch bald im Anmarsch, oder?« Ich kann mich noch mal drücken, denn bald klingelt es an der Tür. Vater ist da. Wir verbringen den Tag, und am nächsten Morgen ist meine Frau schon ein wenig ungeduldig. »Geh doch heute mal raus. Bin so gespannt, wie es dir gefällt.« Ich verziehe mich in den Keller, um ein paar Hanteln zu heben. Ich betrachte meine Kurzhantel-Sammlung: Ein eingefleischter Eisenschwinger wie ich stöckelt mit Karomütze durch den Wald. Dass ich das erleben muss. Als auch noch am Mittag meine Tochter drängelt, wird mir klar: Ich habe keine Wahl mehr. Eine letzte Hoffnung habe ich noch: Die Schuhe! Wenn sie nicht passen, bin ich raus. Ich schlüpfe hinein – sie sitzen wunderbar, perfekt. Da begehe ich einen taktischen Fehler. Auf den fragenden Blick meiner Frau antworte ich wahrheitsgemäß: »Die passen echt klasse!« Einen Sekundenbruchteil später weiß ich, dass ich verloren hatte. Keine Ausreden mehr. Jetzt war Massenbewegung angesagt. Den Plan mit Nachbar Herbert musste ich ersatzlos verwerfen, als meine Gattin erzählte, er sei über die Feiertage auf Mallorca. Wenn man mal einen Menschen wirklich braucht, ist er nicht da. Schuhe an, Mütze auf, Stöcke hoch. Meine Frau erklärt mir alles Nötige, und ich stöckele los. Das Klacken kenne ich doch? So stapfe ich mit schnellem Schritt durch Wald und Feld. Klack, klack, klack. Nach einer knappen halben Stunde bemerke ich, dass ich ganz schön außer Atem bin. Klaus, du wirst alt. Oder du rauchst zu viel. Ich ziehe eine große Runde, und als ich Jacke und Mütze ausziehe, stelle ich fest, dass ich ordentlich geschwitzt habe. »Und, wie war's?«, werde ich empfangen. »Super! Muss aber erst mal duschen, ich bin ganz durchgeschwitzt.« Die Damen nicken sich zufrieden zu. Als ich abgetrocknet bin, fühle ich mich gut. Fast wie nach einem harten Hanteltraining. Vielleicht ist Nordic Walking ja doch nicht ganz so schlimm. Vielleicht mach ich das sogar noch mal. Solange mich keiner sieht …

Silvester kommt und geht, ein neues Jahr bricht an. Ich habe Kirstens Rat befolgt und zehn Tage Wiegepause eingelegt. Eigentlich habe ich kein so ganz schlechtes Gefühl, denn ich habe mich an ihre Vorgaben gehalten. Die paar Bier mehr machen doch den Klaus nicht fett, hoffe ich. Und siehe: Kirsten hatte recht. Das schicke Display zeigt 119,9 Kilogramm. Es hat also geklappt! Sogar einen Kick weniger als noch vor Weihnachten! Damit hatte ich nicht gerechnet. Ich atme tief aus. Im Laufe des Januars gehe ich, von wohlwollender Anteilnahme meiner Frau begleitet, regelmäßig nach draußen. Mit den Stöcken. Die Mütze setze ich aber nur auf, wenn meine Tochter in der Nähe ist. Die Sache ist nicht wirklich spaßig, aber sie hilft. Denn nach zwei Wochen zeigt die Waage 118,7 – es ging schneller abwärts, als ich angenommen hatte. Die Erkenntnis ist bitter, aber wahr: Das Herumstöckeln hilft wirklich beim Abnehmen. Nur einmal habe ich die Sache verwünscht: Als ich am Samstag oben am Feldrand der Nordic-Walking-Gruppe der Volkshochschule begegnete. Ich bog um die Ecke, und da stöckelten sie. Ausweichen unmöglich. Gerda erkannte mich sofort und grüßte fröhlich. Als sie vorbeizogen, hörte ich eine Stimme tuscheln: »Das ist doch der Mann, der neulich im Wald zusammengebrochen ist.« Seitdem achte ich darauf, am Samstag von 14 bis 15 Uhr das Gelände weiträumig zu meiden.

GUT ZU WISSEN

Die besten Strategien für Büfett und Business-Dinner

Ein herkömmliches Geschäftsessen ist im Handling recht einfach und übersichtlich: Von der Speisekarte am besten einen Salat mit Essig und Öl für vorneweg aussuchen. Als Hauptgericht ein schlankes Steak oder gegrillten Fisch. Dazu ein »Bettelhände«-Maß frisches Gemüse und Pellkartoffeln. Bratkartoffeln, Pommes und Nudeln sind tabu. Ebenso fettige Bratensaucen, Mayo und Ketchup. Tiramisu zum Nachtisch muss auch nicht sein. Stattdessen tut's ein Espresso mit Deko-Keks oder Schokotäfelchen. Mit dieser Strategie können Abspecker wie Klaus Essenseinladungen aller Art souverän bewältigen. Eine Betriebsfeier oder Party mit großem Büfett hingegen erfordert eine komplexere Strategie. Wer sich hier nur Grünfutter auf den Teller drapiert, aber Schweinekrustenbraten, Lasagne, Gulasch und das kalorienschwere Dessertbüfett verschmäht, ist schnell als Schlemmerfeind und Spaßverderber ausgemacht. Was also tun? Mit den Kollegen, die zum sechsten Mal das Büfett abgrasen, mithalten und das schlechte Gewissen in Alkohol ertränken? Bei Klaus hat sich die »goldene Mitte« zwischen kalorischer Askese und Ekstase bewährt: Am großen Büfett drei bis maximal fünf Komponenten ausspähen, die man am liebsten mag - inklusive Dessert. Von diesen Leckereien nicht nur Bonsaiportionen auftun, sondern je eine Einheit im »Bettlerhände«-Maß. So kann man die Vielfalt genießen und wird davon auch satt. Verputzt man nämlich zu kleine Häppchen mit völlig unterschiedlichen Aromen, tritt keine Geschmackssättigung ein. Im Klartext: Man verspürt auch nach dem fünften Nachschlag vom Büfett noch Hunger und könnte endlos weiterfuttern. Deshalb schaufeln viele Leute bei solchen Anlässen viel mehr in sich hinein, als sie normalerweise essen würden.

Übrigens: Die Büfett-Strategie von Klaus funktioniert auch bestens auf jeglicher Art von Betriebsfeiern, Geburtstagspartys und anderen Festivitäten mit dem Motto »all you can eat«. Das Angenehme: Diese Methode sabotiert das Abspecken nicht und hat keine schwerwiegenden Auswirkungen. Am Tag danach verzeichnet die Waage kaum ein Kilo mehr. Und wenn doch, pendelt sich das Gewicht ein paar Tage später wieder ein. Vorausgesetzt, eine Schlacht am großen Büfett wird so schnell nicht wiederholt und das bisherige Abspeckprogramm nahtlos fortgesetzt. Dazu gehört für Klaus in Zukunft auch regelmäßige sportliche Bewegung. Für ihn heißt das Zauberwort »Nordic Walking«.

So kommen auch Bewegungsmuffel in Schwung

Nordic Walking ist keine peinliche Angelegenheit, sondern ein höchst effizienter Ausdauersport: Er wurde in Finnland für die Spitzenathleten aus den Bereichen Langlauf, Biathlon und Nordische Kombination als Trainingsmethode für den Sommer entwickelt. Dieser Sport gilt als einer der effektivsten, um auf gesunde Weise Kalorien abzubauen, Ausdauer zu trainieren und Muskeln aufzubauen, ohne einen schweren Körper zu sehr zu belasten. Kurzum: Die ideale sportliche Fortbewegung für Dicke. Nach Aussage von seriösen Sportexperten trainiert Nordic Walking nicht nur die Beinmuskeln wie beim Jogging, sondern auch Arm-, Rücken- und Schultermuskeln.

In einer Untersuchung haben Wissenschaftler des »Cooper Institute« in Dallas, Texas, die Effizienz von Nordic Walking mit normalem Fitness-Gehen verglichen. Das Ergebnis: Beim Walken mit Stöcken verbrauchten die Testpersonen bis zu 46 Prozent mehr Kalorien und mehr Sauerstoff als bei normalem Gehen mit gleicher Geschwindigkeit. Damit erwies sich das »Stöckeln« als fast um die Hälfte effektiver als das Gehen ohne Stöcke. Konkret: Beim Nordic Walking verbrennt der Körper pro Stunde über 400 kcal, beim herkömmlichen Gehen nur 280.

Wer sich bislang gar nicht oder kaum bewegt hat, kann mit der nordischen Sportart ebenso loslegen wie jemand, der sportlich veranlagt ist: Kondition ist keine Voraussetzung, lediglich ein wenig Durchhaltevermögen. Ganz wichtig: Die Stöcke sollten die richtige Höhe für die jeweilige Körpergröße haben. Sie sind in Längen von 100 bis 140 Zentimetern erhältlich und in 5-Zentimeter-Schritten regulierbar. Die optimale Stocklänge errechnet man mit Hilfe dieser Formel:

- Körpergröße in Zentimeter × 0,68

Liegt das Ergebnis zwischen zwei Stocklängen, sollte man auf die niedrigere Stocklänge abrunden. Im Klartext: Mit einer Körpergröße von 1 Meter 79 ergibt die Formel für Klaus einen Wert von 121,72. Demnach passen 120 Zentimeter lange Stöcke perfekt. Übrigens: Ab einer Länge von 115 Zentimetern oder bei übergewichtigen Nordic Walkern wie Klaus sind Stöcke mit Carbon-Anteil empfehlenswert. Sie sind den schwereren Belastungen wesentlich besser gewachsen als Stöcke aus Aluminium. Wer die passenden Stöcke gefunden hat, braucht auch das passende Schuhwerk. Denn der Fuß sollte besonders gut gefedert werden, nur so kann Nordic Walking effektiv betrieben werden. Dann aber auch nicht einfach so loslegen wie Klaus, sondern sich erst einmal die richtige Technik zeigen lassen: am besten ein paar Übungsstunden bei einem Trainer buchen und sich fürs Erste einer Laufgruppe anschließen, zum Beispiel von der örtlichen Volkshochschule oder einem Sportverein. So kann man nicht nur effektiv abspecken, sondern mit der Zeit auch seine Technik verfeinern. Denn Profis variieren beim Nordic Walking Lauftempo und Laufstrecken, bei denen es dann auch mal sportlich bergauf und bergab geht. Dadurch lässt sich noch effektiver Fett abbauen. Ganz wichtig: Immer mit ein paar Lockerungs- oder Dehnübungen beginnen, dann erst losmarschieren.

Cardio is King!

Ob beim Nordic Walking, Joggen oder Radfahren – draußen oder auf einem Ergometer –, auf dem Stepper oder Laufband: Wer im sogenannten »Cardio-Bereich« trainiert, kann einen optimalen Fettverbrennungseffekt erzielen. Das klingt anstrengender als es ist: Ausdauertraining im Cardio-Bereich entspricht einem gemächlichen Trab, bei dem man ungefähr doppelt so schnell wie beim herkömmlichen Spazierengehen vorankommt. Das Tempo ist genau richtig, wenn man sich bequem mit seinem Laufpartner unterhalten kann, ohne dabei aus der Puste zu kommen. Wer glaubt, man müsse sich schinden und schneller laufen, um so mehr Kalorien zu verbrauchen, der irrt. Denn der Organismus verbrennt nur dann Fett, wenn wir im sogenannten »aeroben« Bereich trainieren. In diesem Bewegungsmodus werden die Muskeln mit genügend Sauerstoff versorgt und dadurch Millionen Enzyme gebildet, die Fett abbauen. Sobald man aber ein schnelleres Tempo einlegt und aus der Puste kommt, gerät man in den »anaeroben« Bereich – und damit in eine Unterversorgung mit Sauerstoff. Die Folge: Der Körper schaltet um, verbrennt nun kein Fett mehr, sondern stattdessen Zucker. Dadurch gehen dem Organismus aber wertvolle Zuckerreserven verloren, man fühlt sich schnell erschöpft, und das Fett bleibt auf den Hüften ... Übermäßiger sportlicher Ehrgeiz macht also nur schlapper, aber nicht schlanker. Wer beim Ausdauertraining seinem Gefühl nicht traut und sich lieber auf die Technik verlassen will, kann sich eine Pulsuhr zulegen: Nachdem Ausgangswerte wie Alter, Körpergröße und Gewicht eingegeben wurden, ermittelt der Pulsmesser die obere und untere Belastungsgrenze des Körpers. Ein Blick auf das Display zeigt dann, ob man sich im aeroben Bereich befindet und damit optimal Fett verbrennt oder ob die »Drehzahl« zu hoch ist, man also zu schnell läuft und damit uneffektiv trainiert.

Übrigens: Auch mit Nordic Walking lässt es sich gezielt im Cardio-Bereich trainieren und abnehmen. Dabei ist es wichtig, zügig zu gehen, Arm- und Beinbewegungen möglichst ausladend und intensiv auszuführen und – wo immer möglich – ein paar moderate Steigungen in die Laufstrecke einzubauen. Trainiert werden sollte mindestens drei- bis viermal in der Woche jeweils 30 Minuten lang. Wer als Nordic Walker oder Jogger Abwechslung in seine Trainingsstrecke bringen will, kann an Parkbänken und Baumstämmen Zwischenstopps einlegen, um beispielsweise Dehnungs- und Gleichgewichtsübungen zu machen. Vielleicht findet sich ja auch noch ein einigermaßen intakter Trimm-dich-Pfad in der Nähe. Ein sogenanntes »Intervall-Training« wirkt sich positiv auf die Fettverbrennung aus. Denn die Kombination aus Bewegungs- und Übungseinheiten verhindert, dass der Organismus in den anaeroben Bereich gerät.

Mein erstes Mal

Die Tage kommen und gehen, bald ist es schon nicht mehr ganz so früh am Abend dunkel. Eines schönen, dämmrigen Morgens steige ich auf die Waage. Sie zeigt 112 Kilogramm. In den vergangenen Wochen war die Waage meine beste Freundin. Ich steige nicht mehr so vorsichtig, fast zaghaft wie zu Beginn auf die schwarz polierte Fläche, sondern mit Schwung und guter Laune. Jawoll, jetzt wird abgespeckt! Mehrmals schon haben mir Kolleginnen im Büro den Tag versüßt: »Sag mal, hast du vielleicht abgenommen?« Ich beschloss, mich zu outen, und bestätigte: »Ja, bin eben dabei. Klappt ganz gut.« 18 Kilogramm weniger um den Bauchnabel fallen selbst im Büro auf. Nun musste ich mir nach den Komplimenten noch einige tolle Tipps zum superschnellen Abnehmen berichten lassen, die geradezu perfekt funktionieren sollten. Jedes Mal versprach ich, sie ganz bestimmt zu beherzigen, und zog weiter. Könnte schlimmer kommen.

Allerdings hat sich mit meinem erfreulichen Gewichtsverlust auch ein Begleitproblem aufgetan. Meine Anzüge passen nicht mehr. Früher passten die Hemden nicht mehr, weil sich die Knöpfe – vor allem am Hals – nicht mehr ohne Gewaltanwendung schließen ließen. Waren sie geschlossen, würgten sie meinen Hals wie eine Kobra. Nun allerdings sehe ich in einigen Sakkos aus, als hätte ich einen dunkelblauen Kittel übergeworfen. Die Hosen lassen sich außerdem nur noch mit viel Geschick und breitem Gürtel zusammenhalten, was aber fiese Falten am Bund wirft wie bei einer ausgeleierten Jogginghose. Nur: Mit Blaukittel und rutschender Hose kann ich mich nicht im Meeting sehen lassen. Deswegen trage ich meine bereits etwas ausgewaschenen Bundfaltenhosen, die meine Frau noch tief hinten im Schrank gelagert hatte, dazu ein Sakko, das früher eher knapp saß und nun nicht ganz so weit fällt. Ich brauche aber etwas Variationsbreite. Also wieder mal für viel Geld Anzüge kaufen? Kein guter Plan. Wenn ich in diesem Tempo weiter abnehme, schiebe ich in einem halben Jahr dasselbe Geld für neue Anzüge in demselben Laden übern Tresen. Binnenkonsumankurbelung durch Nahrungsverzicht! Ein akribischer Blick auf den letzten Kontoauszug beendet das Vorhaben diskussionslos. Ich brauche Übergangshosen, Übergangshemden, Übergangssakkos. Leihen? Secondhand-Laden? Flohmarkt? Da kommt mir eine Idee: Wenn jemand aus dem Büro wie ich zugenommen hat, müssten ja die Anzüge und Sakkos von früher noch im Schrank vor sich hin stauben. Da könnte ich ja einfach tauschen. Tausche Modell »fett« gegen Modell »richtig fett« – und keiner muss das strapazierte Konto mit unnützen Ausgaben belasten. Als ich ins Büro fahre, lasse ich vor meinen Augen die Kollegenschar einzeln antreten. Tja, mein Chef hätte genau die richtige Größe. Aber der war schon fett, bevor ich in diesem Irrenhaus eine feste Stelle angetreten habe. Seine alten Sakkos hätten sicher noch den coolen Don-Johnson-Schnitt, die man wahlweise überm offenen Hemd mit Goldkettchen oder zugeknöpft mit schmaler Lederkrawatte trug. Es bleibt nur ein Einziger: Wizniak! Wir haben fast die gleiche Größe, er den richtigen Bauch. Ihm könnten meine Anzüge passen – nur weiß ich nicht, wie sein Gegenangebot aussieht. Gut gepflegte und regelmäßig gebürstete Anzüge von 1983? Danke vielmals. Seine Vorliebe für Mausgrau in allen Schattierungen sowie extrabreite Revers teile ich ebenfalls nicht unbedingt. Aber der Zweck heiligt die Mittel. Als wir im Essensrudel in der Kantine zufällig nebeneinandersitzen, bekomme ich eine unerwartete Chance, als er sich zu mir dreht: »Sag mal, Klaus, du bist schwer am Abspecken, hört man. Find ich super. Hab es auch mal probiert, aber bei mir klappt's irgendwie nicht. Na, so geht's ja auch.« Ich berichte in kurzen Worten das Geschehene und erwähne mit intensivem Blickkontakt mein Anzugproblem. »Na, da kannste gern von mir was haben. Bei mir stauben die alten Anzüge nur voll. Für die Altkleidersammlung sind die zu schade, die waren richtig teuer. Aber die sind einfach zu eng geworden.« »Wir könnten tauschen«, bemerke ich so unverbindlich es geht. »Unsere Frauen? Oh, meine kannste sofort haben. Wie sieht denn deine so aus?« Ich brauche eine halbe Sekunde, dann pruste ich los, er grinst. »Na ja, kleiner Witz am Rande. Du kannst mir auch einen Kasten Bier für die Anzüge spendieren. Aber wieso eigentlich nicht tauschen? Kannst die Sachen ja einfach mal mitbringen.« Wir verabreden, die Anzüge zu testen.

Mit drei Anzügen über der Schulter erscheine ich am nächsten Morgen an meinem Arbeitsplatz. Wizniak, bekennender Frühaufsteher, wartet bereits auf mich. Auch er hat drei Anzüge in frech-fröhlichen Dunkelgrautönen säuberlich auf Holzbügeln am Garderobenhaken aufgehängt. Es ist noch leer im Büro, die meisten Bildschirme sind noch dunkel, die Kaffeemaschine blubbert. Ich probiere das erste Sakko an – passt wie eine Eins. Das bestätigt auch Frau Schmidt, die eben ihren regennassen Mantel aufhängt. Mit fachmännischem Blick zupft sie hier und da. »Sitzt gut«, nickt sie. Ich schnappe die zugehörige Hose, gehe aufs Klo, ziehe sie an und komme auf Socken wieder heraus. Es gibt ja noch mehr zu probieren. Sie erwartet mich mit verschränkten Armen, neben ihr Ursula Martin, unsere Projektkoordinatorin. Ihr fachmännischer Blick gleitet an meinem Körper entlang. »Vielleicht muss man die Hose etwas kürzen, aber das kommt eben auf die Höhe der Absätze an.« Derweil hat Wizniak mein Sakko übergestreift und tapst ebenfalls Richtung Herrentoilette. Eine Minute später steht er neben mir. Die Damen prüfen auch seine Passform kritisch. Bisschen knapp, aber eigentlich noch gut. »Jetzt sagt aber mal«, fragt Ursula, »lasst ihr euch eure neuen Klamotten etwa jetzt direkt ins Büro liefern?« »Äh, nö, wir tauschen. Ist doch billiger und besser, als neu zu kaufen. So unter guten Kollegen.« Ursula sieht uns beide scharf an. »Ihr habt doch ernsthaft nicht dieselbe Größe, würde ich mal schätzen.« Wizniak hat derweil nacheinander meine alten Sakkos übergezogen und ihren Sitz im schmalen Garderobenspiegel überprüft. »Dieselbe Körpergröße schon, der Rest differiert ein wenig«, ruft er in den Spiegel und grinst. Langsam füllt sich das Büro, die Sache wird unangenehm. Wir schnappen unsere Anzüge und tappen auf Socken zurück Richtung Klo. In dieser Sekunde schießt mein Herr Abteilungsleiter durch die Toilettentür. Wir grüßen höflichst. Ich muss an unsere Begegnung bei der Weihnachtsfeier denken und mit aller Gewalt ein Grinsen unterdrücken. Er bleibt dagegen cool, als wäre der Vorfall nie geschehen, und mustert uns schweigend durch seine randlose Brille. Er fixiert unsere Socken, erspäht die nicht zur Hose passenden Sakkos an unseren Luxuskörpern. »Wie sehen Sie denn aus? Haben Sie etwa hier übernachtet?«, fragt er scharf. Stille. Mir fällt keine passende Antwort ein. »Nein, das sind unsere neuen Maßanzüge. Wir haben sie heute früh direkt ins Büro liefern lassen. Das ist doch viel zeitsparender, als extra zum Schneider hinzufahren.« Er blickt uns misstrauisch an. »Na, keine schlechte Idee. Sollte ich auch mal machen. Spart wertvolle Zeit, das stimmt.« Er entschwindet durch den Flur. Drinnen in der Toilette testen wir die Hosen. Tür auf, ein Blick in den Spiegel, eine elegante Drehung, noch ein Blick – passt ebenfalls. Am Ende steht es drei zu drei. Durch die Kabinentür ruft Wizniak: »Habe ich dir eigentlich schon erzählt, dass ich mir im Urlaub mal Läuse geholt habe?« Hä? Habe ich da richtig gehört? Die Tür öffnet sich: »Nein, kleiner Witz am Rande. Dann also viel Spaß mit den guten Stöffchen!« Ich beschließe, einen Anzug gleich anzulassen und begebe mich zurück an meinen Schreibtisch. »Na aber hallo, hast du heute einen Vorstandstermin? Was haste denn wieder ausgefressen?«, ruft es neben mir. Patrick, wer sonst. »Ich habe abgenommen«, brumme ich halblaut. »Deswegen hat man aber nur selten einen Vorstandstermin!« Diese neugierige Socke. Ich beschließe, ihn zu ignorieren. Schließlich habe ich zu arbeiten. Die passenden Anzüge dazu habe ich nun jedenfalls.

Einige Tage später sitze ich mit etwas weiten Jeans auf Kirstens rotem Sofa. Sie wirkt zufrieden mit dem Fortschreiten meines Gewichtsverlustes. Wir diskutieren ein wenig die Details meines Essverhaltens – mittlerweile fühle ich mich einigermaßen sicher auf dem Natrium-, Nährwert- und Portionsgrößen-Terrain. Ich trinke arglos meinen Kaffee, als sie mir vorschlägt: »Wie wäre es, wenn du einfach mal selbst kochst? Da bekommt man ein hervorragendes Gefühl für die Mengen, man kann Essen mehr genießen, wenn man weiß, dass da viel Arbeit drinsteckt. Außerdem kannst du das Essen würzen und zubereiten, wie du es am liebsten magst«, flötet sie. Hätte ich geahnt, welche Prüfungen mir bevorstehen, hätte ich nie, nie, nie angefangen abzunehmen. Verzichten. Hungern. Geheime Strichlisten führen. Kreuzchen vorm Essen machen. Und erst Nordic Walking! Mit Stöcken! Und nun auch noch kochen. Da ich aber nicht als chauvinistisches Schwein dastehen will, willige ich zögernd ein. Die Damen würden sich sicher freuen. Klaus kocht! Wäre doch mal eine Abwechslung im Familienleben. »Und was soll ich kochen?« »Wie wäre es mit einem Salat vorneweg und danach Pasta mit Tomatensauce«, schlägt Kirsten vor. Ich liebe Pasta! Und es klingt einfach. Ich habe die Salatsaucen im Kopf, die es in diversen Varianten fertig im Supermarkt gibt. Welche ich da nehme? Mediterrane Kräuter? Und die Tomatensauce gibt es ja auch im Glas … »Aber denk dran: Keine fertigen Salatsaucen. Und keine Fertig-Nudelsaucen. Es ist viel zuckerärmer und kaloriensparender, wenn du beides selbst zubereitest.« Ich muss nachdenken. Bislang war die Sache einfach: Meine geliebte Frau hat gekocht, ich habe gegessen. Das war eine faire Arbeitsteilung. Schließlich braucht sie ja nicht zu kochen, wenn es am Ende niemand isst. Also hat alles seine Berechtigung. Damit habe ich gut leben können. Wie aber um alles in der Welt macht man eine Tomatensauce? Also eine, die man nicht einfach aus dem Regal nimmt und im Topf auf Temperatur bringt? Kirsten erklärt es mir: Tomaten aus der Dose, Zwiebeln, Knoblauch, Olivenöl, Gewürze und ein paar frische Kräuter. Alles gut einkochen lassen, nach Geschmack würzen und fertig. Klingt, als könnte ich damit klarkommen. Kirsten schreibt mir sogar die Nudelmenge auf, die ich kochen soll. Ich mache mit Kirsten eine Einkaufsliste: Salat, Nudeln, Dosentomaten, frisches Basilikum und was so alles dazugehört. Eine Stunde später stehe ich im Supermarkt und sehe mich um. Und wieder beginnt ein neues Abenteuer. Die Zutaten sind schnell und ohne Hindernisse gefunden, im Vorbeigehen werfe ich noch fettarmen Joghurt, Milch, etwas Obst und natriumarmes Wasser in den Wagen.

Zu Hause erzähle ich vom Anzugtausch und von meinem Vorhaben, heute Abend mal für alle zu kochen. Meine Gattin erstarrt und blickt ungläubig zur Kleinen, die lässt ihr Handy sinken. »Echt? Also in der Küche? So richtig mit Töpfen und Schüsseln und so?« »Ich werde euch ein Mahl zaubern, das ihr nie in eurem restlichen Leben vergessen werdet«, rufe ich. In den Augen der Damen bemerke ich ein Zögern und Zucken. »Soll ich dir ein wenig zur Hand gehen?«, fragt meine Frau. »Nein, das mache ich schon. Alles im Griff.« »Wenn du meinst. Dann viel Spaß.« Ich betrete die Küche und schließe die Tür. Den Einkauf habe ich dekorativ auf Tisch und Arbeitsfläche ausgebreitet, ganz so, wie man es abends in diesen Kochshows sieht. Aus der Schublade ziehe ich die großen scharfen Messer, denn die Profis benutzen die ja auch. Als Erstes mache ich mich an den Salat. Den Kopf werfe ich ins Waschbecken, drehe das Wasser auf und bin eine Sekunde später pudelnass. Ich fluche wie ein Kutscher, als sich die Küchentüre einen Spalt breit öffnet und der Kopf meiner Tochter auftaucht. »Hey, alles o.k. da drinnen?« Sie sieht mich an, dann den Salat. »Äh, Papa, du musst den Salat erst schneiden, dann waschen und dann in der Salatschleuder trocknen. Das geht echt leichter. Und den Strunk im Salat kann man nicht mitessen.« Ich trockne mir den Kopf und nicke. Wenn Töchterchen in der Küche so versiert ist, kann sie ja auch für uns kochen. Ich durchsuche die Schränke nach der Salatschleuder, finde sie endlich und werfe sie auf den Tisch. So, Salat, und jetzt zu dir! Ich nehme das größte Messer meiner Sammlung und zerteile mit schnellen Hieben den Salat. Nun den Strunk. Oha, den habe ich bereits perforiert. Also säbele ich die Strunktrümmer von den tropfnassen Salatfetzen, die schnell in der Salatschleuder landen. Damit kenne ich mich wenigstens aus. Ein paar Umdrehungen, und schon ist der Salat trocken. Nun also drei Zwiebeln und ein paar Knoblauchzehen für die Sauce und den Salat. Die Haut der Zwiebel will sich nicht lösen lassen. Ich arbeite mich mit dem großen Messer nur mühsam voran. Schließlich beschließe ich, die Zwiebel zu schälen. Was mit einem Apfel funktioniert, klappt auch mit Zwiebeln. Das erscheint mir sicher. Ich schneide einmal tief ein und lasse das Messer wie beim Apfel kreisen. Plötzlich tränen meine Augen wie bei einer hinterhältigen Birkenblütenpollenattacke. Halb blind und wehrlos lasse ich das Messer sinken und taste nach der Küchenrolle und kriege sie zu fassen. Dabei gerät der Ständer mächtig in Schieflage, die Rolle flutscht aus der Halterung und entblößt sich auf dem Küchenboden. Toll, im Fernsehen passiert denen so was nie! Und verdammt, das brennt höllisch in den Augen! Wusste gar nicht, dass Kochen so gefährlich sein kann. Nächstes Mal hole ich meine Schweißerbrille aus dem Keller, aber jetzt bloß nicht aus dem Konzept bringen lassen! Ich kneife die Augen zusammen und mache mich ans Zerkleinern der Killerzwiebeln, schließlich haben die Damen Hunger. Der erste Schnitt sitzt, doch die Zwiebel rutscht. Ich muss jedes Mal neu ansetzen. Dann halte ich sie am Ende fest und setze das Messer direkt dahinter an der Spitze auf und drücke den Griff nach unten. Ja, das klappt und so machen's ja auch die Profis im Fernsehen. Die dritte Zwiebel glitscht mir aus den Fingern, als ich das Messer mit Schwung senke. Es landet in der Kuppe meines Zeigefingers. Das Brettchen färbt sich rot, und nach einer Sekunde fährt ein stechender Schmerz durch den Körper. Arrrrgh! Nur gut, dass ich in weiser Voraussicht ein Erste-Hilfe-Köfferchen im Küchenschrank deponiert habe. Ich fische mit der linken Hand ein Pflaster aus dem Kästchen, dessen Inhalt sich erst mal in die Spüle ergießt. Schließlich kann ich das Pflaster auf die Wunde kleben und hole erst mal Luft. Kurz darauf sind die Zwiebeln zerkleinert. Jetzt ist der Knoblauch an der Reihe. Mir wird beim ersten Blick auf eine Zehe klar, dass die Apfeltechnik hier nicht sinnvoll anwendbar erscheint. Mit einem kleinen Messer versuche ich, die Haut abzuziehen. Sie löst sich in millimeterkleinen Stücken, die Zehe glitscht dauernd aus den Fingern. Also nehme ich eine Kuchengabel vom guten Service, spieße die Zehe auf, halte die Gabel mit der Faust und arbeite mit dem Messer von oben weiter. Es geht voran. Nach zehn Minuten habe ich sieben, acht Knoblauchzehen auf diese Weise entblößt. Das sollte reichen. Nun die Kräuter. Zack, zack, zack. Im Fernsehen kriegen die das in Sekundenschnelle hin. Ich halte das Bündel Grünzeug in der Hand und lege los. Das Petersilienmassaker beginnt. Feinschnitt geht anders, aber egal. Ich beschließe, erst mal die Nudeln zu kochen und mich dann an das Zubereiten von Salat und Sauce zu machen, damit alles schön frisch auf den Tisch kommt. Ich wiege die Nudeln sorgfältig ab und lasse das Wasser im Topf heiß werden, Nudeln rein, eine Ladung Salz dazu und Deckel drauf. Nun mache ich mich an den Salat. Etwas Öl, etwas Essig, alles verrühren. Hm, schmeckt nach nichts. Ich wiederhole die Prozedur. Mehr Essig! Mehr Öl! Ich rühre und schütte. Pfeffer drauf, fertig. Nun noch zur Sauce. Das

Meisterstück kommt wie immer zum Schluss. Ich schütte Olivenöl in den Topf und drehe die Herdplatte an. Als es leicht zu rauchen beginnt, scheint es mir heiß genug. Ich gebe die Zwiebeln und den Knoblauch hinein. Es zischt laut. Hoppla, da ist ja richtig Power drin! Ich warte ein wenig, rühre und stelle fest, dass die ersten Zwiebelstücke bereits eine braunschwarze Färbung annehmen. Ob das so richtig ist? Zum Ablöschen braucht es Flüssigkeit, also öffne ich fix die Tomatendose und lasse den Inhalt zu den mittlerweile gut gefärbten Zwiebel- und Knoblauchstücken gleiten. Wieder zischt es, dann ist es ruhig. Im Topf nebenan rüttelt und zerrt es. Die Nudeln. Was haben die denn nun? Ich öffne den Deckel, als mir eine Dampfwolke entgegenzischt. Eine Sekunde bleibt mir die Luft weg. Aber hallo! Ich lasse den Topf jetzt mal lieber offen. Die Küche füllt sich mit Feuchtigkeit, die Fensterscheibe beschlägt, Wassertropfen sammeln sich an der Einbauküche. Aber egal jetzt. Wo gehobelt wird, da fallen Späne. Die Tomatensauce braucht noch Aroma! Ich werfe einen Blick auf das Gewürzregal. Oregano? Passt. Thymian? Geht auch. Getrocknetes Basilikum? Rein damit. Bunter Pfeffer? Kann nicht schaden. Paprika? Bringt ja auch bei Chips Würze. Chili? Rein, aber mit Gefühl. Ich rühre und probiere. Mehr Aroma! Ich wiederhole die Prozedur. Noch mehr Aroma! Ich schmecke weiter und beschließe: Jetzt ist es richtig. Ich schnappe Teller und Besteck, springe nach draußen und rufe zum Essen. Die Damen eilen heran und blicken mich gespannt an. »Den Salat dazu oder vorneweg?«, frage ich. Sie entscheiden sich für die Beilagen-Variante. Also ran an die Nudeln. Ich gieße die Nudeln in ein Sieb. Doch irgendwie kleben sie. In der Werbung liegen die doch immer so locker auf dem Teller. Meine Nudeln liegen fest verklebt im Sieb. Beeilung, die Damen warten. Ich schnappe das große Messer, teile die Nudelpaste in drei Teile, und ab auf den Teller. Nun schöpfe ich die Sauce drüber, streue ein paar Basilikumblätter als Deko drauf und verteile den Salat in die Schalen. Ich serviere, ernte erstaunte Blicke und setze mich. »So die Damen, lasst es euch schmecken!« Die Kleine probiert die Pasta, kaut und schaut mich an. »Äh, Papa, was hast du denn mit den Nudeln gemacht? Die sind so, äh, weich.« »Na ja, die sollen ja auch weich sein, oder? Rohe Nudeln schmecken nicht gut. Habe sie extra 45 Minuten lang gekocht.« »Aha, … und kann es sein, dass in der Sauce auch Chili drin ist?« Sie hustet. »Na ja, das Ganze braucht doch Aroma. Und so ein Teelöffel Chili gibt dem Ganzen ein wenig Würze.« Ich nehme einen Löffel, ich schlucke, und die Schärfe durchzieht meinen Gaumen. Hoppala! »Na, ist ja doch etwas pikant geworden«, krächze ich und stürze einen halben Liter Wasser hinunter. Nun ergreift meine Frau das Wort: »Dafür, dass du so gar nicht kochen kannst, ist das doch schon ein Anfang. Ein geschätzter halber Liter Essig ist in einem Salat für drei etwas viel, und beim Chili reichen ein paar Krümel statt gleich drei Löffel. Und das mit den Nudeln erkläre ich dir später. Jetzt esst, sonst wird's kalt.« Wir löffeln die Pastapaste, der Schweiß tropft uns von der Stirn und die Schärfe nebelt langsam das Gehirn ein. Nach ein paar Bissen beschließt meine Tochter, sie habe heute nicht so viel Hunger und verschwindet. Meine Frau atmet tief aus und beschließt ebenfalls ein wenig auf dem Teller zu belassen. Selbst ich muss gestehen, dass genug Schärfe und Säure meinen Magen gefoltert haben. »Wir können ja morgen zusammen kochen. Dann zeige ich dir, wie das funktioniert«, schlägt meine Gattin vor. »Oh, morgen Abend muss ich wahrscheinlich länger arbeiten. Aber dieser Tage machen wir das ganz bestimmt, versprochen.« Als ich auf die Terrasse gehe, um eine Zigarette zu rauchen, höre ich, wie sich meine Tochter in ihrem Zimmer mit ihren Freundinnen verabredet. »Wollen wir uns gleich treffen? Cool! Ja, unten im Burger King. Ich hab so was von Kohldampf.« Werde gelegentlich doch mal meine Gattin um Rat fragen müssen. Abgesehen von der fast abgehackten Fingerkuppe, verätzten Augen, einem verbrannten Gaumen und einer Säurevergiftung im Magen hat die Sache ja nicht so schlecht funktioniert. Gut, die Technik muss ich im Detail noch etwas verfeinern. Daran kann man arbeiten. Aber sonst: Eigentlich gar nicht so schlecht. Demnächst koche ich bestimmt mal wieder. Obwohl: Kochen lassen und selbst essen ist eindeutig einfacher. Aber einfach kann ja jeder. Aus der Küche dringen klappernde Geräusche. Stimmt, da war noch was. Spülen, Aufräumen, Abwaschen, Abwischen. Ob ich Madame da besser ein wenig zur Hand gehe? Och nö. Ich habe schließlich aufwendig ein Menü gezaubert. Die Damen sollten mir dankbar sein. Ich habe jetzt frei. Und im Fernsehen gibt's gleich Nachrichten. Auf geht's.

GUT ZU WISSEN

Selbst is(s)t der Mann!

Sechs von zehn allein lebenden Männern machen sich kaum Gedanken, was ihnen den Magen füllt. Sie ernähren sich meist von »Aufreißer-Menüs« diverser Fertigkostanbieter. Nur jeder dritte Mann schaut genau auf den Teller und beschäftigt sich mit der eigenen Ernährung. Das ergab die Ernährungsstudie »So is(s)t Deutschland« aus dem Jahr 2009. Im Auftrag des weltgrößten Lebensmittelkonzerns Nestlé befragten Marktforscher des Allensbacher Instituts für Demoskopie bundesweit rund 4000 Menschen. Von denen ernähren sich 85 Prozent völlig anders, als sie es eigentlich möchten und es für richtig halten: Aus Zeitgründen greifen viele am liebsten zu Fertigprodukten. Da wäre die Lösung für Abspecker doch ganz einfach: Wer sich bisher von Fertigfutter ernährt hat, denkt auch weiterhin nicht nach und stopft diätische Schnellkost nach »Weight Watchers«-Punkten oder dem »Du darfst«-Prinzip in den Kühlschrank, ins Wasserbad oder in die Mikrowelle. Damit gäbe es keine Komplikationen beim Einkaufen, keine Zeitverschwendung mit der Suche nach versteckten Zuckerarten, keine Bettlerhände-Pose. Doch wie auch herkömmliches Fertigfutter ist Schnellkost für Abspecker auf Massengeschmack getrimmt und enthält meist reichlich Bindemittel, Aufmischer (Emulgatoren), künstliche Aromen und Geschmacksverstärker sowie andere Stoffe aus der Lebensmittelherstellung. Lecker und gesund essen und dabei abnehmen geht anders. Außerdem ist das Abspecken mit Fertigprodukten meist teuer und auch sinnlos. Zu diesem Ergebnis kam eine Studie über das Abnehmen mit Methode und nach Plan. Dazu befragten Meinungsforscher von Forsa im Auftrag der Krankenkasse DAK bundesweit rund 1000 Menschen. Daraus ergab sich: Fertigfutter und Diätgetränke führen in der Regel nicht zu einer sinnvollen Ernährungsumstellung, die das Gewicht stabilisiert, langfristig für eine gute Lebensqualität sorgt und ernährungsabhängigen Krankheiten vorbeugt. Und noch ein gewichtiger Grund, Fertigfutter zu meiden: Was tun als Single, wenn die neue Eroberung nach Hausmannskost verlangt? Aus dem heimischen Fertigfutter-Fundus Rinderroulade mit Kartoffelpüree fachgerecht nach Gebrauchsanleitung kredenzen – ritsch-ratsch-plinggg – und auf den Teller kippen? Hoffentlich gibt es da keine Enttäuschung, denn Liebe geht bekanntlich auch immer durch den Magen.

Wer lesen kann, der kann auch kochen!

Wer bisher nur den Weg in die Küche gefunden hat, um Fertiggerichte, Feierabendbierchen oder Wurstaufschnitt aus dem Kühlschrank zu holen, dem werden die nun folgenden Seiten den Weg an den Herd weisen. »Wie, kochen? Ich? Keine Zeit! Außerdem ist das bei uns Frauensache!«, so dachte auch Klaus. Doch wer »artgerecht« abnehmen und sein Gewicht halten will, kommt nicht am Herd vorbei. Auch nicht an den folgenden Fragen: Wie koche ich Nudeln »al dente« und vermeide, dass Nudeln zusammenkleben? Was mache ich mit Gewürzen? Warum Tomatensauce nicht einfach aus der Tüte oder dem Glas verwenden? Dafür gibt es Manuals, ebenso wie für die Installation einer neuen Software oder die Verkabelung eines Soundsystems. Wer lesen kann, der kann also auch kochen! Und wer sich mit der Zubereitung von Essen beschäftigt, der hat auf Dauer auch sein Gewicht im Griff. Also ran an den Herd und hinein ins Abenteuer Kochen!

»Pasta Pivello« – Pasta für Einsteiger

Der besten Frau von allen, dem Nachwuchs, der neuen Flamme, den Freunden oder Kollegen: Spaghetti schmecken jedem und sind in der entsprechenden Menge auch beim Abspecken erlaubt. Das gilt ebenso für alles andere, was man gerne isst. Abspecken und Genießen ist kein Widerspruch, wenn man weiß, wo sich die Dickmacher verstecken: Denn nicht die Nudeln machen dick, sondern die Sauce. Auch »harmlose« Tomatensaucen aus dem Glas haben es in sich. Deshalb Pastasaucen am besten selbst zubereiten! Alle Zutaten für die »Pasta Pivello« von Klaus zum Beispiel gibt's im Supermarkt. Das herzhafte, aber trotzdem kalorienarme Gericht ist auch ohne Kochkenntnisse schnell zubereitet. Es macht wenig Arbeit, aber viel Eindruck!

Die Zutaten für vier Personen:
1 Päckchen Spaghetti (500 g)
2 × 500 g-Dosen italienische Tomaten (ohne weitere Zusätze) oder 2 Kilo Fleischtomaten vom Wochenmarkt

1 große Zwiebel
2 Knoblauchzehen
½ Bund frischer Estragon oder 2 EL getrocknete Kräuter
2 Zweige frischer Basilikum oder 3 TL tiefgefroren
100 g frischer Parmesan oder ein Tütchen geriebener Parmesan
3 EL kalt gepresstes Olivenöl
roter Chili nach Geschmack
Rotwein nach Geschmack
Salz und Pfeffer nach Geschmack

Die Kochutensilien:
1 hoher Kochtopf für die Sauce
1 großer Kochtopf für die Nudeln
1 scharfes Gemüsemesser
1 Dosenöffner
1 Käsereibe
1 Nudelsieb
1 Kochlöffel
1 Esslöffel
1 Teelöffel

Und so wird's gemacht:

1. Tomatendose öffnen. Frische Tomaten gut abwaschen, Blütenansatz herausschneiden und die Tomaten achteln. Zwiebeln und Knoblauch schälen und kleinschneiden. Frische Kräuter waschen und zerkleinern. 4–6 Basilikumblätter als Deko zur Seite legen. Frischen Parmesan hobeln oder fertigen Parmesan aus der Tüte abwiegen und in ein Schälchen geben.
2. In einem hohen Kochtopf 3 EL Olivenöl erhitzen, Zwiebeln und Knoblauch dazugeben und glasig andünsten. Estragon dazugeben und kurz mitdünsten lassen. Dann Tomaten zugeben. Bei den Dosentomaten den Saft auffangen zum Trin-

ken und die Tomaten in den Topf geben. Mit Salz und Pfeffer abschmecken und nach Geschmack mit Rotwein ablöschen. Wer es gerne scharf mag, kann eine Prise Chili zugeben.

3. Die Sauce im offenen Topf köcheln lassen, auf der Oberfläche sollten kleine Blubberbläschen zu sehen sein. Den Tomaten-Sugo mindestens 45 Minuten, besser einige Stunden lang, einkochen lassen. So wird er schön dickflüssig und bekommt ein kräftiges Aroma. Sugo regelmäßig umrühren und nach Bedarf Wein zugießen. Zum Schluss noch einmal abschmecken.
4. 20 Minuten vor dem Essen einen großen Topf mit reichlich Wasser zum Kochen bringen. Wenn es auf der Oberfläche kräftig sprudelt, 2 TL Salz und die Nudeln zugeben. Im offenen Topf kochen lassen. Nach etwa 7 Minuten mit einer Gabel eine Nudel aus dem Wasser fischen und probieren: Wenn sie lässig an der Gabel baumelt und »Biss« hat, alle Nudeln in ein Sieb gießen und sofort auf vier Teller verteilen, für die Abspecker-Portion rund 200 Gramm Nudeln abwiegen. Je einen großen Klecks Sugo auf die Nudeln geben, mit 1 gehäuften EL Käse bestreuen, Basilikumblättchen dazu legen und servieren.

Küchen-Basics

- Den *Tomaten-Sugo* immer erst probieren, bevor man Salz zugibt. Dann auch nur ganz wenig salzen. Denn die Nudeln nehmen schon reichlich Salz aus dem Kochwasser auf.
- *Salz* bindet Wasser, auch im Körper. Deshalb Saucen und andere Speisen immer erst mit Kräutern abschmecken, dann erst vorsichtig mit Salz.
- Wer nicht gerne *Kräuter* schnippelt, kann im Supermarkt Päckchen mit gefrorenen Kräutern kaufen. Sie halten sich im Tiefkühlfach eine Ewigkeit und sind gebrauchsfertig.

- Kein Öl ins *Kochwasser* geben! Sonst legt sich ein Fettfilm um die Nudeln, sie können dann keine Sauce mehr aufnehmen!
- So verkleben *Spaghetti* nicht: Nicht die billigsten Nudeln kaufen! Einen ausreichend großen Topf, mindestens zu ³⁄₄ mit Wasser gefüllt, verwenden. Salz und Nudeln erst zugeben, wenn das Wasser stark sprudelt. Es muss während der gesamten Garzeit kräftig weitersprudeln. Nudeln zwischendrin umrühren und auflockern. Sollten sie nach dem Abseihen trotzdem zusammenkleben, 1 TL Butter unterrühren.
- Aus der rohen *Nudelmenge* wird beim Kochen etwa das Zweieinhalbfache! 100 Gramm rohe Nudeln ergeben gekocht etwa 250 Gramm. Abspecker sollten für eine Portion 60 bis 80 Gramm rohe Nudeln verwenden.
- Bei *Reis* verdoppelt sich die Menge. Hier rechnet man 2 Tassen Wasser auf 1 Tasse Reis, egal wie groß die Tasse ist. Eine Abspecker-Portion entspricht etwa einer randvollen »Bettlerhand« mit gekochtem Reis.

Gute Fette, schlechte Fette oder: 3-Komponenten-Futter

Bei genauem Blick auf Nahrungsmittel fällt auf, dass sie in der Regel aus den drei Hauptnährstoffen Eiweiß (Proteine), Kohlenhydrate und Fett bestehen. Diese drei Komponenten liefern unterschiedlich viel Energie:

- 1 Gramm Eiweiß und
- 1 Gramm Kohlenhydrate enthalten je 4,1 Kilokalorien.
- 1 Gramm Fett hingegen schlägt mit satten 9,3 Kilokalorien zu Buche.

Eiweiß ist ein lebenswichtiger Energielieferant und Aufbaustoff für unsere Körperzellen, Hormone und Enzyme. Außerdem dient er zur Reparatur beschädigter Zellen. Das Eiweiß aus der Nahrung wandelt der Körper in körpereigenes Eiweiß um, indem er das »Nahrungseiweiß« in kleinste Eiweißbausteine zerlegt, die Aminosäuren. Acht Aminosäuren kann der Körper nicht selber herstellen. Diese müssen über die Nahrung ergänzt werden:

- Über tierisches Eiweiß aus Eiern, Milch und Milchprodukten, Fleisch, Fisch und Geflügel. Achtung: Viele Nahrungsmittel, die tierisches Eiweiß enthalten, haben auch reichlich »versteckte« Fette gebunkert, zum Beispiel in Wurst!
- Über pflanzliches Eiweiß aus Sojabohnen und anderen Hülsenfrüchten, Nüssen, Kartoffeln und Getreideprodukten aus Vollkorn.

Kohlenhydrate setzen sich aus Zuckermolekülen zusammen. Sie sind die wichtigsten Energieträger für den Körper. Unterschieden wird

- Einfachzucker wie zum Beispiel Fruchtzucker oder Traubenzucker
- Zweifachzucker wie Milchzucker, Rübenzucker oder Haushaltszucker
- Mehrfachzucker, auch »komplexe Kohlenhydrate« genannt. Sie stecken in Lebensmitteln aus Vollkorn, in Getreide und Gemüse. Diese Lebensmittel liefern zugleich wichtige Ballaststoffe und sorgen für ein langes Sättigungsgefühl.

All diese Zuckerarten wandelt der Körper in Glucose um. Das ist das »Futter« fürs Gehirn, die Nerven und Muskeln sowie für die meisten Körperzellen.

Achtung: Ein- und Zweifachzucker gelten als »schlechte« Kohlenhydrate. Die Molekülketten dieser Zuckerarten kann der Körper ganz leicht aufspalten: So gelangen sie schnell ins Blut und liefern damit auch »schnelle Energie«. Das lässt den Blutzuckerspiegel massiv ansteigen, er fällt aber auch ebenso schnell wieder ab. Die Folge: Fiese Heißhunger-Attacken! Die Molekülkette des Mehrfachzuckers ist komplexer und lässt sich schwerer »knacken«. Dadurch wird nur langsam Energie freigesetzt. Die Folge: Der Blutzuckerspiegel steigt gleichmäßig an, fällt dann nur langsam ab und schnellt nicht massiv nach oben. Das sorgt für ein lang anhaltendes Sättigungsgefühl.

Fette

Mit 9,3 Kilokalorien pro 100 Gramm ist Fett der energiereichste Nährstoff für den Körper: Fett macht am schnellsten fett – wenn man zu viel davon isst. Also einfach nichts Fettes mehr futtern, und alles ist in Butter? Falscher Ansatz. Denn der Organismus braucht Fette. So kann der Körper viele Vitamine nur mit Hilfe von Fetten aufspalten: Sie transportieren die fettlöslichen Vitamine A, D, E und K durch die Darmwand in den Blutkreislauf. Auch für den Zellaufbau und für die Immunabwehr sind Fette wichtig. Fett ist auch ein wichtiger Geschmacksträger und macht viele Speisen schmackhafter, zum Beispiel Fleisch, Fisch oder Gemüse.

- Gesättigte Fettsäuren kann der Körper selbst herstellen, sie müssen nicht über die Nahrung aufgenommen werden. Auf diesen Fetttyp könnte man theoretisch verzichten: Er »versteckt« sich meist in tierischen Fetten, enthalten in Wurst, Käse und Butter sowie in Chips, süßen Backwaren oder Fertiggerichten.
- Einfach ungesättigte Fettsäuren kann der Körper aus anderen Fetten zwar selbst »bauen«. Trotzdem empfiehlt es sich, diese wertvollen Fettsäuren täglich aufzunehmen. So helfen sie zum Beispiel, den Blutfettspiegel zu senken. Diese Fettsäuren sind in Olivenöl und Oliven, in Nüssen, Sonnenblumen- und Kürbiskernen und in Avocados enthalten.
- Mehrfach ungesättigte Fettsäuren werden aus Pflanzen und Fisch gewonnen. Diese Fettart kann nicht vom Körper produziert werden, deshalb muss man sie über die Nahrung aufnehmen. Hierzu zählen die Omega-3- und Omega-6-Fettsäuren. »Fette« Fische wie Lachs, Hering oder Thunfisch und Wildfleisch sind gute Omega-3-Fettquellen. Omega-6-Fett-

säuren sind in Sonnenblumenöl, Soja- und Distelöl sowie in Getreide enthalten. Die Omega-Fettsäuren bezeichnet man auch als »essenzielle Fettsäuren«. Sie gelten als lebenswichtig und »gute« Fette: Sie können den Blutfettspiegel senken, wirken der Bildung von Blutgerinnseln entgegen und verringern das Risiko für Herz-Kreislauf-Erkrankungen. Nach neuen Untersuchungen sollen Omega-3-Fettsäuren sogar Herzrhythmusstörungen vorbeugen.

- »trans-Fettsäuren« oder »gehärtete pflanzliche Fette« sind industriell hergestellte Fette, die in Billig-Margarine, Pommes frites, Blätterteiggebäck, Tütensuppen und anderen Fertiggerichten und Fast Food lauern. Wer regelmäßig Produkte konsumiert, die Transfette enthalten, steigert das Risiko einer koronaren Herzerkrankung um ein Viertel. Das stellten Forscher der Eidgenössischen Technischen Hochschule (ETH) Zürich in ihrer 2007 veröffentlichten Studie fest. Im US-Bundesstaat New York wurde die Verwendung von Transfetten für die Zubereitung von Speisen in Restaurants, Imbissstuben, Lokalen, Cafés und Konditoreien seit Mitte 2008 sogar gesetzlich verboten.

Einkaufsliste mit Alternativen zu Nahrungsmitteln, die ungesunde Fette und Kohlenhydrate enthalten

Gut	Nicht gut
fettarme Milch und Milchprodukte	Butter, Vollmilch, Sahne und Sahnejoghurt
Lein- und Olivenöl	Butterschmalz
Käse bis 20 % Fett i. d. Tr.	Schmelzkäse, Camembert
Geflügelwurst, magerer Schinken	fette Wurstsorten, z. B. Salami
Rinderhackfleisch	Schweinehackfleisch
zum Grillen: Rindersteak, Hähnchenschenkel, Fisch	Schweinebauch, Bratwurst, mariniertes Fleisch

Gut	Nicht gut
mageres Rindfleisch und Geflügel, Wild	fettes Fleisch, Schweinebraten, Gans, Ente
Wassereis	Softeis, Milcheis
Fleisch und Kartoffeln »natur«	panierte oder frittierte Lebensmittel wie Pommes frites, Chicken Wings
frisches Obst	Dosenobst
frisches oder Tiefkühl-Gemüse	Gemüse aus der Dose oder dem Glas
Roggen- und Vollkornmehl	Weißmehl
Kartoffeln	Kartoffelpüree-Pulver
Vollkornbrot und Vollkornbrötchen	Weißbrot, Brötchen, Baguette, Laugenbrezeln, Croissants
zuckerfreies Müsli, selbstgemixtes Müsli	Fertigmüsli mit Rosinen, Honey Pops und Cornflakes
Naturreis	polierter Reis, Instantreis
Blechkuchen mit frischem Obst	Sahne- oder Cremetorte
Feldsalat, Eichblatt, Lollo Rosso, Endivien	Eisbergsalat (hält zwar ewig, hat aber kaum Vitamine!)
Dressing »home made«: 2 EL Essig, 2 EL Öl, 1 Spritzer Zitrone, Tiefkühl-Kräuter, Salz + Pfeffer	Fertigdressing
Bitter-Schokolade mind. 70 % Kakao	Vollmilch- oder Nougatschokolade
Eier im Glas	Spiegeleier
Mandeln, Kürbiskerne, Cashewnüsse	gesalzene Erdnüsse
Mini-Tomaten und Gemüsesticks	Chips, Erdnussflips, Salzbrezeln
selbstgemixte Apfelschorle 1:2 (1 Drittel Apfelsaft: 2 Drittel Wasser), Mineralwasser mit Fruchtauszügen	Zitronenlimo, Apfelschorlemix, Light-Getränke

Kampftrinken im Wohnwagen

Freitag ist Eishockey-Tag. Seit vielen Jahren gehe ich regelmäßig zu den Heimspielen meiner Mannschaft. Da ist Action, Spannung und Emotion. Geschwindigkeit und Taktik, Härte und Cleverness – darum geht's in diesem Sport. Irgendwie brauche ich diese volle Dosis Power. Meine Gattin kann das zwar bis heute nicht recht verstehen, aber mir gibt es etwas. Übrigens hat Eishockey auch einen großen Anteil daran, dass ich mit dieser Abnehmerei angefangen habe. Denn die Tribünen und Ränge in der Halle sind steil. Eine ganze Menge Stufen führen von den besseren Plätzen ziemlich unten bis nach ganz oben zum Bierstand. Jedes Mal, wenn ich an der Reihe war, für Bier-Nachschub zu sorgen, musste ich diese Treppenstufen hinauf hechten. Und die Spielpausen sind kurz, der Weg zum Bier weit und die Schlange am Bierstand elend lang. Ich musste also ziemlich flott auf den Beinen sein. Jedes Mal, wenn ich oben ankam, schwitzte ich, musste schnaufen wie ein Walross und hatte wahrscheinlich eine knallrote Birne. So stand ich schwer atmend in der Schlange und ignorierte konsequent die skeptischen Blicke der Umstehenden, bis ich ein paar schlecht eingeschenkte Plastikbecher in die Hand gedrückt bekam. Jetzt noch ein kleiner Spurt über 200 Treppenstufen nach unten, dann bekam ich sogar noch den Beginn des nächsten Drittels mit. Manchmal auch nicht. Das nervte. Das nagte. Es musste etwas passieren. So kam ich auf die irrwitzige Idee, abzunehmen.

Heute ist Freitag. Eishockey-Tag. Kaum zu Hause, ziehe ich das blaue Fan-Trikot über, drapiere den blauen Schal um den Hals, gebe meiner Frau einen schnellen Abschiedskuss und schwinge mich in den BMW, in dessen Heckfenster auch ein blaues Vereinswappen klebt. Vor der Halle treffe ich, wie bereits seit Jahren, neben dem Bierstand meine Freunde: Fred, Norbert und einige andere Mit-Fans. Wir trinken eins, spekulieren ein wenig über unsere Chancen, zu gewinnen, besprechen noch schnell die Weltlage im Allgemeinen und schieben uns durch den überfüllten Eingang zu unseren Plätzen. In der ersten Pause hat Norbert Erbarmen und stapft los. Ich bleibe entspannt sitzen, genieße die Atmosphäre und erkenne in der Menge ein paar bekannte Gesichter. Da kommt das Bier. Wenn's immer so wäre. Am Ende gewinnen wir. 6:5, das Siegestor fällt vier Sekunden vor Schluss. Tief ausatmen. Als wir mit in der Masse ekstatischer und depressiver Fans – je nach Mützenfarbe – in Richtung Ausgang geschoben werden, schlägt Fred mir und Norbert auf die Schulter. »Hey, das müssen wir feiern. Gehen wir noch nach hinten?« Wohin? Norbert sieht das Fragezeichen auf meiner Stirn und grinst: »Fred arbeitet doch schon lange in der Hallenverwaltung. Sein Bürotrakt wird komplett umgebaut, und da hat er hinter der Halle einen Wohnwagen stehen. Mit Strom und Kühlschrank. Da ist auch meistens was drin.« Wir haben gewonnen, das muss begossen werden. »Klar, nichts wie hin.« Fred schiebt uns an den Fans vorbei, auf eine Seitentür zu. Er rasselt mit einem Schlüsselbund, schließt auf und wir stehen in einem neonhellen Treppenhaus. Treppe runter, einmal um die Halle rum. »Da ist meine Luxusvilla«, ruft Fred und deutet auf einen ziemlich geräumigen, modernen Wohnwagen, der im Halbdunkel zwischen zwei riesigen Altpapiercontainern und einer Laderampe aufgebockt steht. Vorne feiern Hunderte Fans lautstark den verdienten Sieg, hier hinter der Halle ist niemand außer uns. Im Wohnwagen befindet sich ein Schreibtisch, ein etwas in die Jahre gekommener sonnengelber Sessel, ein kleiner Tisch mit Stühlen herum, dazu ein völlig überdimensionierter Flachbildfernseher. Sauber geraffte Halbgardinen verhindern neugierige Blicke durch die Fenster ins Innere.

Vorne ist eine kleine Kochnische und, eindeutig erkennbar, der Kühlschrank. »Hier kann man's aushalten«, sagt Fred und knipst eine funzelige, indirekte Beleuchtung an. »Heizung geht, Strom kommt aus der Halle, der Kühlschrank ist voll, und wir haben hier völlig unsere Ruhe. Besser geht's nicht.« Er öffnet den Kühlschrank und holt drei Flaschen Bier heraus. »Prost, auf die Meisterschaft.«

Der Wohnwagen ist wie ein Wunder. Aus allen möglichen Ecken und Nischen, Fächern und Ablagen, verborgenen Schranktüren und Bodenklappen fischt Fred, was man zum richtigen Feiern braucht: Salzbrezeln, Chips, Wodka, Schokolade, Hartwurst, Obstler und Schnittkäse. Über uns parkt der Schnaps. Unter uns der Biervorrat, der nicht in den Kühlschrank gepasst hat. Neben uns die Knabbereien. Ich bin von allem umgeben, was des Teufels ist. Umzingelt, eingekreist, ohne Ausweg. Nach dem dritten Bier ergebe ich mich. Auf dem Monsterfernseher schauen wir noch die Zusammenfassung des grandiosen Siegs unserer Jungs an. Wodka fließt, Brezeln krachen, Chipstüten rascheln. Bierflaschen ploppen. »Jungs, ich halte mich heute mal ein bisschen zurück. War eine harte Woche«, versuche ich zu retten, was zu retten ist. Fred und Norbert schauen mich an, als hätte ich die Vereinsfarben gewechselt. »Ist irgendwas mit dir? So kenne ich dich gar nicht! Jetzt lass dich nicht so feiern, Junge«, sagt Fred streng. Er hebt das Glas, Norbert auch. Ich schaue sie an. »Prost, Jungs!« Nach einer langen Serie enttäuschender Niederlagen holt sich der Teufel heute Punkte im Kampf gegen meine Standhaftigkeit zurück. Der von Fred selbst importierte Obstler ist einfach grandios, muss ich nach dem fünften Glas neidlos einräumen. Die Chipstüten leeren sich. Doch ein Handgriff von Fred genügt, und eine neue liegt auf dem Tisch. Lasst es rascheln, Jungs! Auf die Uhr sehe ich längst nicht mehr. Fred erzählt brüllend komische Hallen-Anekdoten von eitlen Vereinsbossen, kleinkarierten Brandschutzkommissaren und rechthaberischen Gewerbeaufsichtskontrolleuren. Dazwischen trinken wir einen. Und noch einen. Da ist noch was drin in der Flasche, oder? Oh, jetzt nicht mehr. Ich bin entspannt wie lange nicht mehr. Das Wort »Abnehmen« habe ich auch vergessen. Es ist alles so, wie es früher war. Und so ist es gut. Wir reden übers Leben, über den Stress und die Frauen. Wir erzählen schmutzige Witze und lästern über die Kumpels. Da aber auch der größte Biervorrat irgendwann ausgetrunken ist, verlassen wir torkelnd und lachend gegen halb vier in der Frühe den kuscheligen Wohnwagen. Als die Tür aufgeht, zerrt die eisige Nachtkälte an meinen Backenknochen. Wie ich nach Hause komme, soll aus vielen Gründen nicht näher beschrieben werden. Vielleicht weiß ich es auch gar nicht mehr so genau, vielleicht will ich einfach nicht erzählen, an was ich mich noch bruchstückhaft erinnern könnte. Ist ja auch egal.

Als ich aufwache, dröhnt mein Schädel, mein Körper ist schlaff. Alles tut weh. Der Teufel hatte mich gelockt, gefangen genommen, ein abgefeimtes, böses Spiel mit mir gespielt, mich betäubt und schließlich hohnlachend hinaus in die Dunkelheit und Eiseskälte gestoßen. Ich rapple mich hoch und taste mich in Richtung Dusche. Verdammt, ist das hell. Das kühle Wasser tut gut. Irgendwie schaffe ich es sogar, unfallfrei die Treppe nach unten zu kommen. Im Wohnzimmer sitzt meine Frau auf dem Sofa und liest Zeitung. »Na, das achtzehnte Drittel war wohl das spannendste im ganzen Spiel«, sagt sie und grinst. »Ja, muss wohl so gewesen sein«, antworte ich und lasse mich auf einen Stuhl am Esstisch fallen. Ich gieße Kaffee aus der Thermoskanne in einen großen Becher und zünde mir eine Zigarette an. Frühstücken? Ich? Jetzt? Niemals. »Na, das war's wohl mit den guten Vorsätzen«, ruft es hinter der Zeitung hervor. Der Unterton ist etwas vorwurfsvoll, das höre ich sogar in meinem Wachkoma. »Ganz wie früher. Erst saufen gehen, dann Kippe und Kaffee, und in einer Stunde werden die

Schokoriegel reingeschoben.« Verdammt, sie hat recht, muss ich das jetzt diskutieren? Also gut, ich muss was essen. Müsli? Geht gar nicht. In der Küche finde ich Obst. »Wart mal, ich habe eine Idee«, sagt die beste Gattin von allen. Sie nimmt Äpfel, Orangen und Kiwis aus der Schale. »Trink deinen Kaffee, ist gleich so weit.« Der Mixer macht einen ohrenbetäubenden Lärm. Mein Kopf dröhnt bis zu den Kieferknochen. Wenige Sekunden später ist Ruhe. Eine Hand mit sorgfältig manikürten Fingernägeln schiebt ein großes Glas in mein Blickfeld. »Hier, dein Frühstück. Frisch gemixter Fruchtsaft. Das ist gut gegen den Hunger, und du bekommst Vitamine.« Ich setze an und nehme einen tiefen Zug. Der Fruchtzucker kriecht ins Hirn und beginnt zu wirken. Mir fällt ein, dass ich gestern Abend locker 3000 Kalorien verputzt haben muss, wenn ich mich richtig erinnere. Verdammt. Das ist fast ein Pfund auf der Waage! Ich war auf meine 18 Kilo weniger schon ein wenig stolz. Und nun? Nur noch 17,5 Kilo? Schon will ich nach oben, um mal einen Blick auf die Waage zu riskieren. Doch ich rechne: Mit einem Liter Mineralwasser habe ich den Nachdurst gelöscht, dazu kommen Kaffee und das Glas Fruchtsaft. Außerdem habe ich bis halb vier morgens mächtig gefuttert und reingestopft, soweit ich mich erinnern kann. Ich werde das Wiegen besser verschieben. Morgen ist Sonntag. Sonntag ist ein guter Wiegetag. Ich beschließe, dass die lang geplante Reparatur des Gartentor-Scharniers ebenfalls von der heutigen Prioritätenliste gestrichen wird. Ein Blick auf die Uhr zeigt mir, dass der Tag ohnehin weit fortgeschritten ist. Dann werde ich einfach abwarten, bis er zu Ende geht. Zu mehr bin ich mental ohnehin nicht in der Lage. Das Bett ist ein guter Ort für solche Vorhaben. Zehn Minuten später dämmere ich im Mittagsschlaf dem Abend entgegen.

Der Sonntag kommt. Wiegetag. Ich habe kein gutes Gefühl. Im Wohnwagen hat der Bär Flamenco getanzt, so kalorienmäßig jedenfalls. Einmal tief durchatmen, Waage einschalten und drauf. Ich traue meinen Augen nicht: 112,1 Kilogramm! Alles normal. Keine gelbe Karte. Nicht mal eine Verwarnung. Wo die ganzen Kalorien nur hin sind? Das Ergebnis weckt meinen Tatendrang. Das Gartentor-Scharnier! Heute ist sein Tag! Mit guter Laune mache ich mich an die Reparatur. Gute, deutsche Ingenieurskunst! Doch bald muss ich einsehen, dass Gartentor-Scharniere aus dem Baumarkt die deutsche Ingenieurskunst rigoros ablehnen. Jedenfalls lehnt trotz intensiver Annäherungsversuche das Tor am Abend noch immer einsam an der Hecke. Ich habe mir zweimal kernig die Finger geklemmt, drei Stunden meiner Freizeit verplempert, eine Zange verbogen und muss morgen im Baumarkt für ein neues Tor mal eben 200 Euro hinlegen. Dazu muss ich das Teil auch noch nach Hause wuchten und das kaputte Tor auf dem Bauhof verklappen. Man hat ja sonst nichts vor. Frustriert tappe ich ins Haus, gehe zum Kühlschrank und mache mir eine Flasche Bier auf. Plopp, das zischt. Die Pyramide kann mich mal. Kirsten auch. Ich hole noch eine Flasche und werfe mich in meinen schwarzen, knarrenden Sessel, nehme einen Schluck und beschließe, nie, nie mehr wieder aufzustehen. Doch bald gibt es Abendessen. Ich ändere meine Meinung. Ein Salat vorneweg, danach eine gute Pute. Yep! So sehr ich zu Beginn meines Abnehm-Vorhabens auf Salat geschimpft habe – ich muss gestehen, ich habe mich richtig dran gewöhnt. Selbst in der Kantine hole ich mir was Grünes vorneweg. Tut nicht weh und hilft. Diesmal liegen schöne, rote Streifen von türkischer Spitzpaprika obendrauf. Das ist meine Entdeckung des Monats! Denn früher habe ich rohe Paprika gehasst. Eingelegt aus dem Glas oder auf der Pizza – na ja, die habe ich noch runtergekriegt. Aber auf rohe Paprika hätte ich brechen können. Lange habe ich darüber nachgedacht, warum das so ist. Eine einleuchtende Erklärung – etwa, in der Kindheit damit gequält worden zu sein –, die habe ich nicht gefunden. Bei meinem Kochversuch hatte ich im Gemüsefach längliche, dunkelrote Paprika gefunden, die so gar nicht dem entsprachen, was ich sonst damit in Verbindung brachte. Ich schnitt sie auf – Salatdeko muss ich ja nicht essen, und die Damen lieben es. Während ich also hektisch herumwuselte, stopfte ich mir ein paar Streifen achtlos in den Mund. Bis ich registrierte, was ich da aß, meldete mein Gaumen: Hey, echt lecker! Der Bann war gebrochen. Nun freue ich mich sogar schon drauf.

Die ganz normalen Paprikaschoten kriege ich immer noch nicht runter. Aber die türkischen Spitzpaprika! Die sind viel süßer, voller, aromatischer als die runden, bunten Dinger. Früher hätte ich da bestimmt keinen Unterschied geschmeckt. Jede Wette. Doch seit ich weniger esse, bilde ich mir ein, ich schmecke mehr und intensiver. Freds Hartwurst im Wohnwagen zum Beispiel hat irgendwie alt und nach Plastik geschmeckt. Die lag wohl schon länger oben in der Wurstablage. Vor einem Jahr wäre mir das nicht aufgefallen. Sieht essbar aus, wird gegessen. Sieht lecker aus, ist lecker. So einfach war das. An diesem Abend übrigens auch. Und nun freue ich mich auf den Salat mit Spitzpaprika drauf. Und auf die Pute. Was das Leben so alles bereithält, ist nur zum Staunen. Nach dem Essen beschließe ich, mein Hirn wieder mit Vernunft zu fluten. Was für ein Wochenende! Ab morgen wird wieder alles wie immer sein. Ich habe schließlich noch ein paar Kilo abzuspecken. Kein Wohnwagen und kein Gartentor der Welt werden mich davon abhalten.

GUT ZU WISSEN

Der innere Schweinehund – artgerechte Haltung und Pflege

»So bekämpfen Sie erfolgreich Ihren inneren Schweinehund«, »Die Jagd nach dem Schweinehund«, lauten die Titel einschlägiger Ernährungs- und Fitnessratgeber. Klingt so dramatisch wie der französische Kino-Thriller »Der Feind in mir«. Klar, soll heißen: Wenn du so weiter frisst und dich gehen lässt, dein Gewicht nicht in den Griff kriegst, wirst du nie so fit und erfolgreich wie dein Kumpel Patrick! Also ab sofort beinharte Disziplin üben und dem »Feind in meinem Fett« den Garaus machen? Blödsinn! Denn wer sich ständig maßregelt und kontrolliert, der überfordert sich schnell und verliert seine Motivation, ob im Job oder beim Abspecken. Ein gutes Abspeckprojekt sollte deshalb nach der Methode des irischen Dramatikers und Satirikers George Bernard Shaw funktionieren: »Widerstehe niemals der Versuchung: prüfe alles und behalte das Gute.«

Ob mit einer Pommes-Orgie, einer Kuchenschlacht oder einem Kasten Bier, den man sich mit den Kumpels teilt: Hauptsache, man(n) genießt, und das bei vollem Bewusstsein. Sonst verdirbt das schlechte Gewissen die Stimmung, und man fragt sich, was die ganze Abspeckerei überhaupt soll, wenn man gar keinen Spaß mehr im Leben haben darf. Wenn's also mal aus dem Ruder läuft, ist das noch lange kein Grund, alles hinzuschmeißen. Denn so paradox das klingen mag: Wer sein schlechtes Gewissen verliert, verliert auch leichter Pfunde. Tatsächlich »verzeiht« die Waage auch mal eine Versuchung – unser Körper hat offenbar eine Art eingebaute Fehlertoleranz. Obwohl sich Klaus an diesem Abend mit Bier, Schnaps und Knabbereien binnen weniger Stunden die doppelte Dosis seiner täglichen Energiezufuhr verabreicht hat, ist nichts aus dem Ruder gelaufen. Wer wie Klaus am Tag danach wieder die Kurve kriegt und sein gewohntes Abspeckprogramm fortsetzt, kann sich durchaus hin und wieder einen kleinen Ausreißer im Wohnwagen oder anderswo genehmigen. Aber Vorsicht, Alkohol hat es sich!

Was man(n) über Alkohol wissen sollte

Im Büro ein Glas Sekt auf den Geburtstag des Kollegen, ein Feierabendbierchen, zum Essen ein Glas Wein und nach einem »schweren« Essen einen Verdauungsschnaps. Trinken geht immer und überall – und in großzügiger Menge. Bei einem Fläschchen Bier am Tag zählt man noch nicht einmal zu den »richtigen« Biertrinkern. Und auch beim Wein bleibt es nur selten bei einem Glas. »Alkohol fällt ja nicht weiter ins Gewicht«, glauben viele – und liegen damit völlig daneben. Denn Alkohol macht nicht nur breit, sondern auch dick – obwohl er null Gramm Fett enthält. Doch Alkohol ist nach Fett mit 7,1 kcal pro Gramm der höchste Energielieferant.

Hier ein paar ernüchternde Beispiele:
- 0,5 l Weizenbier = ca. 210 kcal
- 0,2 l Sekt = ca. 162 kcal
- 0,2 l Rotwein = ca. 134 kcal
- 50 ml Wodka = ca. 115 kcal
- 20 ml Magenbitter = ca. 50 kcal
- 10 ml Wermut = ca. 100 kcal

Auf dem Kalorienkonto schlägt Alkohol quasi als »flüssige Nahrung« zu Buche. Und das ist vielen Leuten nicht bewusst: So entsprechen beispielsweise ein paar Bierchen in der Kneipe einem Abendessen mit zwei stattlich belegten Brötchen. Im Rahmen ihrer Ernährungs-Kampagne »know your limits« befragte die britische Regierung rund 2000 Menschen: Vier von zehn Befragten wussten nicht, dass ein Glas Wein mit 120 kcal ebenso auf die Hüften schlägt wie ein Stückchen Kuchen. Viele staunten auch darüber, dass ein Pint, etwa ein halber Liter Bier, so viele Kalorien wie ein Hot Dog enthält.

Alkoholische Getränke sind regelrechte Kalorienbomben. Wer das nicht weiß, schluckt so ganz nebenbei eine Menge zusätzlicher Energie. Regelmäßiger Alkoholkonsum ist deshalb auch ein Grund für Übergewicht: Statistisch gesehen nimmt ein Erwachsener durchschnittlich immerhin bis zu einem Fünftel seiner Tageskalorien über Alkohol auf. Dabei sind nicht nur die zusätzlichen Kalorien das Problem, sondern auch, wie der Alkohol in Kombination mit fettreicher Nahrung auf den Organismus wirkt. Er verlangsamt nämlich den Fett- und Kohlenhydratstoffwechsel. Weil Alkohol für den Körper in größeren Mengen ein Gift ist, wird er als Erstes abgebaut. Während dieser Phase werden alle anderen Verbrennungsvorgänge erst mal blockiert. Ein Beispiel: Wenn man sich zu einer Currywurst oder einem Schweinebraten ein Bierchen oder ein Glas Wein gönnt, verarbeitet der Körper die Kalorien aus dem Alkohol, und die Currywurst legt sich in Form von Fettgewebe direkt auf die Hüften. Wer abspecken will, sollte deshalb seinen Alkoholkonsum einschränken und wohl dosieren. Alkohol hat nämlich eine weitere fiese Nebenwirkung: Er stimuliert die Magenschleimhaut. Und das regt das Hungergefühl an. Im Klartext: Wenn das Feierabendbierchen oder das Glas Wein griffbereit neben dem Sessel steht, ist der Weg zum Kühlschrank meist auch nicht mehr weit.

Schlaflos in Eschborn

Eins-Eins-Null. Fast drei Wochen hat es nach meinem kleinen Spaßabend im Wohnwagen gedauert, bis ich wieder einen Schritt vorangekommen bin. Eins-Eins-Null auf der Waage bedeutet: Halbzeit! Seitenwechsel! 20 Kilo sind runter, noch mal 20 habe ich vor mir. Ich stelle mich gleich noch mal auf die Waage und blicke auf die drei großen Digitalziffern. Ja, das kommt gut. Doch während irgendwelche Diätanleitungen und Ratgeber für solche Fälle großen Jubel vorschreiben, das freudige Schwenken von Winkelementen, das Küssen der Familienangehörigen, die »Ich fühl mich jetzt echt gut«-Ansprache an die engsten Freunde –, ich bin da der Falsche. Vor allem morgens um Viertel vor sieben. Die Freude darüber, die Etappe erreicht zu haben, reicht maximal bis zum Rasieren. Und das mache ich gleich nach dem Wiegen. Mal ehrlich: Das Leben ist kein Ponyhof, und meine Gedanken kreisen bereits wieder um meine Arbeit, die wachsenden Ansprüche meines Chefs, das an der Hecke immer noch still vor sich hin rostende Gartentor und was sonst noch so auf prompte Regelung, sofortige Reparatur oder baldiges Eingreifen wartet. Während ich mir eilig den Rasierschaum ins Gesicht sprühe, klingelt das Handy. Um diese Zeit? Wer wagt es? Ich stürze in den Flur und nehme es von der Kommode. Die Nummer auf dem Display kann ich nicht zuordnen. »Ja bitte?« »Hi Klaus, hier ist Wizniak. Sorry für die frühe Störung. Schon wach?« »Ja, das Handy hat geklingelt. Was gibt's?« »Witzbold. Ich wollte dich nur mal warnen. Die Datenverbindung nach London ist komplett tot, und dein Chef springt hier im Viereck. Irgendwie wärest du für das Desaster verantwortlich, und er würde dich eigenhändig …« »Ich? Hä? Was?« »Vielleicht kommst du einfach fix her und guckst mal, was du retten kannst.« »Jedenfalls danke für den Tipp, ich komme sofort.« Ich lege auf und blicke aufs Handy. Es ist weiß wie Schnee. Der Rasierschaum. Im empfindlichen Display, im Hörer, überall Rasierschaum. Keine Zeit zum Ärgern. Ich ziehe mich an, versenke das silber-weiße Telefon in meiner Sakkotasche, erkläre dabei meiner verschlafenen Gattin im Telegrammstil, was vorgefallen ist, und stürze aus dem Haus. Frühstück? Muss warten. Auf dem Weg ins Büro versuche ich zu rekonstruieren, was passiert sein muss. Mir schwant Übles. Die Wartungsarbeiten hatte ich für heute Nacht 3 bis 4 Uhr geplant. Das Team war eingewiesen, die Abschaltung anzukündigen, einige Server und einen Hochleistungsrouter auszutauschen, alles zu testen, nach Abschluss wieder die Systeme anzufahren und ein Protokoll zu schreiben. Es gab einen Notfallplan und eine Telefonliste der Spezialisten bei Problemen. Reine Routine. Danach sollten die Jungs ins Bett dürfen. Was war da los? Ich fummele das Handy aus der Tasche. Es riecht frisch nach Rasierschaum. Mit dem Daumen durchsuche ich das Adressbuch nach der Nummer des Wartungskollegen. Nur einmal ist das Freizeichen zu hören, dann höre ich seine Stimme. »Ja?«, bellt sie ins Telefon. Hoppla, da ist Druck drauf. »Klaus hier. Habe gehört, da ist was schiefgegangen.« »Wenn du wüsstest, was hier los ist. Die Transaktionen laufen nicht. Der Datenaustausch ist tot. Wir kriegen nicht mal Mails aus London. Die Vorstandsheinis rufen hier im Minutentakt an. Und die sind nicht grade höflich.« »Was ist das Problem?«, frage ich. »Alle stressen rum, keiner weiß was. Die Jungs in London sind irgendwie genauso planlos.« Es scheint, als hätte mein Wartungsauftrag erst mal nichts damit zu tun. Kurzes Durchatmen. »Wieso nehmt ihr nicht das Reservesystem? Dafür haben wir es doch eingerichtet.« Im Hörer ist es still. Dann bricht es los. »Weil dein toller Lieferant den blöden Superrouter trotz zweifacher Erinnerung nicht geliefert hat, wir aber ja unbedingt heute Nacht auf deine Anweisung hin diese Wartung erledigen mussten, haben wir den Router vom Ersatzsystem genommen. Der kommt aber nicht ans Laufen, wir haben hier schon alles versucht. Ich kann so ein Scheißding ja schließlich nicht an der Tanke holen. Deswegen gibt's eben auch kein Reservesystem!« Verdammt, verdammt, verdammt. Mein Chef hatte mir vor ein paar Tagen richtig fies auf den Füßen gestanden. Ich sollte mal effizient arbeiten, meine Termine schneller erledigen, mehr auf die Kosten achten. Würde die Wartung nicht pünktlich erledigt, hätte das Konsequenzen … Und so weiter. Es war sinnlos. Sinnlos ihm zu erklären, dass meine Termine pünktlicher als in jeder anderen Abteilung eingehalten würden. Dass es Probleme gebe, die mit den von ihm ausgehandelten Rahmenverträgen und nicht mit meiner Arbeitsleistung zu tun hätten. Also habe ich die Wartung beauftragt, aber schlicht vergessen, noch mal nach dem Router zu sehen. Dieses Lieferantenpack. Die Katastrophe war da. Ich schleiche ins Büro, starte meinen Rechner und wühle mich durch die alten Mails. Und siehe da. Der Liefertermin für das Teil war dort schwarz auf weiß bestätigt. Lieferung spätestens Montag. Heute ist Donnerstag! Ich wähle die Durchwahl des Sachbearbeiters. Eine verschlafene Stimme meldet sich: »Was kann ich für Sie tun?« »Hier ist Klaus. Schönen guten Morgen. Wo zum Teufel ist mein bestellter und von euch bestätigter Hochleistungsrouter? Hier brennt nicht nur die Luft!« Man hört, wie eine Kaffeetasse abgestellt wird. Es schnauft. »Äh ja, Sekunde bitte.« Ich atme auch einmal tief durch. »Auftragsnummer?« Ich gebe die Zahlenkolonne sachlich durch. »Hier steht: Liefertermin am 31. Also Montag in einer Woche. Wo ist das Problem?« »Ich habe das Ding für den 13. bestellt. Das war vorgestern. Und sie haben diesen Termin ausdrücklich bestätigt. Sehen Sie mal in Ihre Mails, wenn Sie Ihre Augen mittlerweile aufkriegen.« Man hört eine Maus klicken. »Hier steht der gesamte Laden, ist Ihnen das klar?«, brülle ich. »Oha, da muss was schiefgegangen sein. Tut mir sehr leid. Wir mussten ein paar Aufträge von Hand eingeben. Da hat es wohl einen Zahlendreher gegeben. Es gab einen Systemfehler, Sie wissen ja, eine neue Datenbank und dann …« »Vorlesen kannst du mir später was! Ich brauche in einer halben Stunde diesen Router hier oben im fünften Stock – sonst habt ihr einen finanzstarken Großkunden weniger, dafür werde ich persönlich und mit Vergnügen sorgen.« »Ich sehe, was ich tun kann.« »Sie sollen nicht sehen, Sie sollen machen.« Wieder klickt die Maus. »Ja, wir haben einen im Lager. Ich schicke das Gerät sofort mit dem Taxi.« »Bestellen Sie das Formel-1-Taxi. Ich zahl den Aufpreis. Und danke.« Ich federe hinunter in die Technik. Aufzug? Dauert zu lange, ich nehme die Treppe. Im Türrahmen steht mein Chef. Au weia. »Guten Morgen, Klaus, es gibt ein Problem, falls Sie es noch nicht gemerkt haben.« Seine Stimme ist frostig, fast feindselig. Ich beschließe, die sinnlose Diskussion abzuwürgen. »Es gibt tatsächlich ein Problem, und ich habe es bereits gelöst. In 30 Minuten läuft alles. Wenn ich kurz zum Kollegen hineingehen dürfte? Ich muss etwas sehr Dringendes besprechen.« »Regeln Sie. Aber ich will Sie nachher im Büro sehen.« Ich gehe hinein und reiße den Jungs vom Wartungsteam einzeln den Kopf ab. Die können doch nicht einfach machen, was sie wollen. Nachts. Am Hauptdatenstrom des Unternehmens. Sie sollten testen, dann anfahren. Sie haben aber nicht getestet, das bringt zwei opulent bezahlte Nachtstunden, die man früher im Bett verbringt. Wird schon gehen. Geht doch immer. Nur hatten sie das Gerät an entscheidender Stelle falsch eingestellt. Game over. Wieso darf ich nicht mal mit Profis arbeiten?

Ich brauche Kaffee und was Süßes. In der Teeküche, die in jeder Etage gleich schmuddelig aussieht, findet sich ein halbwegs sauberer Becher. Ich fülle ihn am Automaten und finde im Kühlschrank ein paar Schoko-Müsliriegel. Mir doch egal, wem die gehören. Ich mampfe sie weg. Das Handy klingelt. Oben wäre ein Paket anzunehmen. Persönlich. Ich stürze nach draußen. Aufzug? Dauert zu lange. Ich sprinte nach oben.

Nach der fünften Stufe zieht ein Schmerz vom Rücken ins Hirn. Das Kreuz, verdammt, schon wieder. Ich hinke weiter, keine Zeit. Oben schließe ich das Paket mit meinem ersehnten Router in die Arme und verschwinde wieder in der Technik. Die Jungs vom Wartungsteam machen nun auf Musterschüler, und in wenigen Minuten ist das Gerät startklar. Wir fahren das System hoch. Wie die Adler sitzen wir um den Bildschirm und beobachten die laufenden Systemmeldungen. O. K. Die Verbindung steht. 100 Prozent Leistung. Wir sind wieder da. Ich greife ein Stück Schokolade und knabbere es weg. Ich brauche jetzt Kaffee und etwas Süßes. Ich merke, wie sich die Anspannung so langsam löst. Diesmal gönne ich mir den Aufzug. Als sich die Tür öffnet, sehe ich Patrick, noch im Mantel. »Hey Klaus, heute etwa schon was gearbeitet?« Ich explodiere kurz mal, bis ich bemerke, dass er annimmt, von einem Irren im Aufzug gekidnappt worden zu sein. Also senke ich meine Stimme und erkläre ihm sachlich die Lage. »Oha, das gibt Ärger«, ist sein Kommentar. Gut, wenn man in der Not auf Freunde zählen kann.

Der Vormittag vergeht mit den Aufräumarbeiten nach der Katastrophe. Mails, Telefonate, Kurzbesprechungen. Der Gesprächstermin mit meinem Chef verläuft ebenfalls wenig erfreulich. Denn in seinem mutmaßlich komfortablen Gehalt wird nicht die Eigenschaft vergütet, mit unangenehmer Komplexität umzugehen. Kurz: Ich war schuld. Mit dem Chef der Wartungsabteilung geht er Tennis spielen, das also kann nicht das Problem sein, da arbeiten nach seiner Ansicht hochkompetente Leute. Mit dem Chef des Einkaufs muss er gut stehen, denn er braucht ihn schließlich, wenn es wieder mal was in der IT zu sparen gibt. Am liebsten spart er bei den IT-Lieferanten, und da ist der Kollege im Einkauf sehr gern behilflich. Seine Rahmenverträge seien da sehr hilfreich, höre ich. Also und schließlich: Ich war persönlich schuld. Ist ja sonst keiner da. Mein Chef beendet das Gespräch. Von einem Eintrag in die Personalakte werde er aber absehen, da die Komplexität der Situation und die große Zahl der Beteiligten nicht eindeutig ein persönliches Versagen belegbar mache. Ich solle mir das nicht zu Herzen nehmen. Freispruch zweiter Klasse. Ich verspüre Müdigkeit und Hunger. Ein Blick auf die Uhr: Die Kantine hat vor zehn Minuten geschlossen. Also runter und raus, an die Würstchenbude gleich hinterm Gebäude. Ich ordere zwei Currywürste mit Pommes. So viel fiese, fette, rote Sauce habe ich schon monatelang nicht mehr gehabt. Und Pommes! Es schmeckt anders, als ich es in Erinnerung hatte. Die Sauce ist höllisch scharf. Ordentlich Pfeffer, viel Chili. Und die Würste schmecken einfach fettig. Es hat sich wirklich etwas verändert mit mir, denke ich. Da klingelt das Telefon. Man wartet auf mich. Durch das ganze Chaos habe ich die wöchentliche Teamsitzung völlig vergessen. Ja, ich bin noch im Haus unterwegs. Ja, ich komme sofort. Ich schließe die Augen und lasse das Handy sinken. Die können mich mal. Als ich die Augen öffne, schwimmt mein Handy in der fettig-roten Currysauce. Volltreffer. Doch zum Explodieren bin ich einfach zu geschafft. Ich lasse mir ein paar Servietten vom grinsenden Griller geben, reinige das Gerät provisorisch und mache mich auf zur bestimmt wichtigsten wöchentlichen Teamsitzung der Welt. Bald bedeckt die frühe Dunkelheit den miesesten Tag seit Monaten. Feierabend. Ich fahre nach Hause, hole ein Bier und lasse mich in meinen Sessel fallen. Die folgenden Tage verlaufen routiniert und friedlich, ich trinke mein Bier wieder nur noch zum Essen. Ich frühstücke, esse vernünftig und versuche, einfach nur friedlich meine Arbeit zu tun. Das gelingt ganz gut. Die Eins-Eins-Null steht, allerdings ist ein leichter Trend nach oben zu verzeichnen. Egal, das geht schon wieder runter. Nur kein Stress.

Ich schlafe unruhig in diesen Tagen, wache oft auf und wälze mich herum. Wieder ist es Nacht, und ich bin wieder mal aufgewacht. Der Wecker zeigt Viertel nach drei. Ich will zur Toilette, als ein Schmerz meinen Körper durchfährt. Meine Beine sind wie gelähmt, ich kann kaum denken, nicht mal atmen. Ich versuche, mich auf die Seite zu rollen, doch mein Körper gehorcht nicht. Das Kreuz. Ich kriege kaum Luft. Ich wecke meine Gattin, die neben mir liegt und tief schläft. Sie versucht, mich hochzuziehen, doch es gelingt nicht. Verdammt, tut das weh! Nach einigen Minuten schaffe ich es, wenigstens meine Beine aus dem Bett zu manövrieren. Ich stütze mich auf meine Frau, um aufzutreten, doch so richtig gehorchen meine Beine nicht. Ich taumele zur Toilette und nehme zwei Schmerztabletten. Zum Wasserhahn kann ich mich nicht herunterbeugen, also lasse ich mir von ihr ein Glas bringen, um Wasser trinken zu können. Als ich wieder im Bett liege, ist es fast noch schlimmer. Ich versuche, mich mit aufrechtem Oberkörper an die Wand zu lehnen. Der Rücken entspannt sich ein wenig, der Schmerz lässt ein klein wenig nach. Ich schiebe mein Kissen hinters Kreuz und versuche so zu schlafen. Es ist eine lange, lange Nacht. Immer wieder döse ich für ein paar Minuten ein, werde wieder wach, döse ein. Doch irgendwann kommt der Tag. Das Aufstehen ist so mühsam wie heute Nacht. Das Duschen ist eine Qual, beim Anziehen muss mir meine Frau helfen. Ich muss zum Arzt. Arbeit ist gestrichen. Ich melde mich krank, und eine Stunde später sitze ich als Notfall beim Orthopäden. Die Diagnose nach der Untersuchung: Ein verklemmter Nerv. Sehr schmerzhaft. Ich weiß. Der Arzt gibt mir eine Spritze, verschreibt Tabletten. Ich solle mal abwarten. In den folgenden Stunden kommen die Schmerzen in Wellen, ebben etwas ab und kommen umso heftiger wieder. Am folgenden Tag sitzen wir wieder im Wartezimmer. Die Prozedur wiederholt sich: Warten, Spritzen. »Ein paar Kilo abnehmen würde Ihnen nicht schaden. Das hat den Schaden zwar nicht ausgelöst, aber sicher befördert«, sagt der Arzt. Ich erkläre, dass ich bereits 20 Kilo abgenommen habe. Er gratuliert und bemerkt ärztlich trocken: »Na, dann ist Ihr Fall ja kein Wunder. Ich schicke Sie jetzt mal zu einem Kollegen, wo Sie bitte eine Computertomographie machen lassen. Zur Sicherheit, damit wir eine ganz genaue Diagnose bekommen. Wenn morgen die Schmerzen und vor allem die Lähmungserscheinungen in den Beinen aber nicht deutlich abklingen, müssen Sie operiert werden. Melden Sie sich bitte morgen. Im schlimmsten Fall werden wir uns um eine sehr schnelle Lösung bemühen.« Operation? Ich will nicht ins Krankenhaus! Mein Chef schmeißt mich raus! Und dann? Außerdem: Wochenlange Reha, Krücken? Nicht mit mir. Oh, die Spritze wirkt schon. Es wird schon wieder besser. Ja, jetzt entspannt es sich. Eindeutig. Meine Frau sieht mich streng an: »Ob du willst oder nicht. Der Arzt hat recht. Noch ein paar solcher Nächte, und du bist reif für die Anstalt.« Ich will die Hoffnung nicht aufgeben. »Der Rücken entspannt sich gerade ein wenig. Das wird jetzt bestimmt besser.« Doch das wird es nicht. Zwei Stunden verbringe ich noch mal im Wartezimmer, bis ich endlich in die Röhre geschoben werde. Die Hightech-Diagnose bestätigt: geklemmter Nerv. Ich verbringe die Nacht wieder ohne Schlaf, halb aufgerichtet. Bald ist es Morgen, und ich bin am Ende. Aber vielleicht sollte ich noch ein, zwei Tage abwarten? »Papa, jetzt sei mal vernünftig«, schimpft nun sogar meine Tochter mit mir. Aber die Arbeit? Wie soll das gehen? »Ruf den Orthopäden an«, sagt meine Frau, diesmal richtig streng. Ich wähle die Nummer, lasse mich durchstellen und erkläre die Lage. »Gibt es eine andere Möglichkeit, als sich operieren zu lassen? Vielleicht mit Physiotherapie?« »Ich besorge Ihnen jetzt ein Bett in der Orthopädie der Uniklinik. Meine Assistentin ruft in zehn Minuten zurück.« Er legt auf. »Ich will aber nicht ins Krankenhaus«, insistiere ich. Das Telefon klingelt. Ich werde erwartet. 16 Uhr, Station 3C10. »Aber ich will nicht«, jammere ich. »Jetzt stell dich halt nicht so an«, mault mein Töchterchen. Meine Frau hat derweil die große Sporttasche aus dem Schrank geholt und beginnt, zu packen. Also gut, was soll's. Ich muss jetzt noch meinem Chef mitteilen, dass er die nächsten vier bis sechs Wochen jemand anderes benötigt, der im Zweifelsfall schuld ist.

Im Krankenhaus angekommen, darf ich sogar meinen Speiseplan wählen. Die Oberschwester beschließt für mich die Diätvariante. 1200 Kalorien am Tag. Ab 18 Uhr würde ich heute sowieso nichts mehr bekommen, wegen der OP und der Narkose. Hatte mir mein Hausarzt nicht damals sogar vorgeschlagen, zum Abnehmen ins Krankenhaus zu gehen? Das hatte ich mir anders vorgestellt. Man liegt wie ein Käfer auf dem Rücken, zu essen gibt's nichts. Gefangen, abgespeckt, entlassen. So geht das hier. Der Tag beginnt um sechs Uhr früh. Ich döse noch mal ein. Denn wenn mir wirklich etwas fehlt, ist es Schlaf. Bald kommt eine Schwester und legt mir einen OP-Kittel an. Jetzt wird's also ernst. Ich döse noch mal ein, bis ein Pfleger kommt. Er macht sich mit mir und meinem Bett auf die Reise, durch lange, weiß gestrichene Gänge und Türen, die sich automatisch öffnen, zum Operationssaal. An den Rest erinnere ich mich nicht. Als ich die Augen öffne, sitzt meine Frau am Bett und schaut mich sorgenvoll an. Die Schmerzen sind weg. »Morgen gehe ich wieder arbeiten«, sage ich, »ich bin echt schmerzfrei. Hätte ich nie gedacht.« Ich schließe die Augen und schlafe wieder ein.

Die folgenden Tage bestehen aus Aufstehen, Untersuchungen, Krankengymnastik, Schlafen, Fernsehen, Langeweile und Besuch. Fred und Norbert lassen sich sehen, Patrick auch, Wizniak bringt einen Piccolo-Sekt vorbei. Nach zwei Tagen soll ich bereits versuchen, Treppen zu laufen. Aber ich möge sehr vorsichtig sein. Ja, ja, ja. Das Laufen im Gang bereitet mir überraschenderweise keine Mühe. So gehe ich zielstrebig zur Treppe und will den rechten Fuß auf der ersten Stufe aufsetzen. Arrrgh. Alles doch nicht so easy. Ich halte mich fest wie ein Matrose bei Sturm und taste mich vorwärts. Drei Stufen, dann entscheide ich mich, die Übung doch besser zu beenden. Jetzt nur noch wieder hochkommen. Gaaanz sachte. Ruhig,

Brauner, ruhig. Nach einer Woche darf ich endlich wieder nach Hause. Ich soll schwimmen gehen und mich zur Rehabilitation vom Physiotherapeuten behandeln lassen. Die Schmerzen sind wirklich fast abgeklungen. Es zieht immer noch ein wenig, aber mit abnehmender Tendenz. In den folgenden Tagen schlafe ich wie ein Murmeltier. Tag und Nacht. Ich habe da etwas Ruhe nachzuholen. Bald kann ich wieder halbwegs klar denken und überlege, wie ich mein Abnehmprogramm wieder fortsetzen könnte. Mein Gewicht hatte sich trotz der Diätkost im Krankenhaus kaum verändert. Ich müsste wieder etwas tun. Doch Sport ist Mord. In meinem Zustand geht weder Joggen noch Nordic Walking und mein geliebtes Hanteltraining schon gar nicht. Was also tun? Ich maile an Kirsten. »Ist schwierig«, antwortet sie. »Versuch' rauszugehen, so gut du eben kannst. Nur nicht überfordern. Lass dir Zeit, und mach dir vor allem keinen Druck. Du hast ja schon richtig was erreicht. Versuche, das Gewicht zu halten, und sobald der Rücken besser ist, fängst du wieder an. Dann dauert die Sache halt ein paar Wochen länger. Das ist nicht strafbar. Liebe Grüße, Kirsten.« Verdammt, ich wollte doch jetzt so richtig vorankommen. Wieder angreifen! Erst der Wohnwagen-Exzess, der Stress mit meinem Chef und nun auch noch das Rücken-Desaster. Wie soll ich denn bitte schön abnehmen, wenn mich keiner lässt?

GUT ZU WISSEN

Willkommen im Club!

Die schlechte Nachricht gleich vorweg: Früher oder später erwischt es jeden Dicken mit dem Rücken. Denn adipöse Menschen haben ein wesentlich höheres Risiko, Rückenprobleme zu bekommen, weil ihre Bandscheiben bei jedem Schritt einen enormen Gewichtsaufprall abpuffern müssen. Meist bewegen sich Dicke auch weniger. Das führt dazu, dass sich die Bandscheiben nicht ausreichend mit Flüssigkeit füllen können. Die Folgen: Mögliche Verschleißerscheinungen und ein erhöhtes Risiko für einen Bandscheibenvorfall.

Zum besseren Verständnis ein kleiner Ausflug ins Land der aufrecht gehenden Wirbelwesen. Der Mensch, besser gesagt: seine aufgerichtete Wirbelsäule, ist ein einzigartiges Phänomen in der Evolution. Als einziges unter allen Lebewesen der Erde hat sich der Mensch im Laufe seiner Entwicklung auf die Hinterbeine gestellt und bewegt sich ausschließlich aufrecht auf zwei Beinen fort. Das ist zwar schon über sechs Millionen Jahre her. Doch aus Sicht der gesamten Evolutionsgeschichte befindet sich das Modell »aufrechter Gang« noch in der »Testphase« und ist noch nicht ganz ausgereift. Die immer höhere Lebenserwartung der Gattung Mensch macht diesen Zustand nicht besser, im Gegenteil: Unsere Wirbelsäule ist eigentlich nur auf eine Lebenserwartung von rund 45 Jahren ausgerichtet, ab dem 25. Lebensjahr beginnt sie zu altern! Deshalb kann der Mensch – egal ob normalgewichtig oder dick – nicht einfach davon ausgehen, dass sein beweglicher Stützmechanismus immer »wie geschmiert« funktioniert, also störungs- und wartungsfrei ist. Früher oder später kommt es unweigerlich zu Verschleißerscheinungen – meist in den Regionen der Wirbelsäule, die besonders hohen Belastungen ausgesetzt sind: Das sind der untere Rücken- und der Nackenbereich.

Die Wirbelsäule besteht aus 24 einzelnen Wirbeln, die durch Muskeln und Sehnen zusammengehalten werden. Jeweils zwischen zwei Wirbeln, in direkter Nähe der Bandscheiben, treten einzelne Nerven aus, verästeln sich und bilden Verbindungen zu verschiedenen Körperregionen. Die einzelnen Wirbel werden durch Bandscheiben abgepuffert. Sie bestehen aus Faserringknorpeln, die mit einer gallertartigen Masse gefüllt sind. Sie gleicht den Druck aus, der durch unsere Bewegungen in der Vertikalen entsteht: Bei Bewegungen schiebt sich diese gallertartige Masse als Stoßdämpfer in der Bandscheibe hin und her. Die Bandscheiben haben keine eigenen Blutgefäße, deshalb werden sie vom umliegenden Gewebe der Knochen und Bänder mit Nährstoffen versorgt. Bewegung fördert den Stoffwechsel der Bandscheiben. Und das funktioniert so: Bei Entlastung saugt die Bandscheibe wie ein Schwamm frische Nährstoffe auf, bei Belastung wird sie zusammengedrückt und gibt verbrauchte Nährstoffe wieder ab. Damit dieser »Saug-Druck-Mechanismus« reibungslos funktioniert, sind die Bandscheiben auf regelmäßige Bewegung angewiesen.

Doch nicht jede Art von Bewegung ist für die Bandscheiben gesund: Beugt man sich nach vorne oder hat man einen dicken Bauch, verschiebt sich die gallertartige Masse zum Nervenkanal hin und macht den Faserring dort dicker und breiter. Diese unnatürliche Vorwölbung ist meist die Ursache für den sogenannten »Hexenschuss«: höllische Schmerzen aufgrund eines eingeklemmten Rückennervs. Auch verspannte oder schlecht durchblutete Muskeln können lang anhaltende Rückenschmerzen verursachen.

Kommt es zu einem Bandscheibenvorfall, wie bei Klaus, liegt meist ein Verschleiß eines Bandscheibenknorpels vor, er hat seine Elastizität verloren und kann Flüssigkeit nicht mehr so gut binden, wird spröde und rissig. Dadurch tritt Gallertmasse aus. Kommt sie mit einem Nerv oder dem Rückenmark in Kontakt, entstehen heftige Schmerzen, im schlimmsten Fall treten Lähmungen auf. Wer den ganzen Tag viel sitzt, viel Stress aushalten muss, sich zu wenig bewegt und zudem noch massiv Übergewicht hat, gilt unter Medizinern als potentieller Kandidat für einen Bandscheibenvorfall.

Vorbeugung gegen das Vorbeugen – auch für Dicke

Wer sich einen schmerzhaften Hexenschuss oder gar eine Operation aufgrund eines Bandscheibenvorfalls ersparen will, kann sofort und jederzeit was dagegen tun – auch mit massivem Vorbau und mehreren Kilos zu viel auf den Rippen. Ob zu Hause oder im Büro, beim Warten auf den Bus oder in der Supermarktschlange – die folgende Übung funktioniert einfach und unauffällig:

- Dazu beide Hände in die Hüftknochen stemmen und bei aufrechter Haltung ins Hohlkreuz gehen. Im Klartext: Die Plauze weit nach vorne strecken. So wird die Bandscheibe wieder zentriert. Diese Übung so oft wie möglich ausführen.

Wenn's geklappt hat, hier noch eine Rückenübung für zu Hause. Wichtig: Bei dieser Übung die Pobacken so fest zusammenkneifen, als müsste man zwischen den beiden eine Euro-Münze festklemmen! Dann ist die Beckenbodenmuskulatur richtig angespannt. Die Mobilisierung der Beckenbodenmuskulatur ist übrigens für Männer und Frauen sehr wichtig. Denn die Anspannung des Beckenbodenbereichs ist die Grundlage, um die Wirbelsäule zu stabilisieren – dann werden Rücken- und Bauchmuskulatur mobilisiert. Die sogenannte »Co-Kontraktion«, die gemeinsame Anspannung einer Muskelgruppe, sorgt für einen korsettartigen Halt der Wirbelsäule. Und das beugt Bandscheibenschäden vor.

Basis-Übung: »Flusspferd auf dem Rücken«

Dazu braucht man:

- keine Schuhe,
- eine nicht zu harte Unterlage, z. B. Teppichboden oder Gymnastikmatte,
- eine Wand oder einen Schrank in Reichweite der Füße,

Und so geht's:

1) In Rückenlage auf den Boden legen. Beine leicht anwinkeln. Die Fußsohlen horizontal anwinkeln, Zehen zeigen nach oben, dabei die Fersen gegen eine Wand oder einen Schrank drücken.
2) Nun die Pobacken und Oberschenkel anspannen.
3) Die Hände mit den Handflächen nach vorne in Richtung Oberschenkel ausstrecken, als ob dort eine imaginäre Wand wäre.
4) Kopf leicht anheben und Richtung Brust neigen.

Ob dünn oder dick: Wer diese Übung zwei- bis dreimal täglich jeweils fünf Minuten lang macht, beugt Rückenschmerzen effektiv vor. Diese Übung eignet sich auch für Dicke wie Klaus, denn im Liegen spürt die Wirbelsäule das Übergewicht nicht.

Das Schmerzgedächtnis: Bitte nicht provozieren!

Bei wiederkehrenden oder neu aufgetretenen Rückenschmerzen sollte man möglichst gleich zum Arzt gehen. Denn je länger der Schmerz ausgehalten wird, umso mehr Muskelverspannungen bildet der Körper als Abwehrmaßnahme: Er schützt sich vor weiteren Schmerzen, indem er einfach die Bewegung blockiert. Dauert diese Blockade jedoch zu lang, kommt es zusätzlich zu Beschwerden, die eigentlich gar nichts mehr mit der Ursache »Rückenschmerzen« zu tun haben, sondern nur durch den Schutzmechanismus des Körpers ausgelöst werden. Deshalb sollte man auch möglichst schnell einen Arzt aufsuchen. Dabei ist es wichtig, sich nicht nur mit einer schmerzstillenden Spritze »abspeisen« zu lassen, sondern die eigentliche Ursache der Rückenschmerzen gründlich zu erforschen und ausfindig zu machen. Denn Rückenschmerzen müssen nicht zwangsläufig durch einen Hexenschuss, also eine akute Muskelverspannung, oder einen Bandscheibenvorfall ausgelöst werden. Sie können zum Beispiel auch durch eine Gürtelrose, durch Gelenkverschleiß oder durch Nierensteine verursacht werden. Zu einer seriösen Diagnose gehört übrigens immer auch eine Computertomographie (CT) oder eine Magnetresonanztomographie (MRT), auch NMR-Spektoskopie (nuclear magnetic resonance) oder Kernspintomographie genannt. Denn ein Bandscheibenvorfall ist über eine herkömmliche Röntgenaufnahme nicht zu erkennen, sondern nur über eine Röntgenschichtaufnahme mittels einer CT oder aber eine MRT.

Starke Rückenschmerzen, aber keine Zeit für eine Therapie? Das kann noch üblere Folgen haben als eine Bewegungsblockade: Wer intensive Schmerzen heldenhaft wochenlang erträgt, fordert zudem noch sein »Schmerzgedächtnis« heraus. In diesem Fall kommt ein chemischer Prozess in Gang, der von unserem Gehirn ausgelöst wird, wenn der Körper zu lange Schmerzen ertragen muss. Dabei entsteht ein chemischer Automatismus, der das Schmerzgefühl »abspeichert«. Die Folge: Das Gehirn sendet pausenlos »Schmerzsignale« an den Körper. Der Patient hat auch dann noch starke Schmerzen, wenn die Schmerzursache schon längst behoben ist. Um das Dauersignal wieder auszulöschen, hilft meist nur eine zeitaufwendige Kombination aus gezielter Bewegung, Physiotherapie und Autogenem Training.

Endlich UHu!

Geduld, Geduld, Geduld. Es gibt Phasen im Leben, da braucht man diese Eigenschaft mehr als Tatendrang, Lockerheit und Charakterstärke. Abwarten in Geduld und Langmut – was für eine Prüfung! Mein Vorrat an Geduld reicht im Regelfall nur ein paar Stunden, wenn ich auf Reserve schalte, vielleicht auch ein paar Tage. Länger nicht. Doch nun gehen Wochen ins Land, ohne dass sich wirklich etwas bessert. Weder am Rücken noch auf der Waage. Ich könnte explodieren – doch wenigstens sind die Schmerzen deutlich besser, der Orthopäde ist zufrieden. Der Rücken zieht und zwickt zwar noch, aber die Schmerzattacken wie in den Wochen und Monaten zuvor haben aufgehört. Und doch quält es mich, weil ich mich quäle. Ich bewege mich mühsam voran, Treppen komme ich nur langsam hoch, Sitzen geht nur ein paar Minuten. Dass ich Geduld haben muss – ich kann's einfach nicht mehr hören. Jeder, der es gut mit mir meint, kommt damit um die Ecke. Aber was ist das Gegenteil von »gut«? »Gut gemeint.« Uff. Ich kann es nicht mehr hören nach sechs Wochen Krankengymnastik, Schwimmen, Ausruhen und Langeweile. Mein Gewicht bewegt sich keinen Millimeter, obwohl ich mich vorbildlich ernähre. Sechs verdammt lange Wochen später hat der Sommer den Frühling abgelöst, es ist schön warm draußen, und ich bin so einigermaßen wiederhergestellt. Ich darf wieder arbeiten gehen. Ein dreifaches Hurra. Im Büro ist alles wie immer. Es sind keine großen Katastrophen auszumachen, die lieben Kollegen haben meine Arbeit ordentlich aufgeteilt und sind allein deswegen froh, dass ich mal wieder auftauche. An manchen Tagen aber ist es seltsam ruhig. Keine Probleme, wenig Mails. Keine neuen Projekte, keine Aufregung über Was-auch-immer. Ich mache meine Arbeit, reine Routine, und gehe nach Hause. In meiner etwas angeschlagenen Verfassung werde ich mich bestimmt nicht darüber beschweren, dass ich keine Überstunden machen darf. Aber die Situation macht mich ein ganz klein wenig nachdenklich. Ist das etwa die Stille vor dem Schuss? Klar, es gibt Gerüchte über schlechte Zahlen und schlechte Zeiten, die bald kommen werden. Aber die kursieren hier, seit ich meinen Arbeitsvertrag unterschrieben habe. Das ist verdammt lang her. Und am Ende gab es immer noch mehr Arbeit und Aufregung. Die Galeere ächzt und knarrt, aber sie macht Fahrt. Also locker bleiben, auf die Kommandos achten und weiterrudern.

Mehr Sorgen macht mir mein Gewicht. Die Waage zeigt immer noch 1-1-X, mal null, mal eins, mal mehr, mal weniger. Ich kann essen was und wie viel ich will, nichts geht. Ich habe versucht, zu fasten. Habe probiert, ganz früh zu Abend zu essen. Nix. Habe abends nur Gemüse und Salat gegessen. Hat die Waage nicht interessiert. Ich habe neue Batterien gekauft und eingesetzt. Man weiß ja nie. Hat die Waage auch nicht interessiert. Es ist zum Heulen. Andererseits: Wenn wir mit unseren Nachbarn grillen – was einmal pro Woche schon sein muss –, kann ich meine Fleisch- und Bierration sogar beträchtlich erhöhen, ohne dass die Waage ernsthaft böse wird. Selbst die übrigen Rindswürste, die spät abends noch am Rand des Grills vor sich hin schmurgelten, habe ich zusammen mit dem Nachbarn eben noch vertilgt. Der Waage war's egal. Der wuschelige, braune, schlappohrige Nachbarshund Freddy ist dabei allerdings leer ausgegangen. Armer Kerl. Dabei hatte Freddy sich strategisch perfekt zwischen Grill und Terrassentisch platziert, kam bei vermeintlich guter Gelegenheit herangetrabt und hat uns engelsgleich angeblickt, gepfötelt, Sitz gemacht und abgewartet. Hat uns nicht aus den Augen gelassen. Geholfen hat's nicht. Er erbeutete immerhin ein paar Streicheleinheiten und ein Stück Baguette – wir sind ja keine

Unmenschen. Freddy raspelte es im Sekundentakt weg und setzte sich wieder neben uns und unsere Wurst. So, als hätte es das Baguette nie gegeben. Meine Waage hat die Extra-Würste auch nicht zur Kenntnis genommen.

Also was nun? Geduld, Geduld, Geduld. Ich kann's nicht mehr hören. Ich beschließe, die Sache mit Kirsten zu besprechen. »Gut siehst du aus«, lobt sie mich zur Begrüßung. Ich bekomme Kaffee, erzähle von der Waage, die sich nicht bewegen will, und sie hat eine Idee. »Lass uns doch noch mal deine Portionsgrößen ansehen. Vielleicht bringt uns das weiter«, schlägt sie vor. Ich zucke mit den Schultern. Wenn's hilft? Wir machen den Müsli-Test. Ich schaufle also wieder Müsli ins Schälchen, um ihr zu zeigen, was ich morgens so frühstücke. Sie wiegt. »Über 90 Gramm. Das ist zu viel. 60 Gramm reichen völlig.« Und auch bei Nudeln und Kartoffeln soll ich noch mal reduzieren. »Ist ja auch normal, dass man im Alltag nicht so akribisch hinschaut – vor allem nach so einer Stressphase wie mit deiner Rücken-OP. Deswegen ist so eine Korrektur sehr vernünftig.« Auch soll ich nun die Zwischenmahlzeiten weglassen und lieber etwas mehr bei den Hauptmahlzeiten auf den Teller tun. Ich ahne: Der Hunger kehrt zurück!

Tatsächlich: In den folgenden Tagen kehrte das fiese Hungergefühl zurück. Und wieder muss ich mir einreden: »Geduld, das lässt nach!« Hat es ja schon einmal. Ich hasse Geduld! Ich will nicht warten! Ich bin genau wie Schlappohr-Freddy gestrickt: jetzt, sofort, gleich! Diese drei Zeitangaben kapiert er! Und das ist mit mir nicht anders. Wie erwartet kehrt der Hunger keine zwei Tage später zurück. Es ist diesmal nicht ganz so schlimm wie beim ersten Mal. Ich kann mich ganz gut ablenken, fahre zum Autowaschen, repariere den Grill, surfe im Internet. Gelegentlich gehe ich auch mit Freddy um die Ecken, das bringt ihm etwas Bewegung und mir etwas Ablenkung vom Hunger. Der Nachbar ist froh, dass er mal nicht raus muss. So freuen sich alle. Auf einem unserer Spaziergänge durchs Revier klingelt das Handy. Meine Gattin. Sie hat vergessen, Hackfleisch zu kaufen. Ob ich nicht mal schnell zum Metzger …? Aber bitte nur vom Rind, das ist magerer … Aber klar doch. Wir sind eh unterwegs. Also noch mal ab ins Städtchen. Zu Fuß, denn Laufen geht wieder hervorragend. Neben mir Freddy, der keinen Laternenpfahl, keinen Verteilerkasten, keinen Zaun, keinen Poller und keinen Baum von seinen mikroskopisch genauen Revieruntersuchungen ausschließt. An der Metzgerei in der Fußgängerzone entdecke ich einen Befestigungsring für die Hundeleine. Hunde unterscheiden sich in einem elementaren Punkt vom Menschen: Zweibeiner dürfen rein ins Wurstparadies, Vierbeiner müssen draußen bleiben. Ich bestelle das Hackfleisch, und die freundliche Dame hinterm Tresen deutet auf Freddy, der sich hingelegt hat und seine Schlappohren in der Abendsonne wärmt. »Der ist aber brav, ist das Ihrer?« Ich kläre die Dame über die Verwandtschaftsverhältnisse auf. »Darf ich ihm was mitgeben?«, fragt sie. »Ich könnte mir vorstellen, dass er das sehr begrüßen würde«, grinse ich. Sie schneidet ein gewaltiges Stück Fleischwurst ab, zieht die Haut mit geschicktem Griff in einem Rutsch herunter und reicht sie mir in einem Stück Wachspapier. Ich bedanke mich im Namen des Schlappohrs, verlasse mit Hackfleisch und Wurst den Laden. Kaum hat Freddys Fleischwurst-Radar das Objekt im Zielbereich identifiziert, springt er auf, beschnuppert und umrundet mich sabbernd. Hmm. Die Wurst ist zwar für den Hund gedacht, aber im Prinzip für den Menschen gemacht. Mein Hunger meldet sich mit lauter Stimme. Jetzt geht's um die Wurst. Wir entfernen uns aus dem Sichtfeld der freundlichen Verkäuferin, und ich überlege. Wurst oder nicht Wurst? Freddy oder Klaus? Freddy ist ganz unruhig, so, als habe er mit seinen feinen Ohren mitgehört, dass die Portion ihm alleine zusteht. Ich wickle die Wurst aus dem Papier. Fast ein halber

Kringel. Freddy bellt. Mein Magen knurrt. So eine schöne, kühle Fleischwurst … Ich denke kurz über Kirstens Portionsgrößen nach und beschließe: Es wird fair geteilt! Denn das halbe Wurststück passt in eine hohle Hand. Den Rest kriegt dann Freddy. Um das mal zu klären: »Wer hat das schöne Stück überhaupt erbeutet, Freddy? Hast du es etwa unter Einsatz deines Lebens aus der Auslage entführt? Nö! Mein ganzer Charme war es, nicht wahr, Freddy? Na also!« Ich beiße in die kühle Fleischwurst. Ist das gut! Freddy bellt. Na gut, alter Freund. Ich gehe vorsichtig in die Knie – aufpassen, der Rücken – und halte ihm seinen Anteil hin. Innerhalb einer Zehntelsekunde hat er das Stück geschnappt, seine Zähne schlagen gefährlich hinein, und happ, happ, weg ist es. Ich beiße wieder in mein Stück. Die Hundetechnik ist effizient, kein Zweifel. Gut gelaunt mache ich mich auf den Rückweg, den Hund und das Hackfleisch abliefern.

Nach ein paar Tagen beruhigt sich auch das Hungergefühl wieder. Die Portionen sind wieder mal kleiner geworden, doch die Waage bewegt sich nicht. Erst zwei Wochen später endlich das erste Signal: 109,3 Kilo. Na also. Es dauert noch einige quälende Wochen, in denen es wenig zu berichten gibt. Der Rücken zwickt immer mal, die Arbeit kommt und geht, das Leben verläuft ruhig und ziemlich ereignislos. Nach allem, was in diesem Jahr bereits abgelaufen war, empfinde ich es nicht als langweilig, sondern einfach nur als höchst angenehm. Kein Stress. Endlich. Ich esse wie befohlen und warte. Und siehe da: So ganz, ganz langsam und schleichend geht es abwärts. Bald merke ich, dass die Jeans schlabbern. Ein gutes Zeichen. Die Waage zeigt 104 Kilo. Der Sommer ist da, es ist heiß geworden, und die Eishockey-Saison ist zu Ende gegangen. Nun schlabbern sogar schon meine alten T-Shirts. Diese Tendenz bleibt nicht unbemerkt. Meine Frau kommt mit einem Stapel flotter Polohemden aus der Stadt – Größe XL statt XXL. Eng geschnitten, richtig lässig. So was hat sie seit Jahren nicht mehr getan. Ich muss sie anprobieren und vorführen. Ihr entfährt ein »echt schick«. Der Unterton ist durchaus anerkennend. Das klingt doch gleich ganz anders als das übliche »Dickerchen«, an das ich mich längst gewöhnt hatte. Nun hoffe ich, dass ich den dreistelligen Bereich der Waage bald hinter mir lassen kann. Ich würde sogar wieder Nordic Walking machen. Noch habe ich Sportverbot, nur Schwimmen und Reha-Übungen sind erlaubt. Ich würde mir die Lappenmütze auch bei 30 Grad aufsetzen, mit den Stöcken auch durch die Fußgängerzone ziehen – egal, Hauptsache, endlich unter Hundert. Doch das lässt auf sich warten wie Madame vorm Konzertbesuch. Beim morgendlichen Blick in den Spiegel stelle ich fest, dass ich tatsächlich anders aussehe als noch vor knapp einem Jahr. Mein Gesicht hat sich verändert, die Figur sowieso. Ein anständiger Haarschnitt könnte nicht schaden, und über meine Brille muss ich auch mal ernsthaft nachdenken. Immerhin ist das Gestell mittlerweile 18 Jahre alt. Und so sieht es auch aus. Die Sache mit dem Friseur ist schnell erledigt: »Mach's mir einfach«, grinse ich die junge Friseurin an, die mich nach meinen Wünschen fragt. »Vorne und hinten?«, grinst sie zurück. Und ja, sie macht's mir gut. Als ich den Laden verlasse, fühle ich mich zehn Jahre jünger. Und als einige Tage später die Herbstsonne aufgeht, schenkt mir die Waage ein 99,7 Kilogramm. Unter Hundert! Endlich unter Hundert! UHu! UHu! Ich küsse meine verschlafene Frau, die erst überhaupt nicht recht kapiert, wieso ihr Gatte wie ein junger Hund durchs Schlafzimmer tobt.

»Sag mal, hast du abgenommen?« Fast schon routiniert beantworte ich mittlerweile die Frage, die mir Nachbarn und Kollegen mal erstaunt, mal anerkennend stellen. Jawoll, ich habe abgenommen! Jawoll, über 30 Kilo! Jawoll, ein paar Kilo sollen noch runter! Nein, nicht mit einer Diät! Jawoll, aus freien Stücken! Und vielen Dank auch fürs Kompliment! Selbst Patrick ist es aufgefallen. Ich sage auch ihm meinen Abnehm-

Vers auf. »Übrigens, ich fahr im Oktober wieder nach Ibiza. Hast du nicht Lust, mitzukommen und ein bisschen baggern zu gehen? Geht da echt super, ich sag dir, aber hallo …« Offenbar gehe ich aus seinem Blick nun als Partner fürs Bagger-Doppel durch. Hey, das ist doch mal ein echtes Kompliment! Ich überlege eine ganz kleine Sekunde ernsthaft zuzusagen – beschließe aber dann, es doch besser zu lassen. »Überleg dir's, da geht echt was!«, ruft er mir hinterher. Und das mir. Mit 40. Aber hallo. Meiner Gattin werde ich das besser mal nicht erzählen. Sicher ist sicher. Erst habe ich Beziehungsdiskussionen, weil ich zu fett bin, und danach, weil ich zu gut aussehe. Also ganz ruhig, und nur keinen Flügelangriff zulassen. Meine neue Brille hat sie mit wohlwollender Verwunderung zur Kenntnis genommen: »Sieht ja super aus, aber sag mal, was ist denn mit dem alten Gestell? Hatte mich so daran gewöhnt.« Aber als ich – rein rhetorisch, versteht sich – vorschlage, sie umzutauschen, sieht die neue Brille plötzlich richtig gut aus. »Hm, obwohl, die alte hat doch irgendwie seriöser gewirkt …« Na, aber, ist da etwa jemand eifersüchtig? Dass ich das noch erleben darf. Aber knappe zehn Kilo müssen noch gehen. Runtergehen. Das Schlimmste ist erst mal geschafft, so viel ist mir klar. Meine Schwitzanfälle sind selten geworden, endlich muss ich im Büro keine Hemden mehr wechseln. Oh, meine Frau freut sich da sehr drüber. Als Nächstes muss ich noch diese bescheuerte Blutdrucktablette loswerden. Beim letzten Messen war die Angelegenheit allerdings noch deutlich zu hoch. Es gibt also noch Arbeit. Denn über mir schwebt ein scharfes Schwert mit dem Namen »Gewichtszunahme«. Überall sacke ich Lob und Komplimente ein, was das Leben nicht eben schwerer macht. Würde ich wieder zunehmen, was wäre dann? Wie würde ich vor all den Menschen dastehen? Patrick würde sein Ibiza-Angebot sicher zurückziehen – äh, da ist jetzt doch schon alles ausgebucht, und ich weiß nicht, ob das wirklich das Richtige für dich ist.«

Meine Frau würde wieder Dickerchen zu mir sagen. Niemals. Ich darf nichts riskieren. Also Klaus, sieh dich vor!

GUT ZU WISSEN

Das neue Leben in XL

Die große Hürde ist genommen: Klaus wiegt endlich unter 100! Und er stellt fest: Abspecken ist kein Kindergeburtstag, aber 30 Kilo weniger auf der Waage bringen durchaus freudige Momente und mehr Wohlbefinden mit sich. Das Essen schmeckt – sogar viel besser als vorher. Das liegt nicht nur daran, dass Klaus genauer hinschaut, was auf dem Teller liegt. Durch das Weniger an zuckerreicher Kost hat der empfindliche Geschmackssinn auch wieder eine Chance, seinen Job zu machen: nämlich auch feinste Nuancen aufzuspüren. Das Abspecken fällt Klaus nicht immer leicht, aber die Spielregeln sind überschaubarer und einfacher, als er dachte:

- Erst nach einem medizinischen Check durchstarten.
- Kompetente Unterstützung anfordern – bei einem Netzwerk-Crash lässt man ja auch nicht den erstbesten Praktikanten ran.
- Essgewohnheiten und Lebensmittel genauer unter die Lupe nehmen.
- Selber einkaufen und auch mal am Herd experimentieren.
- Regelmäßig essen und mit Kalorien nicht am falschen Ende sparen.
- Viel Grünzeug und Vitamine, weniger Fette und Kohlenhydrate futtern. Und warten, bis der Bordcomputer das Signal »satt« meldet. Dann das Futtern einstellen.

- Feierabendbierchen und andere Extras in Maßen, aber dann mit Spaß und gutem Wissen genießen. Denn wer sein schlechtes Gewissen verliert, speckt auch leichter ab!
- Massenbewegung lässt sich nicht vermeiden, ist aber durchaus wirkungsvoll und tut dem Körper gut.

Methode »Tour de France«: Etappenziele stecken

Das Projekt »Klaus speckt ab« verlief bisher ganz und gar nicht glatt, geradlinig und vorhersehbar, sondern in unterschiedlichsten Phasen und Schwierigkeitsstufen. Abnehmen lässt es sich eben nicht in einem Rutsch, nach dieser Methode ließe sich eine Tour de France auch nicht gewinnen. Übrigens lässt sich von der schwersten Radrundfahrt der Welt so einiges aufs Abspecken übertragen – zum Beispiel die Etappen-Technik: Insgesamt 3500 Kilometer müssen Profiradsportler absolvieren. Das geht natürlich nicht an einem Stück. Deshalb ist die Strecke in mehrere Etappen eingeteilt: in einen »Prolog«, ein bis zu zehn Kilometer langes Einzelzeitfahren, und 20 nachfolgende Etappen, die mit ein bis zwei Ruhetagen unterbrochen werden. In den ersten Tagen der rund dreiwöchigen Tour geht es fast immer in sprinterfreundlichen Flach-Etappen durch den Norden Frankreichs, bevor sich die Fahrer dann im Hochgebirge der Pyrenäen und der Alpen beweisen müssen. Denn neben dem Zeitfahren entscheidet sich dort die Gesamtwertung der Tour. Die Fahrer strampeln über 27 steile Anstiege und müssen ihre Kräfte für die einzelnen Etappen strategisch einteilen und im richtigen Moment mobilisieren. Denn jede einzelne Etappe gilt als wichtiger sportlicher Erfolg und ist heiß umkämpft, wie sonst nur bei Eintagesklassikern. Eine Jury wählt nach jeder Etappe den Fahrer, der den besten Kampfgeist bewiesen hat: Er erhält eine rote Rückennummer.

Mit der Methode »Tour de France« lässt es sich leichter abspecken. Denn wer nicht stur dem weit entfernen großen Ziel entgegenstrampelt, sondern sich erreichbare Zwischenziele setzt und als »Etappensieger« triumphiert, hält auch »Durststrecken« besser durch und bleibt motiviert bis zum Endspurt. Als Ersatz für die rote Rückennummer gibt es dann beispielsweise nach jeder abgespeckten Zehn-Kilo-Strecke etappenweise neue T-Shirts und Hemden, eine Lese- oder Sonnenbrille, Sportklamotten, eine knackige Hüftjeans als Trophäe - oder endlich mal ein neues Bike.

Beim nächsten Job wird alles anders

Es sind ruhige Tage, die kommen und gehen. Der beginnende Herbst ist mild und sonnig, und am Wochenende werde ich endlich das Gartentor in Ordnung bringen. Ich verlasse pünktlich meinen Arbeitsplatz, um mich den wichtigen Dingen des Lebens zu widmen und denke auch nicht mehr dauernd ans Abnehmen. Endlich ist wieder alles so, wie es war. Wie wunderbar! Mit Patrick bin ich mal wieder zum Saunagang verabredet. Sobald es mal wieder etwas weniger stressig wird, zieht es uns einfach in die Sauna. Beim Schwitzen in der 90-Grad-Kabine erzählt er, dass er sich seit einiger Zeit mit einer sehr attraktiven, blonden Controllerin unseres werten Hauses zu sehr netten Abenden zu zweit verabredet. Daumen hoch! Dann habt Spaß … »Nein, nein, darum geht's nicht!« Patrick blickt mich angestrengt an, aus den Stirnfalten tropfen die Schweißperlen. »Ist sie etwa schwanger?«, frage ich. »Ach nein, Quatsch«, antwortet er fast ärgerlich, »es geht um ganz was anderes. Pass auf: Claudia – so heißt sie – erzählte mir am Wochenende, dass in ihrer ganzen Abteilung eine Krisensitzung die andere jagt. Ihre Chefs sind schon schriftlich zum Schweigen verdonnert worden, man erzählt sich, dass fast täglich der Vorstand tagt. Ihre beste Freundin arbeitet direkt für den Finanzvorstand, und die erzählt, neben dessen Flügel haben die externen Berater schon ein Büro bezogen. Die beiden sind helle und können zwei und zwei zusammenzählen. Klaus, das sieht nicht gut aus.« »Hatten wir doch schon öfter, oder?«, versuche ich zu beruhigen. »Neee, das läuft diesmal ganz anders. Die süße Claudia, also die musst du mal kennenlernen …« Ich verdrehe die Augen: »Was hat die Claudia bitte?« »Sorry, also, sie erzählt, dass auch die Herren Personalchefs täglich beim Finanzvorstand konferieren. Und dass sie selbst die Personal- und Sachkosten aller einzelnen Abteilungen hochrechnen musste, aufgeteilt in Vollzeit, Teilzeit, Zeitarbeit und Aushilfen. Und an einen externen Berater mailen. Die Personalheinis haben bei ihr jede Menge Details nachgefragt, Sachkosten und so. Klaus, da brennt der Busch.« Wir schweigen uns an, der Schweiß tropft, der Abend ist gelaufen. »Hat sie gesagt, wann die Herren damit aus der Deckung kommen?« »Nein. Nur, dass unsere werte Bank offenbar ein richtiges Cash-Problem hat. Die Investment-Abteilung hat offenbar das Tafelsilber fast komplett verzockt, so viel konnte ich ihr entlocken. Lange kann das nicht mehr dauern. Das weiß sie von einer Kollegin, die in so einer superwichtigen Projektgruppe sitzt. Alles vertraulich, klar? Sonst kriegt jemand Probleme.« »Sonnenklar«, antworte ich. Die Herren haben ein Problem, und ich befürchte, wir auch. Wir gehen noch einen trinken und spekulieren wie wild weiter. Nach drei Bieren habe ich genug und fahre nach Hause. Ich ahne nichts Gutes. Vorbei mit der Ruhe.

In der Kantine sind die schlechten Nachrichten an fast jedem Tisch zu hören. Jeder kennt einen, der von einem weiß, dass der was gehört hat. Ich halte mich raus, denn ich will schließlich Patricks junges Glück nicht gefährden. Doch die Informationen seiner blonden Quelle sind schlüssig im Vergleich zu dem, was die anderen angeblich wissen wollen. Als ich an meinen Arbeitsplatz zurückkehre, finde ich eine Mail vom Vorstand an alle Mitarbeiter. Das Wichtigste in Kürze: Betriebsversammlung, morgen 10 Uhr, schwierige Zeiten, Strukturanpassung, Zukunftssicherung. Na also. Ich rufe Patrick an. »Schon gelesen?« »Klar. Hab' nach der Arbeit ein Date, danach weiß ich mehr. Bis wie viel Uhr kann ich dich heute Abend anrufen?« »Wenn du die Unterhose wieder anhast, schnapp dein Handy«, erwidere ich, »egal, wie spät das ist.« An diesem Tag arbeitet niemand mehr, alle sitzen ihre Zeit ab. Unsere

Abteilungsleiter versuchen mehr schlecht als recht Optimismus zu versprühen. Wie die meisten Kollegen mache ich früh Feierabend. Ich schließe die Haustür auf, marschiere direkt zum Kühlschrank und mache ein Bier auf. Ein Blick in den Kühlschrank – keine weitere Flasche mehr drin. Stimmt. Habe ich ja selbst so organisiert. Ich lasse es ploppen, hole eine Tüte Salzbrezeln und werfe mich in meinen schwarzen Sessel. Wie soll das hier alles weitergehen, wenn die mich rausschmeißen? Wie das Häuschen abbezahlen? Nach wenigen Minuten ist die Bierflasche leer, ich brauche Nachschub. Zur Not eben auch warm. Ich greife in den Bierkasten unten im Vorratsschrank, zünde eine Zigarette an und lasse mich wieder in die Kissen fallen. Mir ist klar: Wenn es eine Abschussliste gibt, stehe ich ganz oben drauf. Ich mampfe Salzbrezeln, trinke und mampfe. Schließlich betritt auch meine Gattin das Haus, kommt ins Wohnzimmer und betrachtet das Unglück mit dem Namen Klaus. »Hey, was ist denn mit dir los? Bier und Brezeln? Ganz der Alte, wie?« »Ist ziemlich wahrscheinlich, dass ich bald arbeitslos bin«, sage ich tonlos. Sie wirft den Mantel über den Couchtisch und setzt sich aufs Sofa. »Wie? Was?« Ich berichte, was ich weiß. Meine Bierflasche leert sich. Sie steht auf: »Noch ein Bier?« Ich nicke. Sie stellt mir eine neue Flasche hin und gießt sich einen guten Cognac in einen der teuren Schwenker. Sie hebt ihn an: »Auf bessere Zeiten.« Beim Abendessen diskutieren wir meine Chancen und Möglichkeiten auf dem Arbeitsmarkt, und die Portionsgrößen können mich mal. Ich hole noch ein Bier. Beim Abräumen klingelt mein Handy. Patrick. »Und, was sagt dein Zahlenschwarm?« »Beschissen, dafür hoffnungslos«, antwortet er. Patrick berichtet: Das Unternehmen hängt satt in den roten Zahlen – voll verspekuliert. Jetzt werden knallhart die Kosten gekappt. Alle IT-Abteilungen werden zu einer übergreifenden Servicegesellschaft verschmolzen, die mit viel weniger Leuten als bisher arbeiten müssen. Und wir müssen uns um unsere alten Jobs neu bewerben. Für weniger Kohle, versteht sich. Wer gehen will, kriegt eine Abfindung – und ab. Wer nicht genommen wird, kriegt auch die Abfindung – und raus. »So soll das laufen«, beendet Patrick seine schlechte Nachricht. Ich erzähle meiner Frau die Neuigkeiten und hole ein Bier.

Es kommt so, wie Patrick berichtet hatte. Auf der Betriebsversammlung ist die Stunde der Wahrheit. Der Finanzvorstand berichtet von dramatischem Finanzbedarf, unser oberster Chef verkündet mit kühler Miene und in abgehackten Sätzen den Plan, den seine Berater ausgeheckt haben. Danach ist klar, dass wir unsere Jobs los sind. So oder so. Ob wir in der neuen Gesellschaft unterkommen, weiß kein Mensch. Kommt halt drauf an, wer erstens die Schnauze voll und zweitens genug Kohle hat, um sich mit der mageren Abfindung ein schönes Leben ohne Bank zu machen. Wenn genug von selbst gehen, ist Platz für alle in der schönen neuen Arbeitswelt. Wenn nicht – Händedruck und tschüs. Ach ja, es gibt eine Vorruhestandsregelung. Tja, da bin ich noch zu jung dafür. Aber wenigstens ist die Katze aus dem Sack. Wir gehen wieder nach oben, und ich decke mich aus der Vorratsschale erst mal mit Schokoriegeln ein. Gut für die Nerven. Wir stehen zusammen am Kaffeeautomaten, reden. Keiner arbeitet. Jeder hofft, dass er bleiben kann. Jetzt also nur keinen Fehler machen. Am besten den Chef fragen, ob man einen Lichtschalter betätigen darf. Alle Mails nur mit Kenntnisnahme verschicken, pünktlich in Meetings kommen. Dort immer nicken. Und bloß nicht arbeiten. Die kommenden Tage sind die Hölle. Versammlungen mit dem Betriebsrat, Abteilungsversammlungen, lange Mittagessen mit hysterischen Kollegen und viel zu viel Nudeln und Nachtisch. Im Aufzug begegnet mir Wizniak. »Und, was machst du?«, frage ich. »Neu bewerben?« »Nö, glaube nicht. Meine Frau hat vor einem Jahr ein hübsches Sümmchen geerbt, und ich habe ja nur noch ein paar Jahre. Ich lass mir den Abschied vergolden, und dann nix wie weg hier. Ich gönne mir ’ne Pause, werde mal in Ruhe den Bauch abspecken und danach ein Motorrad kaufen. Harley, klar. Das ist der Plan.« »Ein guter Plan«, nicke ich. Wir steigen aus. »Übrigens super, wie du das mit dem Abnehmen durchgezogen hast.« Ich lächle und will schon mein Sprüchlein aufsagen. Doch er winkt mich zur Seite. »Hör zu, meine Frau hat jahrelang in der Personalabteilung unseres lieben Konkurrenten gearbeitet«, flüstert er, »unseren Herrn Abteilungsleiter hatte sie vor drei Jahren im Bewerbungsgespräch vor sich sitzen. Da wollte er noch mal Karriere machen. Direktorenjob. Sie haben ihn nicht genommen. Der interne Grund war ganz einfach: zu dick! Der offizielle: Sein Kompetenzprofil würde nicht ganz passen. Deswegen hat er dich die ganzen Jahre geärgert – der konnte nicht woanders ärgern. Aber das bleibt unter uns. Also: Erzähl keinesfalls von deiner Diät, vom Abnehmen, Rückenproblemen und so. Wer zu viel wiegt, wird nicht genommen. Die befürchten, man könnte ja krank werden. Bluthochdruck, Diabetes, Rücken und so. Dann kostet man bloß Geld und bringt nix. Also: Erzähl was von sportlich, dynamisch, fit und gesund. Das wollen die Heinis hören. Auswahl haben die schließlich genug.«

Eine höllisch lange Woche vergeht. Schließlich warte ich ziemlich nervös in einem unserer hässlichsten Besprechungsräume mit Hydro-Ficus auf das Bewerbungsgespräch. Der Anzug passt gut, er sitzt fast glatt, der noch vorhandene Bauch zeichnet sich kaum ab. »Sieht super aus«, hatte mir auch meine Frau noch Mut gemacht. Ich gehe als »fast schlank« durch, das sollte hoffentlich reichen. Die Tür geht auf, und ein trainiertes, drahtiges Kerlchen Anfang 30 mit Kurzhaarschnitt und Metallbrille betritt den Raum. Offenbar mein potentieller Chef. Ihm folgt eine noch jüngere Mitarbeiterin der Personalabteilung. Mittelscheitel, Wespentaille, Hosenanzug. Sie stellen sich vor, sie fragen, ich antworte. »Was sind Ihre Schwächen?«, fragt der Brillenschnösel. Ich überlege eine halbe Sekunde. Ungeduld? Na ja, die Platte wurde bestimmt schon öfter aufgelegt. »Pasta. Und Salzbrezeln«, grinse ich. Der Schnösel blickt unsicher. Die Personaltante hat Humor und entgegnet: »Na, bei mir ist es Erdbeereis. Aber so ab und zu …« Wir lachen, der Schnösel muss jetzt mitlachen, sonst würde es auffallen. »Ausgeprägte Souveränität im Gespräch«, kritzelt er auf seinen Gesprächsbogen. Ich kann es lesen, weil er in seltsam verdrehter Haltung seinen Bogen beschreibt, der fast quer vor ihm liegt. Seltsamer Kauz. Er wechselt schnell das Thema. Wir kommen zur Teamfähigkeit. Na denn, bitte. Bald ist das Gespräch beendet. Wir melden uns sehr bald bei Ihnen. Klingt vielversprechend. Tatsächlich habe ich drei Tage später wieder einen Termin. Und einen Job – zwar nicht den alten, aber immerhin. Und fast ein Drittel weniger Gehalt. Dafür Schichtdienst. Das Leben ist kein Ponyhof. Zu Hause feiern wir unsere Rettung: Es gibt Salat, einen Berg Pasta und Nachtisch satt. »Du hast's dir verdient«, sagt meine Frau. Finde ich auch und schenke mir das dritte Bier ein. Das Handy klingelt. Patrick ist dran. »Na Alter, wie ist es gelaufen?« Ich erzähle, dass ich meine bescheidene Existenz weiterführen darf, allerdings nicht, ohne Opfer zu bringen. »Lief bei mir auch so. Wir bleiben Kollegen, Alter!« Ich gratuliere, und er berichtet von seinem Bewerbungsgespräch bei demselben Interviewer. »Och, der war ganz locker. Surfer halt! Wir haben über gute Wellen und Reviere gequatscht, außerdem ist der Typ ein guter Taucher. Da konnte ich auch mithalten. Der Typ ist Tauchprofi, richtig hart drauf. Ach ja, ein bisschen übern Job ging's später auch noch. Habe ich aber wohl irgendwie ganz gut hingekriegt, immerhin bin ich dabei.«

Bald hat mich der Alltag wieder. Und wie. Wie früher muss ich nun am PC einlaufende Störungsmeldungen bearbeiten. Echt spannend. Ich stöpsele wieder PC zusammen, muss Software installieren und im Serverraum schauen, ob die Sicherheitskopien zur richtigen Zeit anlaufen. Wenigstens habe ich

Patrick wieder entdeckt. Er sitzt zwei Büros entfernt und ist jetzt statt Projektleiter nur noch Mädchen für alles in Sachen IT. So tief kann man sinken. Aber wir wollen ja in Würde sterben. Richtig nervig ist nur der Schichtbetrieb. Von 17 bis 2 Uhr, damit wir auch zur New Yorker Tageszeit noch einsatzfähig sind. Von 8 bis 17 Uhr der ganz normale Betrieb. Dumm nur, wenn mal eine Tagschicht auf eine Nachtschicht folgt. Kurze Nacht, wenig Schlaf und nur keinen Fehler machen. Immerhin habe ich Probezeit.

Die letzten Wochen haben meinen Abnehm-Ehrgeiz erheblich reduziert. Schließlich ging's nicht ums gute Aussehen, sondern ums Überleben! Ich versuche, wieder in die Spur zu kommen. Zehn Kilo wollen schließlich noch abgespeckt werden. Doch das stellt sich als nicht ganz einfach heraus. Da ich nun noch früher als bisher gewohnt aus den Federn krieche, muss ich mich wirklich zum Frühstücken zwingen. Es ist halt verdammt früh! Und da ich ja den Schokoriegeln abgeschworen habe, dauert es schon ziemlich lang bis zum Mittagessen. Gehe ich zu früh in die Kantine, kriege ich nachmittags noch mal granatenmäßig Hunger. Bei der Spätschicht ist es umgekehrt. Da das Abendessen ja ausfällt – offene Kantine gibt's abends nun mal nicht – bleibt nur Brote mitnehmen oder Currywurst von der Bude. Egal wie: Nachts, wenn ich nach Hause geschlichen komme, plündere ich erst mal die Wurst aus dem Kühlschrank, mache ein Bier auf und dann endlich ab ins Bett. Tja, was nun? Wie ich es auch drehe und wende – ich brauche einen neuen Rhythmus. Und Geduld, dass sich mein Magen drauf einstellt. An das saufrühe Frühstücken gewöhne ich mich bald so halbwegs, und den Nachmittag überbrücke ich mit Joghurt oder selbstgerührtem Obstquark. Eiskalt, mit Himbeeren, schleck! Und für den Abend nehme ich nicht zu viele Brote mit, so kann ich locker noch ein Wurstzipfelchen nach Feierabend wegreißen. Zwei Kilo hatte ich während des ganzen Dramas wieder zugenommen, aber nach ein paar Wochen im neuen Job sind die wieder runter. Wieder mal ist alles anders – wie so oft in den vergangenen Monaten. 99 Kilo also. Nur noch zehn Kilo! Außerdem muss endlich das Gartentor repariert werden.

GUT ZU WISSEN

Warum Stress dick macht

Ein anstrengender Job, Schichtdienst, Angst um den Arbeitsplatz, Mobbing, Arbeitslosigkeit, Ärger in der Familie, Trennung oder Tod eines nahestehenden Menschen: Stress kann viele Ursachen haben. Doch Menschen, die unter Stress stehen, reagieren meist ähnlich, wenn's ums Essen geht: Sie neigen dazu, »gesunde« Essgewohnheiten über den Haufen zu werfen und entwickeln einen Heißhunger auf Junkfood. Warum? Stress steigert die Lust auf Süßes und Fettes. US-Forscher fanden heraus, dass bei nervlicher Anstrengung vermehrt das Stresshormon CRH (Corticotropin Releasing Hormone) ausgeschüttet wird. Das kurbelt die Gier nach Süßem um das Dreifache an.

Doch Stress mobilisiert nicht nur Hormone, sondern versetzt den ganzen Körper in Alarmbereitschaft und startet damit automatisch das Programm »Überleben 1.0«: Die Atmung wird beschleunigt, der Herzschlag erhöht sich, Gehirn und Muskeln werden massiv mit Sauerstoff versorgt. Der Kopf ist hellwach, der Verstand glasklar, jede Muskelfaser angespannt, um, wie unsere Vorfahren, akute Gefahren zu meistern - durch Flucht oder Angriff. Doch das Programm ist nicht auf Dauernutzung ausgelegt und hat auch kein Update auf die Gegenwart: Längst ist der Stressverursacher kein Mammut, Vulkanausbruch oder feindlicher Krieger mehr. Der neue Job, der Anpfiff vom Chef oder die nervigen Kollegen verursachen Stress. Aber was tun, um »Überleben 1.0« wieder runterzufahren? Den Job hinschmeißen, dem Chef eins auf die Zwölf geben und die Kollegen mal so richtig zusammenscheißen? Klar, geht alles nicht. Also wird auch kein Stress abgebaut, und der Körper bleibt weiterhin in latenter Alarmbereitschaft. Während schlanke Menschen in Stressphasen und bei Ärger oder Angst eher mit Gewichtsverlust reagieren, werden Menschen, die zu Übergewicht neigen, noch dicker. Denn ihr Stoffwechsel reagiert unterschiedlich auf Dauerstress: Bei Korpulenten drosselt der Körper die Fettverbrennung und verteidigt seine Fettdepots, um weiterhin für Flucht oder Angriff gewappnet zu sein. Außerdem schüttet er neben dem Stresshormon CRH auch Kortisol aus. Das sabotiert die Wahrnehmung beim Essen. Die Folge: Man spürt nicht mehr, wenn man satt ist und futtert viel mehr als sonst. Wenn der Mensch über Monate oder gar über Jahre Ärger und Stress ausgesetzt ist, schüttet der Körper enorm viel Kortisol aus. Dadurch setzt er massiv Bauchfett an.

Tipps für Instant-Entspannung

Stress und Action sind durchaus auch positiv. Aber nicht, wenn die Anspannung zu lange anhält, wenn man sich völlig überfordert, krank oder essentiell bedroht fühlt. Körper und Geist brauchen eine gesunde Balance zwischen Phasen der Anspannung, in der wir leistungsfähig sind und Energie verbrauchen, und Phasen der Entspannung, in der wir die Batterien wieder aufladen. Klingt schön und gut, aber ist im Job nicht immer machbar. Deshalb hier einige Tipps, wie man sich durch einfache Ablenkungen selbst ein wenig Entspannung im stressigen Arbeitsalltag verordnen kann. Die Tipps nehmen nicht mehr als ein paar Minuten in Anspruch, natürlich gerne auch mehr:

- **Taub stellen:** Wenn man mal absolute Ruhe bei der Arbeit braucht, einen Zettel an die Bürotür hängen oder im Großraumbüro Kopfhörer aufsetzen - mit oder ohne Musik auf den Ohren. Wer Kopfhörer trägt, wird tatsächlich von Kollegen weniger und nur in wirklich wichtigen Fällen »belästigt«.
- **Stillzeit:** Ein Sandwich für die Mittagspause einpacken und irgendwo draußen im Grünen futtern anstatt dem Rudel in die Kantine folgen.
- **Brainfood:** Auch wenn's kurzzeitig gut tut: Nicht zu Schokolade oder anderen Süßigkeiten greifen. Stattdessen lieber frisches Obst, eine Handvoll Mandeln oder Cashewnüsse futtern. Das beruhigt effektiver die Nerven und ist zugleich gut für den Grips.
- **Raucherpause:** Während des Arbeitstags nicht stundenlang am Schreibtisch kleben und auf den Bildschirm starren. Ruhig mal zwischendurch draußen frische Luft schnappen. Das machen Raucher ja auch. So wird der Kopf wieder frei, der Kreislauf kommt in Schwung - und das erhöht die Denkleistung.
- **Runterkommen:** Bevor die Ohren pfeifen und Tinnitus droht: Entspannungsmethoden wie Autogenes Training, Thai Chi oder Yoga lernen. Das wird sogar in manchen großen Unternehmen angeboten.
- **Reinhauen:** Einen Sandsack in den Keller hängen und nach der Arbeit ein paar Runden reinhauen. Boxtraining baut erwiesenermaßen und auf disziplinierte Weise angestauten Ärger, Aggressionen und sogar Ängste ab.
- **Durchkneten lassen:** Bevor man am Rechner völlig den Rücken verkrampft: einen Massagetermin nach der Arbeitszeit. In einigen Unternehmen wird dieser Service offiziell für Mitarbeiter angeboten, und ein Masseur kommt regelmäßig ins Haus. Wenn nicht: Selbst einen Masseur suchen.
- **Zwei statt vier Räder:** Mit dem Fahrrad zur Arbeit fahren

oder laufen, denn Bewegung vor und nach der Arbeit baut Anspannung ab.

- **Abtauchen:** Wenn im Büro wieder so richtig die Hölle los war: Zu Hause ein Entspannungsbad nehmen und einen fernsehfreien Abend einlegen. Stattdessen Musik hören, lesen oder mal früher ins Bett gehen.
- **Freunde treffen:** Wie? Vor lauter Stress, Ärger und Arbeit keine Zeit mehr für die Kumpels? Und die Familie kommt auch zu kurz? Gar nicht gut! Denn Forscher haben festgestellt, dass gut funktionierende soziale Beziehungen und Bindungen wichtige »Anti-Stress-Medizin« ist.
- **Gehen, laufen, rennen, Rad fahren:** Durch Bewegung baut man am effektivsten Stress ab und entspannt.

Meuterei ohne Bounty

Die Spätschicht nervt. Man arbeitet, wenn die anderen frei haben und schläft, wenn man sonst so richtig was wegschafft. Wenigstens ist es im Einkaufszentrum ziemlich leer, wenn ich Zeit habe, den üblichen Kleinkram zu besorgen. Mittlerweile gönne ich mir ein richtiges kleines Abendessen, wenn ich gegen halb zwei in der Nacht nach Hause komme. Ein bisschen Brot, etwas Käse und Wurst, ein kleines Bier. Erst arbeiten, dann essen – egal wann. Mit 40 hat man so seine Gewohnheiten, und das bisschen Zeitverschiebung wird daran nichts ändern. Mittlerweile hat sich in den Nachtschichtwochen mein ganzer Nahrungsaufnahmerhythmus verändert. Am späten Vormittag, wenn ich aufstehe, gibt's nur ein kleines Frühstück mit etwas Joghurt und Kaffee, gegen zwei, halb drei ein Mittagessen und am Abend gegen acht ein Brot. Ja, und dann die Belohnung nach getaner Arbeit. Allerdings musste ich diesen Rhythmus erst mal finden. Mal hing mir der Magen so richtig in der Kniekehle – so hatte ich versucht, aufs Frühstück zu verzichten und gegen zwölf gleich nach dem Kaffee etwas zu Mittag zu essen. Dachte, das Frühstück spare ich mir und die Kalorien gleich dazu. Hat aber nicht funktioniert. Denn von halb zwölf bis zur Pause gegen acht ganz ohne Nahrung – das halte ich einfach nicht aus. Also Schokoriegel. Nicht gut. Also habe ich mit Kirsten gemailt. Sie schlug vor, aus drei eben vier Mahlzeiten zu machen und gleich noch eine fiese mentale Klippe zu umschiffen: Wenn ich am Abend im Büro ziemlich ordentlich reingehauen habe, da ja mein Appetit so richtig auf reichlich Abendessen eingestellt war, wurde ich danach müde wie ein Bär im Winterschlaf. Kirsten hat's mir erklärt: Das Abendessen hat meinem Körper durch jahrelange Gewohnheit signalisiert: Feierabend, Entspannung, runterschalten. Im neuen Job mit verdammt viel Arbeit, noch dazu in der Probezeit, kommt das nicht richtig gut an. Also lieber nur was essen, was den Hunger beseitigt und danach wach bleiben. Und tief in der Nacht ein entspannendes kleines Nachtessen, danach müde werden und ab in die Heia. Mittlerweile läuft die ganze Sache recht gut – mit einem kleinen Haken: Mein Gewicht steht. Wie schon vor einigen Wochen rührt sich nichts, aber auch gar nichts auf der Waage. Knapp unter hundert. Gut, es wird nicht mehr. Aber dummerweise auch nicht weniger. Tage und Wochen vergehen, das Gewicht bleibt.

»Es gibt beim Abnehmen einfach solche Phasen«, schreibt mir Kirsten in einer E-Mail. »Offen gestanden, habe ich da manchmal auch keine rechte Idee, was man tun kann. Check bitte noch mal deine Portionsgrößen, bewege dich mehr und hab Geduld.« Na, genau das wollte ich hören. Das mit den Portionsgrößen streiche ich gleich. Die sind klein genug. Ende der Durchsage. Mehr bewegen? Na ja, seit meiner Rückenoperation bin ich da tatsächlich etwas im Rückstand, allerdings mit ärztlichem Attest. Joggen verboten, Hantelschwingen verboten, Nordic Walking nur eingeschränkt erlaubt. Aber mittlerweile zwickt es kaum noch, denn die Reha beim Physiotherapeuten hat ihre Wirkung nicht verfehlt. Ich könnte also mal wieder einen Versuch wagen. Aber ich vermisse meine guten, alten Hanteln. Die Gewichte, die im Keller still vor sich hin stauben. Kreuzheben und all das? »Hat sich erledigt. Vergessen Sie's«, teilte mir der Physiotherapeut knapp und sachlich mit. Das war hart – und damit das Gegenteil meiner Muskeln, die sich mittlerweile ziemlich müde anfühlen. Seufz. Aber bevor hier mein Gewicht in Beton gegossen wird, wage ich einen Versuch: Rein in den Anzug, rein in die Schuhe, Stöcke geschnappt – aber die karierte Mütze bleibt, wo sie ist. Ich kann ja jederzeit aufhören, wenn's zwickt. Und ab in den Wald. Heute ist kein Volkshochschultrainingstag, ich kann mich also frei bewegen. Ich stelle fest, dass im Rücken alles an seinem Platz ist. Keine Schmerzattacken, obwohl ich jede Sekunde damit rechne. Und hoppla, ich komme nach einer halben Stunde Walking ein wenig aus der Puste. Uff! Lange nichts getan, ich merk's. Ich kürze lieber mal ab und stöckele zurück nach Hause. Das war's für heute. Nach dem Duschen wage ich einen Blick auf meine Hanteln im Keller. Ja, ja, das waren Zeiten ... Ich nehme eine kleine leichte Hantel in die Hand, mache ein paar Workouts – hey, das fühlt sich gut an! Aber man wird eben nicht jünger.

Derweil ich noch ein wenig das Eisen abstaube, hier mal anhebe und dort ein wenig anspanne, denke ich nach, wie ich den Beton um mein Gewicht endlich aufbreche. Erste Idee: Das Essen ganz einstellen. Abends ein Happen, sonst Wasser und Kaffee. Hm, das überstehe ich nicht lange. Zweite Idee: Jeden Tag in die Sauna. Früher hat das hingehauen – Schwitzen bis zum Kampfgewicht. Aber jeden Tag zweieinhalb Stunden kostbarer Freizeit in der 90-Grad-Kabine verbringen? Und Geld kostet das Ganze ja auch noch. Seit ich weniger verdiene, muss ich da Disziplin walten lassen. Und ob das Gewicht unten bleibt, ist fraglich. Also auch keine gute Idee. Kirstens Idee war ja einfach: Mehr Bewegung. Lässt sich machen. In den folgenden Tagen drehe ich also immer dieselbe Runde. Nicht mit Vollgas, wegen dem Rücken und meiner Kondition. Aber es bringt nichts, null, nada. 99,5 Kilo. Weitere drei Wochen später bemerke ich, wie sehr mir die Sache langsam schnurzegal wird. Ich habe harte Zeiten hinter mir, einen neuen Job, einen ganz neuen Tagesrhythmus, weniger Geld, dafür über 30 Kilo weniger. Also was soll's? Es geht mir fast gut. Meine Blutdrucktablette nehme ich routiniert und pünktlich, ohne noch groß darüber nachzudenken. Der Rücken ist wieder einigermaßen in Ordnung – gut, ich darf halt noch nicht zu lange sitzen. Ich schwitze nicht mehr und habe eine neue Brille. Aber sonst? Endlich alles easy. Mein Ehrgeiz hat sich ein anderes Opfer gesucht. Das Gartentor zum Beispiel. Wenn in der Nachtschicht nicht viel läuft, sitze ich am PC und durchforste das Internet nach selbstschließenden Scharnierkonstruktionen, Betonfundamenten für die Pfosten und verständlichen Selbstbaulösungen.

Nach einer harten Nachtschicht falle ich todmüde ins Bett. In meinem Traum gehe ich beim fiesesten Sauwetter zum Nordic Walking nach draußen. Die Nachbarn stehen draußen im Schneeregen, applaudieren, erheben Bierflaschen und prosten mir zu. Ich komme kaum vorwärts, denn statt Stöcke habe ich eiserne Gartentor-Pfosten in der Hand. Ich schwitze, quäle mich, komme nur in Zeitlupe vorwärts. Die Nachbarn spenden Beifall, als wäre ich der Tagessieger der Tour de France. Meine Tochter springt vor mir her und brüllt: Quäl dich! Los, quäl dich! Mein Rücken beginnt rasend zu schmerzen, da federt mein alter Kollege Wizniak behend und locker im edelsten Outfit von hinten heran und überholt mich mit einem Grinsen. Ich breche zusammen, stürze in eine Pfütze, die leicht von Eis bedeckt ist. Ich wache auf und taste meine Operationsnarbe. Keine Schmerzen, alles in Ordnung. Ich schwitze, als hätte ich tatsächlich die Pfosten durch die Straßen geschleppt. Ich wasche im Bad mein Gesicht eiskalt ab und beruhige mich. Nun bin ich wach. Mist. Ich schleiche die Treppe hinunter und schalte den Fernseher ein. Da laufen uralte Serien, Weltkriegsdokumentationen und Hip-Hop-Clips. Klasse Entertainment. Also gehe ich in den Keller, zu meinen Hanteln. Ich hebe hier und da ein Gewicht etwas an und muss noch immer an meinen Traum denken. Da kommt mir eine Idee: Ich könnte doch tatsächlich walken gehen und dabei zwei klitzekleine Hanteln anstelle der Stöcke mitnehmen. Dabei müsste ich doch mehr Kalorien verbrennen, und der Trizeps würde vor Dankbarkeit juchzen. Ich nehme zwei kleine Kurzhanteln, winkele die Arme an und gehe ein paar Schritte. Das könnte klappen. Ich gehe die Treppe hoch und öffne die Terrassentür. Ich will das jetzt ausprobieren. Ich positioniere die Hanteln und walke im Schlafanzug durch den Garten. Wiese rauf, Wiese runter, Wiese rauf. Plötzlich steht ein Mann im Garten. Das Gartentor fehlt ja, also kein Problem. Ich bleibe vor ihm stehen. »Was gibt's?« »Was machssn du denn da?«, sagt der Mann, der seinen abgewetzten Parka schief geknöpft hat und kaum in der Vertikalen stehen kann. »Hähä, du siehst ja abgefahren aus. Fitness nach Mitternacht oder wie, hähähä …« »Die Hanteln mussten noch mal raus. Bin spät heimgekommen, und die brauchen abends noch mal etwas Bewegung. Wie jede normale Hantel.« Er schaut mich an, die Hanteln, dann mich. »Aha? Willst mich verarschen oder was?« »Nein, wirklich nicht. Hier schauen Sie doch, wie die sich freuen! Die brauchen das! Was meinen Sie, was das im Keller für ein Getöse geben würde, wenn die nicht raus dürften. Die würden die großen Hanteln wecken und alle an die Kellertür hämmern. Das ist ein Lärm, sage ich Ihnen. Hier, sehen Sie doch selbst. Strecken Sie mal den Arm aus, Handinnenfläche nach oben.« Er streckt, und der Arm pendelt vor seinem Körper. Ich drücke dem Betrunkenen eine Zwei-Kilo-Hantel in die Hand. Soll er mal sehen, wie schwer das Abnehmen sein kann! Er hält sie maximal zwei Sekunden fest, dann plumpst sie zu Boden und rollt in Richtung Rosenbeet. »Sehen Sie, die brauchen Bewegung. Die halten Sie nicht so einfach fest.« Er blickt mich misstrauisch an. »Oh, na dann will ich nich länger stören beim, äh, Gassi gehen … Gut Nacht auch …« Er torkelt durchs offene Tor. »Gute Nacht«, erwidere ich mit fester Stimme und gehe grinsend zurück ins Haus. Drinnen lache ich mich erst mal halbtot. Der Traum ist verscheucht, eine Idee geboren.

Am nächsten Tag will ich mit meinen Hanteln richtig Gassi gehen. Nach Büroschluss schnappe ich meine Schuhe, zwei Zwei-Kilo-Hanteln und marschiere los. Uff, nicht schlecht! Ich schnaufe wie eine alte Dampflok, aber die Hanteln bleiben schön in Position. Wäre ja noch schöner. Ich schwitze und schnaufe. Kommt gut! Oben im Wald biege ich zur kurzen Runde ab. Eine halbe Stunde muss reichen, ist ja nur ein Testlauf. Schön die Hanteln oben halten, auch wenn's weh tut. Als ich durchs Gartentor biege, lasse ich die Hanteln fallen. Wie heute Nacht rollen sie durchs Gras. Meine Arme sind verkrampft, ich kann sie kaum durchstrecken. Arrrgh! Nach dem Duschen entspannen sich die Muskeln ein wenig, aber die Arme schmerzen fies. Kann man nicht wegdiskutieren. Am nächsten Morgen muss ich meinen Sitz im BMW ein wenig näher ans Lenkrad schieben. Sieht unsportlich aus. Aber Arme ausstrecken geht gar nicht. Und im Büro muss ich aufpassen, dass keiner hinsieht, wenn ich mit der Maus klicke oder meinen Kaffeebecher hebe. Ist alles ein wenig, sagen wir, schwierig. Nach einigen Tagen sind die Schmerzen abgeklungen, und ich wage einen erneuten Versuch. Denn mein Gewicht hat sich noch immer nicht bewegt. Vernünftige Portionen, guter Essrhythmus, wenig Alkohol, kaum Naschereien. Nahrung aus der Ernährungspyramide. Ich mache alles richtig, aber die Waage zeigt kein Gramm weniger. Also noch ein Hantelgassi-Versuch, dieses Mal mit nur Ein-Kilo-Hanteln. Das ist zwar die Kindergröße, aber besser als gar nichts. Sie fühlen sich viel besser an, ich schaffe gute 45 Minuten Walking ohne besondere Vorkommnisse. Zurück im Garten kann ich sie problemlos ablegen und muss sie nicht fallen lassen. Trotzdem fühle ich seit langem wieder Spannung auf meinen Muskeln. Das allein ist die Sache wert. Und endlich ein guter Grund, keine Stöcke mehr zu benutzen. Geht halt nur eines. In den folgenden Wochen rückt Weihnachten näher. Wir gehen trotz der Kälte ab und zu nach draußen, meine Hanteln und ich. Es tut gut, das kann ich nicht abstreiten. Ganz, ganz langsam bewegt sich auch die Waage. Zuerst kaum merklich, denn mal wiege ich mehr, mal etwas weniger. Aber der Trend ist eindeutig: Erst 98,5, dann pendelt sie wieder auf die alten 99, dann 98 bis 98,8, dann 97,6 und so weiter. Und eines schönen

Novembermorgens zeigt die Waage 95 Kilo. Und so langsam habe ich echt genug von der ganzen Abnehmerei. Spätestens bei 90 ist Schluss. Ende, aus, Feierabend.

GUT ZU WISSEN

Wie effektiv ist »Hantelgassi«?

Walken mit Hanteln macht zwar Sinn, weil man seine Armmuskulatur mehr trainiert als beim Gehen ohne Hanteln. Nordic Walking ist jedoch wesentlich effektiver – aber nur bei gutem Stockeinsatz. Denn dabei wird eine Muskelpartie aktiviert, die vom Oberarm aus unterhalb des Schulterblatts beginnt und bis in den Beckenbereich verläuft, der sogenannte Latissimus. Den trainieren Hantelschwinger wie Klaus mit schweißtreibenden Übungen. Einen intensiveren Trainingseffekt für den Rücken erreicht man jedoch, wenn man sich mit den Stöcken richtig abstößt, Druck nach vorne gibt und Geschwindigkeit auslöst.

Aus der Flaute segeln

Was tun, wenn die Waage Stillstand meldet? Nicht lange grübeln, sondern umgehend eine System-Überprüfung starten:

- Sind die Zwischenmahlzeiten zu üppig geworden?
- Habe ich zu oft über die Stränge geschlagen?
- Haben sich die Feierabendbierchen vermehrt?
- Habe ich mehr Stress als sonst? Und wenn ja, welchen?
- Halte ich mich noch ans »Bettlerhände«-Maß bei der Portionsgröße?

- »Vergesse« ich das Frühstücken?
- Besteht mein Abendessen aus zu vielen Kohlenhydraten?
- Besuche ich den Kühlschrank zu oft und greife mir irgendwas?
- Bediene ich mich im Büro aus der kollektiven Naschkiste?
- Bewege ich meine Massen zu wenig?

Liegt der »Fehler« nicht im System, hat sich der Körper vielleicht tatsächlich an die verringerte Nahrungsaufnahme gewöhnt und signalisiert »Stillstand«. Um die Fettverbrennung weiter anzukurbeln, muss aber nicht gehungert werden. Auch wenn Männer wahre Hungerkünstler sind. Das haben nämlich Wissenschaftler des Brookhaven National Laboratory in New York festgestellt, deren Studie 2009 in den »Proceedings« der US-Akademie der Wissenschaften (PNAS) erschienen ist. Das Ergebnis der Studie: Männer können durch bewusste Verdrängung Hungergefühle besser unterdrücken als Frauen. Also kein Problem, wenn die Portion auf dem Teller noch weiter schrumpft und man damit trotzdem satt werden soll. Wer aber nicht mit mentalen Unterdrückungsmechanismen herumlaborieren will, kann folgende Tricks ausprobieren, mit denen die Waage auch ohne Hungern aus der Flaute manövriert werden kann. Übrigens sind diese ganz legalen Tricks auch in jeder Abspeckphase hilfreich:

- **Erst trinken, dann essen:** Etwa 30 Minuten vor dem Essen zwei Gläser Wasser oder ungesüßten Tee trinken. Das füllt den Magen und bremst den Hunger. Denn wer vor der Mahlzeit etwa einen halben Liter Wasser trinkt, isst etwa dreizehn Prozent weniger. Das zeigte ein wissenschaftlicher Test aus dem Jahr 2007 an 24 übergewichtigen älteren Personen in den USA.
- **Volumen macht satt:** Eine Portion frisch angemachter Gurken- oder Kopfsalat als Vorspeise hat einen ähnlichen Effekt: Der kalorienarme Salat füllt den Magen. Wer kein Salat oder

Gemüse mag, kann zwei Tassen Gemüsebrühe vor der Mahlzeit schlürfen. Dadurch wird nicht nur das erste Hungergefühl verdrängt, sondern auch die sogenannte »Energiedichte« verringert. Denn beim Abnehmen hilft es, Dinge zu essen, die wenig Kalorien, aber viel (Wasser-)Volumen haben: Dazu gehören grüner Salat, frisches Gemüse und fettarme Suppen. Wer damit seine Mahlzeiten »streckt«, füllt den Magen und fühlt sich satter, ohne mehr Kalorien auf dem Konto zu haben.

- **Langsam futtern:** Wer alles schnell in sich hineinschaufelt, isst viel mehr, als der Körper an Energiezufuhr braucht. Denn das Sättigungsgefühl tritt erst nach etwa 15 Minuten ein. Um sich langsames Essen anzutrainieren, hilft ein einfacher Trick: Nach jedem Bissen Messer und Gabel auf dem Teller ablegen und in Ruhe kauen. Erst wenn der Happen ganz verspeist ist, das Besteck wieder aufnehmen und das nächste Stück abschneiden oder aufgabeln.

Wenn die Nacht zum Tag wird

Wer wie Klaus seinen Lebensrhythmus plötzlich auf den Kopf stellen muss durch wechselnde Früh- oder Spätschichten, hat es verdammt schwer in der Abspeckphase. Kein Wunder, dass dann Flaute herrscht und die Anzeige der Waage »klemmt« - und sich auch manch alte Gewohnheit wieder einschleicht. Bei Klaus zum Beispiel der Verzicht aufs Frühstück. Da gilt nur eins: Nerven bewahren, das Schiff weiter auf Kurs halten und bloß nicht aufgeben! Das folgende Wissen hilft, einer Meuterei vorzubeugen:

Die gute Nachricht gleich vorweg: Schichtarbeit macht nicht dick. Während die »innere Uhr« im Gehirn durch Helligkeit und Dunkelheit auf einen Tag-Nacht-Rhythmus gepolt ist, hat der Essrhythmus kaum Einfluss darauf. Deshalb kann der Körper auch zu ungewohnten Zeiten Nahrung aufnehmen und Verdauungsenzyme ausschütten, ohne dass das den Tag-Nacht-Rhythmus aus dem Takt bringt. Sonst müssten sich ja Nachtarbeiter wie Klaus den Wecker stellen, um tagsüber zu essen. Aber wie wuchtet man sich abends aus dem Sessel, um zur Arbeit zu gehen, wo der Körper um diese Uhrzeit auf Feierabendbierchen und Fernsehen programmiert ist? Normalerweise läuft er ja nachts im Spargang und tankt Ruhe. Der Mensch ist eben kein Computer, der sich einfach per Mausklick auf »hallo wach« umschalten lässt. Was also tun? Wer die Nacht zum Tag machen und dabei auch voll konzentriert sein muss, für den sind folgende Tipps empfehlenswert, die auch für Tagarbeiter geeignet sind:

- **Kein Wiegestress:** In den ersten ein bis zwei Wochen nicht auf die Waage, das vermeidet zusätzlichen Stress.
- **Vitaminreich und warm:** Der Energiebedarf eines Nachtschichtarbeiters ist ebenso hoch wie der eines Tagarbeiters, nur die Verteilung der Mahlzeiten ist anders: Am besten zwei Stunden vor Schichtbeginn eine vitaminreiche, warme Mahlzeit einnehmen. Für die Arbeitspause je nach Lust und Laune eine Thermoskanne mit Gemüsebrühe oder eine kleine Packung Tiefkühlgemüse mitnehmen, das man in der Mikrowelle aufwärmt. Warmes Essen tut gut, denn nachts hat der Körper ein besonders großes Wärmebedürfnis. Nach der Schicht ein kleiner »Good night«-Snack und etwas zum Lesen erleichtern das Abschalten. Nach dem Aufstehen dann wie gewohnt frühstücken.
- **Zwischenmahlzeiten nicht vergessen:** Neben den drei Hauptmahlzeiten sollte man auf keinen Fall die Zwischenmahlzeiten vergessen. Denn sie verhindern das Absinken des Blutzuckerspiegels und damit das Nachlassen der Konzentration.
- **Vitamine und »gute« Kohlenhydrate:** Als Zwischenmahlzeiten sind fettarmer Joghurt mit frischen Früchten, Voll-

kornbrot mit Frischkäse, Tomaten und Käse oder Schinken, Gemüsesticks und vor allem Obst empfehlenswert. Denn zu viel Fett macht träge, Vitamine und Fruchtzucker aber bringen den Kreislauf in Schwung und machen wach. Achtung: Deshalb ein bis zwei Stunden vor dem Schlafengehen kein Obst mehr essen - auch keinen Kaffee mehr trinken!

- **Viel trinken:** Auch ein Nachtarbeiter braucht viel Flüssigkeit. Am besten ein bis zwei Liter Wasser oder ungesüßten Tee trinken. Mit Kaffee lieber sparsam umgehen.

Fast ein Happy End oder: Endlich normal fett!

Bald kommt Weihnachten und das neue Jahr. Es sind entspannte Tage – ganz anders als vor einem Jahr, als ich mich unbeweglich, krank und zu fett fühlte. Ich habe nun ein Jahr und drei Monate an Gewicht verloren, ohne ernsthaften Rückfall. Mein Vater hatte sich richtig Sorgen gemacht, als er wieder über die Feiertage zu Besuch kam. »Gott, bist du dünn geworden«, hatte er geklagt und lief am ersten Tag, an dem die Läden zwischen den Jahren geöffnet waren, in den Supermarkt. Er kaufte ein Dutzend Päckchen fertigen Kartoffelbrei und ebenso viele Tüten Nudeln und schob sie in den Küchenschrank. »Damit du wieder zu Kräften kommst, so abgemagert wie du bist«, klopfte er mir auf die Schulter. Ist doch toll, wenn die Familie meine Leistung ehrlich zu würdigen weiß. Irgendwann im Januar pendelt sich mein Gewicht zwischen 92 und 93 Kilogramm ein. Es passiert ganz von alleine, ohne dass ich mir mal wieder Gedanken machen muss, ob ich falsch, zu viel oder zu oft esse. Es läuft, und ich mache mir keine Gedanken mehr drüber. Wenn wir mal durch die Fußgängerzone im Städtchen schlendern, hakt sich meine Frau seit neuestem wieder bei mir ein. Ich weiß das zu schätzen. Als wir also zusammen an den Schaufenstern entlanggehen, sagt sie: »Meinetwegen kann deine Form so bleiben. Vergiss das doch mit dem 80-Kilo-Kampfgewicht. Ist doch klasse so.« Ich werde ein wenig rot und erwidere, dass sie wohl recht hat.

Ich bin immerhin über 40. Da kommt es ja auf ein Kilo mehr oder weniger nicht an. Obwohl – Zunehmen geht gar nicht. Das habe ich mir geschworen. Aber da ich nicht mehr reinstopfe, sondern mittlerweile halbwegs kultiviert esse, kenne ich genug Tricks und Kniffe, mich im Notfall auch mal auszutricksen. Ich gönne mir gerne mal ein, zwei Bierchen mehr, auch mal eine schöne Portion Pasta und meine Salzbrezeln. Aber Portionen, wie ich sie früher reingeschaufelt habe, würde ich – ganz ehrlich – nur noch unter Androhung von Waffengewalt runterkriegen. Der Magen hat sich wirklich umgestellt. Das zählt. Verdammte Gewohnheit. Aber ob ich nun unter 90 Kilo oder ein wenig drüber wiege – ganz ehrlich, es ist mir total egal geworden. Ich sehe es so: Mit harten Maßnahmen könnte ich auf die 80 kommen. Ich kenne die Technik, die Mittel, das Vorgehen. Aber ich habe einfach keine Lust mehr. Dann hätte ich meine 80 auf der Waage. Ziel erreicht und so. Aber ich bin sicher, das Gewicht werde ich im Leben nicht halten können. Macht also nur Frust. Wozu auch? Also bleibe ich schön im Trockenen – mal bildlich gesprochen. Es ist alles gut, und auch der eigene Ehrgeiz muss Grenzen haben. Wenn sich bloß noch die Sache mit dem Blutdruck regulieren würde. Die Tablettendosis, die mir der Doktor verschreibt, ist wenigstens schon kleiner geworden – aber es muss ja noch was geben, über das man sich Sorgen machen kann. Das wird schon. Von Kirsten habe ich mich bereits verabschiedet. Ich habe mich tausendmal für ihre Arbeit bedankt – und eigentlich müsste ich ja hoffen, sie nie mehr wiederzusehen. Wäre eigentlich schade.

Bei meinem letzten Arztbesuch hat mir der Herr Doktor meinen BMI vorgerechnet: Mit meinen 130 Kilo zu Beginn hatte ich einen BMI von 40,5 – also Adipositas dritten Grades. Nun bin ich mit 92 Kilo bei 28,6 – und damit höchstens noch ein ganz wenig übergewichtig. Und 38 Kilo leichter als zu Anfang. Oder anders ausgedrückt: Endlich normal fett. Mein Leben hat sich in einigen entscheidenden Aspekten verändert. Ich habe gelernt, über Essen, Nahrung und Geschmack nachzudenken. Ich weiß mittlerweile, wie viel Arbeit das Kochen macht. Ich habe verstanden, dass Ernährung aus der Tüte zwar wenig Arbeit macht und billig ist, man den Preis aber auf andere Weise zahlt. Nämlich mit dem Wachstum des Bauchspecks. Dann lieber etwas Mühe beim Selbermachen investieren und dabei in Form bleiben. Ich habe kapiert, dass »groß« und »viel« nicht immer gut ist – also rein portionsmäßig betrachtet. Vor allem habe ich kapiert, wie sehr Gewohnheit im Weg stehen kann, wenn's drauf ankommt. Klingt pathetisch, stimmt aber. Viel essen, wenig essen: alles Gewöhnung und dann – Gewohnheitssache. Hart ist es allerdings schon, sich eine alte Gewohnheit zurechtzubiegen. Was hat mein Magen gejault, als er plötzlich weniger bekam. Tja, er war seine Portionen gewöhnt. Nun geht's auch gut mit weniger, und ich fühle mich viel besser – fast keine Wehwehchen mehr, jedenfalls nicht mehr krank, schwitzend und schlapp. Klar, zum Model tauge ich immer noch nicht. Aber da ich keine glamouröse Catwalk-Karriere ansteuere, sondern bloß meinen Job machen will, ist mein Gewicht nun wieder mein Freund. Und wer weiß, vielleicht nehme ich ja doch noch mal einen Anlauf, um wieder in Badehosentopform zu kommen. Nur eines wäre dabei anders: Ich entscheide freiwillig, ob ich abspecke. Nicht mein Körper. Wenn ich nun wieder bei Kaffee und Zigarette in Ruhe dasitze, muss ich mir über mich selbst endlich keine Gedanken mehr machen. Ich kann mal wieder einfach über ganz normale Dinge nachdenken: Was man mal unternehmen könnte, wann das nächste Eishockey-Heimspiel stattfindet, wer von den lieben Freunden bald Geburtstag hat, was mit der Kleinen in der Schule läuft oder was ich im Garten noch alles erledigen muss. Der ganze Kleinkram halt. Ach ja: Das Gartentor habe ich mittlerweile repariert. Das neue Tor fällt leicht wie eine Feder ins Schloss, das Fundament steht wie eine Eins im Boden. Das sind die Dinge, die wirklich zählen. Oder?

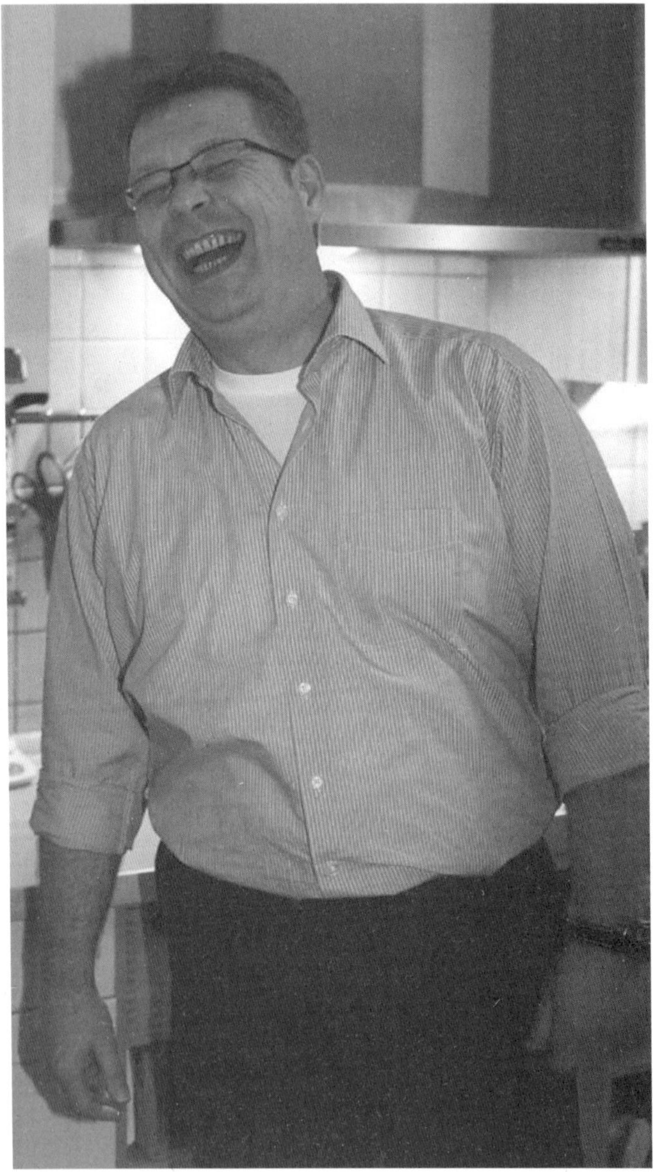

GUT ZU WISSEN

Der Weg ist das Ziel

Nach fast einem Jahr zieht Klaus Bilanz: Er hat sein Zielgewicht von 80 Kilo ein klein wenig nach oben korrigiert. Wie, so kurz vor dem Ziel?? Ja, das ist völlig in Ordnung, denn Klaus hat kapiert, was beim artgerechten Abspecken wirklich zählt und fühlt sich mit seinem Ist-Zustand wohl. Er ist nun »normal-fett«, kommt nicht mehr so leicht ins Schwitzen, er ist besser drauf und hat Spaß an den Dingen. Mit einem BMI von 28,6 gilt Klaus zwar nach wie vor als übergewichtig auch sein Blutdruck ist noch zu hoch, doch die Richtung stimmt: Er arbeitet sich aus der Gefahrenzone des Metabolischen Syndroms heraus. Der Weg ist das Ziel, nicht die Kommastelle auf der Waage.

Die passende Strategie zum Abspecken für jedermann

Klaus hat sich zum Ziel gesetzt, etwa 40 Kilo abzuspecken, die er zu viel auf den Rippen hatte. Wer es langsamer angehen möchte oder weniger abspecken will, muss nicht gleich die Vollversion »Klaus speckt ab 1.0« absolvieren mit medizinischem Check und so weiter. Sämtliche Tipps in diesem Buch sind jedoch für jedermann gültig. Wer aber nur fünf oder zehn Kilo abschmelzen will, der kann sich an den folgenden Checklisten orientieren. Sie enthalten empfohlene Richtwerte und Anleitungen, mit denen sich das Ziel entspannt und vor allem diätfrei ansteuern lässt.

*Abspeck-Ziel: Bis zu 5 Kilo**

Hier ist Abspecken ohne Anleitung möglich, eine Gruppe oder Einzelberatung empfehlenswert. Eine präventive Ernährungsberatung mit drei Einheiten wird von vielen Krankenkassen unter folgenden Voraussetzungen bezahlt: BMI bis 30 und keine weiteren Erkrankungen. Achtung: Auch wer nur wenige Kilos abspecken will, sollte in jedem Fall einen Gesundheits-Check machen!

- BMI-Bestimmung – BMI-Rechner im Internet suchen
- Essgewohnheiten überprüfen und drei bis vier feste Mahlzeiten am Tag einführen
- Wichtig: mindestens drei, besser vier bis fünf Stunden Esspause zwischen den Mahlzeiten einhalten
- Über den Tag verteilt mindestens zwei Liter Wasser oder ungesüßten Tee trinken – bevor der Durst kommt
- Alles mit Messer und Gabel essen, auch das belegte Brot
- Alkohol reduzieren auf ein bis zwei Gläser in der Woche, das gilt auch für das Feierabendbierchen!
- Bewegung einbauen in den Arbeitsalltag und in der Freizeit. Am besten dreimal pro Woche 45 Minuten Ausdauersport: z. B. Schwimmen, Radfahren, Joggen, Nordic Walking

*Abspeck-Ziel: 5, 10 und mehr Kilo**

Hier ist auf jeden Fall ein Gesundheitscheck zu empfehlen! Ein »Selbstversuch« ist bis maximal 10 Kilogramm Abspeckziel möglich – jedoch nur, wenn der Gesundheitscheck positiv ausfällt!

- Liegt der BMI-Wert unter 30 und es liegt zugleich eine Zusatzerkrankung vor, zum Beispiel Bluthochdruck, Blutfette, gestörte Glukosetoleranz, Essstörung, familiäres Risiko für Schlaganfall und Herzinfarkt, ist in diesem Fall eine Ernährungstherapie (nach § 43 Absatz. 1 Nr. 2 SGB V) angebracht.
- Auch ein Gesundheitscheck und eine Zuweisung durch den Hausarzt sind unerlässlich. Warnung: In diesen Fällen kann ein Selbstversuch tödlich enden!

* Achtung: Diese Angaben sind Circa-Richtwerte!

- Sinnvoll ist eine etwa einjährige Einzelberatung oder die Teilnahme an einer Kleingruppe.
- Ein Kuraufenthalt kann hilfreich sein, vor allem bei Leuten, die zu Hause einfach nicht den Einstieg finden. So kann man gezielt und ohne Alltagsstress die ersten Kilos loswerden und sich in Ruhe in der Ernährungsumstellung üben.

Achtung: Die Kur nur bei qualifizierten Anbietern machen, die die Krankenkasse empfiehlt oder die Mitglied im Verband der Oecotrophologen (VDOE), im Institut für Qualitätssicherungsmaßnahmen in der Ernährungsberatung und -therapie (Quetheb) oder der Deutschen Gesellschaft für Ernährung (DGE) sind. Eine solche Kur muss bei der Krankenkasse beantragt werden. Bei den Verbänden und den Krankenkassen erhält man auch Adressen von speziell qualifizierten Ernährungswissenschaftlern oder Diätassistenten.

»Sitzenbleiber« oder in der altersgemäßen »Ess-Klasse«?

Wer erfolgreich abgespeckt hat und seinen Ist-Zustand erhalten will, sollte unbedingt noch checken, ob er sich in seiner altersgemäßen »Ess-Klasse« befindet. Im Klartext: Etwa ab dem 30. Lebensjahr verringert sich der Energieverbrauch des Körpers. Er benötigt weniger Energie für die Arbeit seiner Organe, die körpereigenen Reparaturvorgänge und die Zellerneuerung werden langsam zurückgefahren. Die Muskelmasse nimmt ab und das Körperfett zu. In jungen Jahren bestand der Körper von Klaus noch etwa zu 30 Prozent aus Muskeln. Statistisch gesehen schrumpft dieser Anteil bis zum 75. Lebensjahr um etwa die Hälfte. Weniger Muskeln bringen aber nicht weniger Kilo auf die Waage. Denn die ehemalige Muskelmasse verwandelt sich in Fettzellen. Wird der Körper nicht genügend beansprucht, schrumpft die Muskelmasse noch schneller. Der Stoffwechsel verlangsamt sich und verringert sich um bis zu 15 Prozent. Dadurch werden die zugeführten Kalorien langsamer verbrannt. Die Folge: Mit zunehmenden Lebensjahren wird der tägliche Bedarf an Kalorien weniger und auch die Menge dessen, was man essen sollte. Wer sich nicht auf seine »Altersklasse« einstellt und wie gewohnt weiterfuttert, legt unweigerlich an Gewicht zu.

Nach einer ernährungswissenschaftlichen Formel wird der Kalorienbedarf bis zum Alter von 33 Jahren mit 100 Prozent angesetzt. Dieser Bedarf sinkt durchschnittlich in der Altersgruppe

- von 33 bis 55 Jahren um zehn Prozent
- von 55 bis 75 Jahren um weitere 15 Prozent
- und ab 75 Jahre um zusätzliche zehn Prozent.

Wenn der Organismus weniger Kalorien verbrennt, dann darf man auch nicht mehr so viele zu sich nehmen, logisch oder? Einfach weniger zu essen – diese Rechnung geht nicht auf. Denn wer weniger isst, nimmt zwangsläufig auch weniger Nähr- und Vitalstoffe zu sich. Damit muss der Körper auch mit 30, 40 oder 50 Jahren versorgt werden. Deshalb ist es wichtig, beim Abspecken und auch danach auf eine ausgewogene Ernährung zu achten und auf eine der entsprechenden Altersklasse angepasste Futtermenge und -qualität. Denn es geht nicht nur um die Mengen: Je weniger ich essen darf, um mein Gewicht zu halten, umso besser muss die Zusammensetzung sein!

Danksagung

Unser ganz besonderer Dank gilt Rolf W. aus E., ohne den dieses Buch nie entstanden wäre.

Außerdem möchten wir uns herzlich bei den Experten bedanken, die uns mit ihrer Sachkenntnis sowie guten Tipps und Ratschlägen fachkundig und geduldig zur Seite gestanden haben:

- Rainer M. Zander. Der Facharzt für Allgemeinmedizin praktiziert gemeinsam mit dem Diabetologen Thomas Schroerschwarz in Hamminkeln am Niederrhein.
- Sylvia Becker-Pröbstel. Die Diplom-Oecotrophologin und Diätassistentin mit Zusatzqualifikation Ernährungsmedizin praktiziert in Bad Vilbel bei Frankfurt a.M. und bietet spezielle Kurse für Männer nach dem »Klaus speckt ab«-Prinzip an.
- Hubert Röder. Er und das Team seiner physiotherapeutischen Praxis in Frankfurt a.M. machen jeden wieder fit – ob (zu) schwere Jungs, prominente Sportler, Sterneköche, Medienleute oder Buchautoren.